Manejo das Complicações na Gestação e no Parto

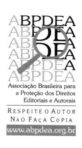

M274   Manejo das complicações na gestação e no parto / World Health Organization ; tradução Ana Thorell. – Porto Alegre : Artmed, 2005.
366 p. ; 20 cm.

ISBN 85-363-0566-5

1. Gestação – Complicações. 2. Parto – Complicações. I. World Health Organization. II. Thorell, Ana.

CDU 618.2/.5

Catalogação na publicação: Júlia Angst Coelho – CRB Provisório 05/05

Manejo das Complicações na Gestação e no Parto

WHO

Tradução:
ANA THORELL

Consultoria, supervisão e revisão técnica desta edição:
JOSÉ ANTÔNIO MAGALHÃES
Professor adjunto do Departamento de Ginecologia e Obstetrícia da Faculdade de Medicina da UFRGS. Chefe do Setor de Medicina Fetal do Serviço de Ginecologia e Obstetrícia do HCPA. Doutor em Medicina.

2005

Obra originalmente publicada sob o título Managing complications in pregnancy and childbirth: A guide for midwives and doctors, WHO/RHR/00.7

ISBN 92-4-154587-9

© 2000, World Health Organization

O Diretor Geral da Organização Mundial de Saúde concedeu o direito de tradução em língua portuguesa à Artmed Editora SA., que se responsabiliza pela precisão da tradução.

Capa: Mário Röhnelt

Preparação de originais: Greice Peixoto

Leitura final: Joana Silva

Supervisão editorial: Letícia Bispo

Editoração eletrônica: TIPOS design gráfico editorial

Reservados todos os direitos de publicação, em língua portuguesa, à
ARTMED® EDITORA S.A.
Av. Jerônimo de Ornelas, 670 – Santana
90040-340 Porto Alegre, RS
Fone (51) 3027-7000 Fax (51) 3027-7070

É proibida a duplicação ou reprodução deste volume, no todo ou em parte, sob quaisquer formas ou por quaisquer meios (eletrônico, mecânico, gravação, fotocópia, distribuição na Web e outros), sem permissão expressa da Editora.

SÃO PAULO
Av. Angélica, 1091 – Higienópolis
01227-100 São Paulo, SP
Fone (11) 3665-1100 Fax (11) 3367-1333

SAC 0800 703-3444

IMPRESSO NO BRASIL
PRINTED IN BRAZIL

AGRADECIMENTOS

Principais colaboradores:	Matthews Mathai Harshad Sanghvi Richard J. Guidotti
Colaboradores:	Fredrik Broekhuizen Beverley Chalmers Robert Johnson Anne Foster-Rosales Jeffrey M. Smith Jelka Zupan
Editor:	Melissa McCormick
Assistentes de editor:	Ann Blouse David Bramley Kathleen Hines Georgeanna Murgatroyd Elizabeth Oliveras

A colaboração especial de George Povey, cujo trabalho original inspirou a idéia deste livro, é reconhecida com gratidão.

Revisores:

Sabararatnam Arulkumaran
Ann Davenport
Michael Dobson
Jean Emmanuel
Susheela Engelbrecht
Miguel Espinoza
Petra ten Hoope-Bender
Monir Islam
Barbara Kinzie
André Lalonde
Jerker Liljestrand

Enriquito Lu
Florence Mirembe
Glen Mola
Zahida Qureshi
Allan Rosenfield
Abdul Bari Saifuddin
Willibrord Shasha
Betty Sweet
Paul Van Look
Patrice White

Este livro representa a visão compartilhada pela OMS, UNFPA, UNICEF e Banco Mundial dos elementos-chave da abordagem à redução da mortalidade e da morbidade materna e perinatal. Tais agências cooperam nos esforços para reduzir a mortalidade e a morbidade perinatais. Os princípios e as políticas são governados pelas decisões relevantes do corpo dirigente de cada agência, devendo, cada uma, implementar as intervenções descritas neste livro de acordo com esses princípios e essas políticas e no âmbito de sua obrigação.

O livro também foi revisto e endossado pela International Confederation of Midwives e a International Federation of Gynecology and Obstetrics.

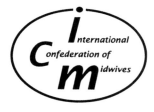

International Federation of Gynecology and Obstetrics

O apoio financeiro necessário ao preparo e à produção deste livro, proporcionado pelos governos da Austrália, da Holanda, da Suécia, da Grã-Bretanha e da Irlanda do Norte, além dos Estados Unidos da América, é reconhecido com gratidão.

A OMS agradece à assistência técnica e editorial prestada pela equipe da JHPIEGO nos programas de Treinamento de Saúde Reprodutiva, Materna e Neonatal. O apoio financeiro foi proporcionado pelo Office of Population, Bureau for Global Health, United States Agency for International Development (USAID), sob os termos do Award No. HRN-A-00-98-00041-00 e pelo Office of Health, Infections Diseases USAID, sob os termos do Award No. HRN-A-00-98-00043-00. As opiniões expressas aqui são de responsabilidade dos autores e não necessariamente refletem a visão da U.S. Agency for International Development.

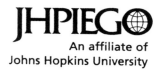

APRESENTAÇÃO

Manejo das complicações na gestação e parto foi lançado oficialmente na conferência do Conselho Global de Saúde *Mulheres Saudáveis: Mundo Saudável*, em Washington, DC, em maio de 2001. Desde aquela época, ele tem sido levado a associações interessadas e escolas médicas, indivíduos e programas em mais de 40 países, através dos esforços conjuntos de muitas organizações, incluindo a Organização Mundial de Saúde, Federação Internacional de Ginecologia e Obstetrícia e Programa de Saúde Materna e Neonatal. Teve tradução para o francês, dialeto do Laos, mandarim, mongol, espanhol e vietnamita.

Devido ao sucesso obtido e a necessidade urgente de novos exemplares, uma reimpressão foi necessária. Com base nas considerações de profissionais e de grupos em todo o mundo, pequenas revisões, incluindo o esclarecimento de termos e correções, foram feitas, e alguns dados foram levemente modificados para tornar seu significado mais claro.

Essa versão reimpressa tornou-se bastante popular, já tendo sido traduzida para o francês, espanhol e russo e agora aparece em língua portuguesa. Versões em árabe e chinês também estão em preparo. Ela também pode ser encontrada no site da OMS (em inglês): www.who.int/reproductive-health

Uma série de países e organizações profissionais adaptaram o conteúdo deste livro à sua realidade, o que deve melhorar a qualidade dos cuidados em um número significativo de serviços em todo o mundo.

Comentários sobre *Manejo das complicações na gestação e no parto* poderão ser encaminhados para:

Dr. Luc de Bernis
Department of Reproductive Health and Research
World Health Organization
Geneva
Switzerland

PREFÁCIO

Em apoio ao Safe Motherhood Initiative, a Estratégia de Tornar a Gestação mais Segura da OMS enfoca a contribuição do Setor de Saúde na redução das mortes maternas e neonatais.

O IMPAC, Integrated Management of Pregnancy and Childbirth, é o componente técnico da estratégia acima mencionada e aborda principalmente o seguinte:

- A melhora das habilidades dos profissionais de saúde por meio de diretrizes e padrões adaptados localmente para o manejo da gestação e do parto nos diferentes níveis do sistema de saúde.
- Intervenções para melhorar a resposta do sistema de atendimento de saúde para as necessidades das gestantes e seus recém-nascidos, e o manejo dos serviços de saúde no nível distrital, incluindo a provisão de equipe, logística, suprimentos e equipamentos adequados.
- A educação de saúde e a promoção de atividades que melhorem as atitudes e as práticas das famílias e comunidades em relação à gestação e ao parto.

Este livro, e outro similar sobre o manejo de recém-nascidos prematuros e enfermos, foi elaborado para as enfermeiras e os médicos que trabalham em hospitais distritais. O livro complementa e é consistente com o Essential Care Practice Guide for Pregnancy and Childbirth, preparado principalmente para o nível primário do atendimento de saúde. Juntos, os manuais prestarão orientação para os profissionais de saúde responsáveis pelo atendimento das gestantes e dos recém-nascidos em todos os níveis de cuidados.

As intervenções descritas nesses manuais são baseadas nas provas científicas disponíveis mais recentemente. Como essa medicina baseada em evidências é o padrão no qual deve ser baseada a prática clínica, planeja-se atualizar o livro à medida que novas informações forem adquiridas.

Espera-se que este livro seja usado ao lado da paciente e que esteja imediatamente disponível sempre que a enfermeira ou o médico enfrentar uma emergência obstétrica.

COMO USAR ESTE LIVRO

A mulher que apresenta uma complicação obstétrica com risco de vida está vivenciando uma situação de emergência que exige diagnóstico imediato e manejo adequado. Por essa razão, o texto principal deste livro está organizado por *sintoma* (p. ex., sangramento vaginal no início da gestação). Como essa abordagem baseada no sintoma é diferente da maioria dos textos médicos que são organizados por doença, uma lista de diagnósticos com o número da página correspondente é fornecida.

A ênfase do livro é na investigação e na tomada de decisão rápidas. Os passos da ação clínica são baseados na investigação com confiança limitada nos testes laboratoriais ou outros, e a maioria deles é possível realizar-se em ambientes clínicos diversos (p. ex., hospital distrital ou centro de saúde).

A Seção 1 resume as *bases clínicas* do manejo de complicações na gestação e no parto e começa com uma tabela que o profissional de saúde pode usar para investigar, rapidamente, as condições da mulher e iniciar o tratamento apropriado. Tal seção inclui os princípios gerais da emergência, o atendimento geral e operatório, incluindo a prevenção da infecção, o uso do sangue e dos líquidos de reposição, os antibióticos e a anestesia e a analgesia. Está incluída uma descrição do trabalho de parto e do parto normais, incluindo o uso do partograma. O manejo ativo do terceiro estágio está incluído nessa seção para permitir que o profissional de saúde tenha a informação necessária para diferenciar entre o processo normal e a complicação. A orientação sobre o atendimento inicial do recém-nascido também é fornecida. A Seção 1 também apresenta informações sobre a promoção de apoio emocional à mulher e a sua família e resume o vínculo entre os prestadores e a sua comunidade.

A Seção 2 descreve os *sintomas* apresentados pelas mulheres com complicações na gestação ou no parto. Tais sintomas refletem as principais causas de mortalidade e morbidade. Para cada um, existe uma declaração geral do manejo inicial. As tabelas diagnósticas levam, então, à identificação do diagnóstico que está causando o sintoma. A seguir, são apresentados os protocolos de manejo simplificado para esses diagnósticos específicos. Quando existem várias opções de terapia, é escolhida a mais eficaz e menos dispendiosa. Também, nessa seção, são encontradas informações sobre o manejo de condições ou problemas imediatos (nas primeiras 24 horas) do recém-nascido.

A Seção 3 descreve os *procedimentos* que podem ser necessários no manejo de uma condição. Esses procedimentos não pretendem ser instruções detalhadas de "como fazer", mas um resumo dos passos principais associa-

xii COMO USAR ESTE LIVRO

dos a cada procedimento. Como os princípios do atendimento operatório geral são resumidos na Seção I, eles não são repetidos para cada procedimento, exceto quando há um atendimento específico requerido pelo procedimento (p. ex., atendimento pós-procedimento para a anestesia com cetamina). É proporcionada uma orientação clara sobre os fármacos e as dosagens, uma grande variedade de opções anestésicas (p. ex., cesariana segura com anestesia local) e técnicas seguras, eficazes e de baixo custo (p. ex., fechamento do útero em uma única camada).

A Seção 4 contém uma lista de *fármacos essenciais* e um índice. O *índice* está organizado para ser consultado em uma situação de emergência, de maneira a encontrar o material necessário mais rapidamente. As informações mais críticas, incluindo os diagnósticos, o manejo e os passos para o procedimento, estão destacadas em negrito. Outras entradas relevantes aparecem em ordem alfabética. Apenas as páginas contendo informação crítica ou relevante são incluídas, em lugar de listar cada página que contém a palavra ou frase.

Em relação às letras que antecedem os números das páginas, B corresponde à Seção 1/Bases Clínicas; S, à Seção 2/Sintomas; P, à Seção 3/Procedimentos.

LISTA DE DIAGNÓSTICOS

Trabalho de parto e parto normais	B-92	Gestação múltipla	S-183
Choque	S-195	Hemorragia anteparto	S-220
		Hemorragia pós-parto	S-127
Aborto	S-108	Hipertensão crônica	S-138
Abscesso pélvico	S-202	Hipertensão induzida pela gestação	S-138
Atonia uterina	S-127	Infecção da ferida	S-202
Anemia grave	S-220	Infecção na mama	S-202
Apendicite	S-210	Infecção ovular	S-228
Apresentação composta	S-170	Ingurgitamento da mama	S-202
Apresentação de face	S-169	Inversão uterina	S-127
Apresentação de fronte	S-169	Laceração da cérvice e da vagina	S-127
Apresentação de ombro	S-171	Malária sem complicações	S-194
Apresentação pélvica	S-170	Malária grave/complicada	S-139
Asma brônquica	S-220	Mecônio	S-189
Atividade uterina inadequada	S-156	Meningite	S-139
Cistite	S-194	Morte fetal	S-224
Cistos de ovário	S-210	Peritonite	S-202
Coagulopatia	S-119	Pielonefrite aguda	S-194
Descolamento prematuro de placenta	S-118	Placenta prévia	S-118
Desproporção cefalopélvica	S-156	Placenta retida ou fragmentos de placenta	S-117
Distocia de ombro	S-179	Pneumonia	S-220
Eclâmpsia	S-138	Polidrâmnio	S-183
Encefalite	S-139	Posição occipital posterior	S-168
Endomiometrite	S-202	Posição occipital transversa	S-168
Enxaqueca	S-139	Posição transversa	S-171
Epilepsia	S-139	Pré-eclâmpsia leve ou grave	S-138
Falência cardíaca	S-127	Prolapso do cordão	S-191
Falso trabalho de parto	S-156	Ruptura prematura de membranas	S-228
Fase expulsiva prolongada	S-156	Ruptura uterina	S-118
Fase latente prolongada	S-156	Tétano	S-138
Feto grande	S-183	Trabalho de parto obstruído	S-164
Freqüência cardíaca fetal anormal	S-189	Trabalho de parto prematuro	S-214
Gestação ectópica	S-108	Útero com cicatrizes	S-187
Gestação molar	S-108		

ABREVIATURAS

AIDS	Síndrome da imunodeficiência adquirida	
APH	Hemorragia anteparto	HAP
BP	Pressão sangüínea	PS
HIV	Vírus da imunodeficiência humana	HIV
IM	Intramuscular	IM
IP	Prevenção da infecção	PI
IUD	Dispositivo intra-uterino	DIU
IV	Endovenoso	EV
PID	Doença inflamatória pélvica	DIP
PPH	Hemorragia pós-parto	HPP
STD	Doença sexualmente transmissível	DST

dL	decilitro
g	grama
kg	quilo
L	litro
μg	micrograma
mg	miligrama
mL	mililitro

SUMÁRIO

Prefácio ix
Como usar este livro xi
Lista de diagnósticos xiii
Abreviaturas xv
Introdução 19

SEÇÃO 1 BASES CLÍNICAS

Investigação inicial rápida 23
Falando com as mulheres e suas famílias 27
Apoio emocional e psicológico 29
Emergências 37
Princípios do atendimento geral 39
Uso clínico de sangue, hemoderivados e líquidos de reposição 45
Antibioticoterapia 55
Anestesia e analgesia 57
Princípios do atendimento operatório 67
Trabalho de parto e parto normais 75
Princípios do atendimento ao recém-nascido 95
Vínculos dos responsáveis e da comunidade 97

SEÇÃO 2 SINTOMAS

Choque 101
Sangramento vaginal no início da gestação 107
Sangramento vaginal no final da gestação e no trabalho de parto 117
Sangramento vaginal após o parto 125
Cefaléia, visão borrada, convulsões ou perda de consciência, pressão sangüínea elevada 135
Evolução insatisfatória do trabalho de parto 155
Mau posicionamento e má apresentação 165
Distocia de ombros (ombros presos) 179
Trabalho de parto com útero superdistendido 183
Trabalho de parto com útero com cicatriz 187
Sofrimento fetal no trabalho de parto 189
Prolapso de cordão 191
Febre durante a gestação e o trabalho de parto 193
Febre após o parto 201

18 SUMÁRIO

Dor abdominal no início da gestação	209
Dor abdominal no final da gestação e após o parto	213
Dificuldade na respiração	219
Parada dos movimentos fetais	223
Ruptura prematura de membranas	227
Condições ou problemas imediatos do recém-nascido	231

SEÇÃO 3 **PROCEDIMENTOS**

Bloqueio paracervical	243
Bloqueio pudendo	245
Anestesia local para cesariana	249
Raquianestesia (subaracnóide)	253
Cetamina	255
Versão externa	257
Indução e aumento da dinâmica de trabalho de parto	259
Extração a vácuo	267
Parto com fórceps	271
Parto pélvico	275
Cesariana	281
Sinfisiotomia	291
Craniotomia e craniocentese	295
Dilatação e curetagem	299
Aspiração manual a vácuo	303
Culdocentese e colpotomia	307
Episiotomia	309
Remoção manual da placenta	313
Sutura das lacerações cervicais	317
Sutura das lacerações vaginais e perineais	319
Correção da inversão uterina	317
Sutura da ruptura uterina	331
Ligadura da artéria uterina e útero-ovariana	335
Histerectomia pós-parto	339
Salpingectomia para gestação ectópica	345

SEÇÃO 4 **APÊNDICE**

Fármacos essenciais para o manejo de complicações na gestação e no parto	351

Índice	353

INTRODUÇÃO

Embora a maioria das gestações e dos partos não apresente intercorrências, todas as gestações são passíveis de risco. Aproximadamente 15% das gestantes desenvolvem uma complicação com risco de vida potencial, o que exige atendimento habilitado. Algumas situações exigem até uma intervenção obstétrica importante para que sobrevivam. Este livro foi escrito para enfermeiras e médicos – profissionais que prestam atendimento em hospitais distritais – responsáveis pelo atendimento de mulheres com complicações na gestação, no parto e no período pós-parto imediato, incluindo os problemas imediatos do recém-nascido.

Além do atendimento que as enfermeiras e os médicos proporcionam às mulheres na instituição, eles também têm um papel e um relacionamento peculiar com:

- a comunidade de profissionais de saúde na região do sistema de saúde, incluindo auxiliares e profissionais com múltiplas finalidades;
- os membros da família do paciente;
- os líderes comunitários;
- as populações com necessidades especiais (p. ex., os adolescentes, as mulheres com HIV/AIDS).

Enfermeiras e médicos:

- apoiar atividades para a melhoria de todos os serviços de saúde distritais;
- lutar por sistemas de encaminhamento eficientes e confiáveis;
- monitorar a qualidade dos serviços de atendimento de saúde;
- defender a participação da comunidade em assuntos relacionados com a saúde.

Um hospital distrital é definido como uma instituição capaz de proporcionar serviços de qualidade, incluindo procedimentos operatórios e transfusão de sangue. Embora muitos dos procedimentos neste livro exijam equipamento especializado e profissionais especialmente treinados, deve-se observar que muitos dos procedimentos que salvam vidas, já descritos, também podem ser realizados nos centros de saúde.

SEÇÃO 1

BASES CLÍNICAS

INVESTIGAÇÃO INICIAL RÁPIDA

Quando uma mulher em idade de procriação apresenta um problema, deve-se investigar rapidamente sua condição para determinar o grau da enfermidade.

Tabela B-1 Investigação inicial rápida*

Investigar	Sinais de perigo	Considerar
Vias aéreas e respiração	**Procurar** • cianose (azulada) • disfunção respiratória **Examinar** • pele: palidez • pulmões: sibilo ou estertores	• anemia grave • falência cardíaca • pneumonia • asma Ver Dificuldade na respiração, p. S-219
Circulação (sinais de choque)	**Examinar** • pele fria e úmida • pulso: rápido (110 ou mais) e fraco • pressão sangüínea: baixa (sistólica abaixo de 90 mmHg)	Choque, p. S-101
Sangramento vaginal (início ou final da gestação ou após o parto)	**Perguntar se:** • é gestante, duração da gestação • deu à luz recentemente • saída da placenta **Examinar** • vulva: volume do sangramento • retenção placentária, lacerações óbvias • atonia uterina • bexiga cheia NÃO FAZER EXAME VAGINAL NESTE ESTÁGIO	• aborto • gestação ectópica • gestação molar Ver Sangramento vaginal no início da gestação, p. S-107 • descolamento prematuro de placenta • útero rompido • placenta prévia Ver Sangramento vaginal no final da gestação e no trabalho de parto, p. S-117 • atonia uterina • laceração da cérvice e vagina

* Esta lista não inclui todos os possíveis problemas que a mulher pode enfrentar em uma gestação ou no período puerperal. Aqui se pretende identificar os problemas que põem a mulher em maior risco de morbidade e mortalidade materna.

24   Seção 1 **BASES CLÍNICAS**

Tabela B-1 Investigação inicial rápida (*continuação*)

Investigar	Sinais de perigo	Considerar
		• retenção placentária • inversão uterina Ver Sangramento vaginal após o parto, p. S-125
Inconsciente ou convulsiva	**Perguntar se:** • é gestante, duração da gestação **Examinar** • pressão sangüínea: alta (diastólica de 90 mmHg ou mais) • temperatura: 38°C ou mais	• eclâmpsia • malária • epilepsia • tétano Ver Convulsões ou perda de consciência, p. S-135
Febre perigosa	**Perguntar se:** • fraca, letárgica • micção freqüente, dolorosa **Examinar** • temperatura: 38°C ou mais • inconsciente • pescoço: rigidez • pulmões: respiração superficial, consolidação • abdome: sensibilidade grave • vulva: secreção purulenta • mamas: sensíveis	• infecção do trato urinário • malária Ver Febre durante a gestação e o trabalho de parto, p. S-193 • endomiometrite • abscesso pélvico • peritonite • infecção na mama Ver Febre após o parto, p. S-201 • pneumonia Ver Dificuldade na respiração, p. S-219
Dor abdominal	**Perguntar se:** • é gestante, duração da gestação **Examinar** • pressão sangüínea: baixa (sistólica abaixo de 90 mmHg) • pulso: rápido (110 ou mais) • temperatura: 38°C ou mais • útero: estado gestacional	• cisto de ovário • apendicite • gestação ectópica Ver Dor abdominal no início da gestação, p. S-209 • possível trabalho de parto prematuro ou a termo • infecção ovular • descolamento prematuro de placenta • ruptura uterina Ver Dor abdominal no final da gestação e após o parto, p. S-213

MANEJO DAS COMPLICAÇÕES NA GESTAÇÃO E NO PARTO **25**

A mulher também necessita de atenção imediata se apresentar qualquer um dos seguintes sinais:

- secreção mucóide manchada de sangue (sinal) com contrações palpáveis;
- rompimento de membranas;
- palidez;
- fraqueza;
- desmaio;
- cefaléia grave;
- visão borrada;
- vômito;
- febre;
- disfunção respiratória.

A mulher deve ser tratada imediatamente.

IMPLEMENTAÇÃO DE UM ESQUEMA DE INVESTIGAÇÃO INICIAL RÁPIDA

O início rápido do tratamento exige o reconhecimento imediato do problema específico e a ação rápida.

- Treinamento de toda a equipe – incluindo porteiros e guardas – para reagir de um modo combinado ("som do alarme", pedido de ajuda) quando uma mulher chega à instituição com uma emergência obstétrica ou complicações gestacionais ou quando a instituição é notificada de que uma mulher está sendo encaminhada.
- Alarme clínico ou de emergência com a equipe para assegurar sua prontidão em todos os níveis.
- Assegurar que o acesso não esteja bloqueado (as chaves estão disponíveis), o equipamento esteja em ordem de funcionamento (verificação diária) e a equipe esteja treinada apropriadamente para usá-lo.
- Ter normas e protocolos (e saber como usá-los) para reconhecer uma emergência genuína e saber como reagir imediatamente.
- Identificar claramente qual a mulher na sala de espera – mesmo as que esperam a consulta de rotina – merece atenção imediata do profissional de saúde e deve, portanto, passar à frente da fila (concordando que as mulheres em trabalho de parto ou as gestantes com qualquer problema mencionado na Tabela B-1 devem ser imediatamente vistas por um profissional de saúde).
- Concordar com os esquemas pelos quais as mulheres com emergências podem ser isentas de pagamento, ao menos temporariamente (esquemas de seguro local, fundo de emergência do comitê de saúde).

FALANDO COM AS MULHERES E SUAS FAMÍLIAS

A gestação é uma época de alegria e expectativa. Também pode ser um período de ansiedade e preocupação. Falar efetivamente com a mulher e sua família pode ajudar a criar a confiança da gestante em seus profissionais de saúde.

As gestantes que apresentam complicações podem ter dificuldade em falar com o profissional e em explicar o seu problema. É responsabilidade de toda a equipe de atendimento de saúde falar com a paciente respeitosamente e deixá-la à vontade. Enfocar a mulher significa que o profissional de saúde e a equipe:

- respeitam a dignidade da paciente e o seu direito à privacidade;
- são sensíveis e responsivos às necessidades da mulher;
- não são críticos sobre as decisões que a gestante e sua família tenham tomado até o momento com relação ao atendimento.

É compreensível discordar do comportamento arriscado de uma mulher ou da decisão que resultou na demora em procurar o atendimento. Não é aceitável, no entanto, mostrar desrespeito ou desconsiderar uma condição médica que é resultado do mau comportamento da paciente. Deve-se, ainda, proporcionar aconselhamento corretivo após a complicação ter sido resolvida, não antes ou durante o manejo do problema.

OS DIREITOS DAS MULHERES

Os prestadores de atendimento devem conhecer quais são os direitos das pacientes ao receberem serviços de atendimento na maternidade.

- Toda a mulher tem o direito à informação sobre sua saúde.
- Toda a mulher tem o direito de discutir suas preocupações em um ambiente no qual sente confiança.
- A mulher deve conhecer antecipadamente o tipo de procedimento que será realizado.
- Os procedimentos devem ser conduzidos em um ambiente (p. ex., setor de trabalho de parto) no qual o direito à privacidade é respeitado.
- A gestante deve sentir-se tão confortável quanto possível ao receber o atendimento.
- A paciente tem o direito de expressar sua visão sobre o atendimento que recebe.

28 Seção 1 **BASES CLÍNICAS**

Quando um profissional fala com a paciente sobre sua gestação ou uma complicação, deve usar as técnicas básicas de comunicação. Essas técnicas ajudam o profissional a estabelecer um relacionamento honesto, carinhoso e de confiança. Se a mulher confiar no prestador de atendimento e sentir que ele tem interesse no seu caso, ela provavelmente voltará à instituição para realizar o parto ou mais cedo, se houver uma complicação.

TÉCNICAS DE COMUNICAÇÃO

Falar de maneira calma, baixa e assegurar à paciente que a conversa é confidencial. Ser sensível a qualquer consideração cultural ou religiosa e respeitar suas opiniões. Além disso, os profissionais devem:

- Encorajar a mulher e sua família a falar honesta e completamente sobre os eventos que cercam a complicação.
- Ouvir o que ela e sua família têm a dizer e encorajá-los a expressar sua preocupação, preferencialmente não os interrompendo.
- Respeitar o sentido de privacidade e o pudor da gestante fechando a porta ou puxando as cortinas em torno da mesa de exames.
- Deixar a paciente saber que está sendo ouvida e entendida.
- Usar a comunicação não-verbal de apoio, como concordar com a cabeça e sorrir.
- Responder às perguntas realizadas diretamente, de maneira calma e tranqüilizadora.
- Explicar quais serão os passos a serem dados para manejar a situação ou a complicação.
- Pedir à paciente para repetir os pontos-chave, de maneira a garantir a sua compreensão.

Se a paciente tiver de se submeter a um procedimento cirúrgico, explicar a ela a natureza do procedimento e os seus riscos, ajudando-a a reduzir sua ansiedade. Aquelas que estão extremamente ansiosas têm mais dificuldade durante a cirurgia e a recuperação.

Para maiores informações sobre a promoção de apoio emocional durante uma emergência, ver p. B-29.

APOIO EMOCIONAL E PSICOLÓGICO

As situações de emergência são freqüentemente muito perturbadoras para todos os envolvidos e evocam uma série de emoções que podem ter conseqüências significativas.

REAÇÕES EMOCIONAIS E PSICOLÓGICAS

A reação de cada membro da família frente a uma situação de emergência depende:

- do estado civil da mulher e de seu relacionamento com o parceiro;
- da situação social da mulher/casal e suas práticas culturais e religiosas, crenças e expectativas;
- da personalidade das pessoas envolvidas e da qualidade e natureza do apoio social, prático e emocional;
- da natureza, da gravidade e do prognóstico do problema e da disponibilidade e qualidade dos serviços de atendimento de saúde.

Reações comuns às emergências obstétricas ou à morte incluem:

- negação (sentimento de que "não pode ser verdade");
- culpa em relação a uma possível responsabilidade;
- raiva (freqüentemente dirigida à equipe de atendimento de saúde, mas muitas vezes mascarando a raiva que os pais dirigem a si mesmo pelo "fracasso");
- barganha (principalmente se a paciente oscilar por um tempo entre a vida e a morte);
- depressão e perda da auto-estima, que podem ser duradouras;
- isolamento (sentir-se diferente ou separada dos outros), que pode ser reforçado pelos prestadores de cuidados se evitarem contato com as pessoas que sofreram perdas;
- desorientação.

PRINCÍPIOS GERAIS DA COMUNICAÇÃO E DO APOIO

Embora cada situação de emergência seja única, os seguintes princípios gerais oferecem orientação. A comunicação e a empatia genuínas são provavelmente as chaves mais importantes para o atendimento efetivo nessas situações.

NA OCASIÃO DO EVENTO

- Ouvir os que estão aflitos. A mulher/família necessitará discutir sua dor e tristeza.
- Não mudar de assunto e passar para tópicos mais fáceis ou menos dolorosos de conversação. Mostrar empatia.
- Dizer à mulher/família tanto quanto pode sobre o que está acontecendo. A compreensão da situação e o seu manejo podem reduzir a ansiedade e prepará-los para o que acontece a seguir.
- Ser honesto. Não hesitar em admitir que não sabe. Manter a confiança tem mais importância do que parecer conhecedor.
- Se a língua for uma barreira para a comunicação, encontre um tradutor.
- Não transferir o problema para a equipe de enfermagem ou aos residentes.
- Assegurar que a mulher tenha uma companhia de sua escolha e, quando possível, o mesmo profissional prestando cuidados durante o trabalho de parto e o parto.
- A companhia que presta apoio pode permitir que a paciente enfrente o medo e a dor, enquanto reduz a solidão e a aflição.
- Quando possível, encorajar o acompanhante a ter um papel ativo no atendimento. Posicioná-lo na cabeceira da cama para permitir que ele se concentre no atendimento das necessidades emocionais da mulher.
- Tanto durante quanto após o evento, providenciar tanta privacidade quanto possível para a mulher e sua família.

APÓS O EVENTO

- Fornecer assistência prática, informação e apoio emocional.
- Respeitar as crenças e os costumes tradicionais e adequar as necessidades da família tanto quanto possível.
- Proporcionar aconselhamento para a mulher/família e permitir a reflexão sobre o evento.
- Explicar o problema para ajudar a reduzir a ansiedade e a culpa. Muitas mulheres/famílias culpam-se pelo que aconteceu.
- Ouvir e expressar compreensão e aceitação dos sentimentos da mulher. A comunicação não-verbal pode falar mais alto do que as palavras: um aperto de mão ou um olhar de preocupação podem transmitir muito.
- Repetir a informação várias vezes e fornecer informação por escrito, se possível. As pessoas que estão enfrentando uma emergência não lembrarão de muito do que foi dito a elas.

MANEJO DAS COMPLICAÇÕES NA GESTAÇÃO E NO PARTO **31**

▶ Os profissionais de saúde podem sentir raiva, culpa, tristeza, dor e frustração em face de emergências obstétricas que podem levá-los a evitar a mulher/família. Mostrar emoção não é uma fraqueza.
▶ Lembrar de cuidar da própria equipe que pode apresentar culpa, luto, confusão e outras emoções.

MORTALIDADE E MORBIDADE MATERNA

Mortalidade materna
A morte de uma mulher no parto ou por eventos relacionados com a gestação é uma experiência devastadora para a família e para os filhos sobreviventes. Além dos princípios listados anteriormente, lembrar-se do seguinte:

Na ocasião do evento
▶ Proporcionar atendimento psicológico logo que a mulher acordar ou mesmo vagamente consciente do que está acontecendo ou pode acontecer com ela.
▶ Se a morte for inevitável, proporcionar conforto emocional e espiritual em lugar de concentrar-se no atendimento médico de emergência (agora fútil).
▶ Proporcionar dignidade e tratamento respeitoso sempre, mesmo se a mulher estiver inconsciente ou morta.

Após o evento
▶ Permitir que o parceiro ou a família fiquem com a mulher.
▶ Facilitar as providências da família para o enterro, se possível, e verificar se eles possuem todos os documentos necessários.
▶ Explicar o que aconteceu e responder à qualquer pergunta. Oferecer a oportunidade para que a família retorne para fazer perguntas adicionais.

Morbidade materna grave
O parto, em alguns casos, deixa a mulher com danos físicos ou psicológicos graves.

Na ocasião do evento
▶ Incluir a gestante e sua família nos procedimentos do parto, se possível, principalmente se isto for culturalmente apropriado.
▶ Assegurar que um membro da equipe cuide das necessidades emocionais e de informação da mulher e seu parceiro, se possível.

Após o evento
▶ Explicar claramente a condição e o tratamento para que esse momento seja entendido pela mulher e por seus acompanhantes.

32 Seção 1 **BASES CLÍNICAS**

> Providenciar o tratamento e/ou o encaminhamento, quando indicado.
> Marcar uma consulta de acompanhamento para verificar o progresso e discutir as opções disponíveis.

MORTALIDADE OU MORBIDADE NEONATAL

Enquanto os princípios gerais de apoio emocional para as mulheres que apresentam uma emergência obstétrica são aplicáveis, quando um bebê morre ou nasce com uma anormalidade, alguns fatores específicos devem ser considerados.

Morte intra-uterina ou natimorto

Muitos fatores influenciam a reação da mulher à morte de seu bebê. Estes incluem os mencionados acima assim como:

> a história obstétrica e de vida prévia da paciente;
> a extensão em que o bebê era "desejado";
> os eventos cercando o nascimento e a causa da perda;
> as experiências prévias com a morte.

Na ocasião do evento

> Evitar o uso de sedação para ajudar a paciente a enfrentar a perda de seu bebê. O uso de sedativos pode retardar a aceitação da morte e tornar mais difícil reviver a experiência mais tarde – parte do processo da cura emocional.
> Permitir que os pais vejam os esforços feitos pelos prestadores de atendimento para reanimar seu bebê.
> Encorajar a mulher/o casal a ver e a segurar o bebê para facilitar o luto.
> Preparar os pais para a possível aparência perturbadora ou inesperada do bebê (vermelho, enrugado, pele descamada). Se necessário, enrolar o bebê para que pareça tão normal quanto possível à primeira vista.
> Evitar separar a mulher e o bebê demasiado cedo (antes que ela indique estar pronta), pois isso pode interferir e retardar o processo do luto.

Após o evento

> Permitir que a mulher/família fique mais um tempo com o bebê. Os pais de um natimorto também necessitam conhecê-lo.
> As pessoas vivenciam o luto de maneiras diferentes, mas para muitos é importante relembrar. Oferecer à mulher/família pequenas recordações como uma mecha de cabelos, a etiqueta com o nome ou o rótulo do berço.
> Encorajar, onde é costume dar nome aos bebês no nascimento, a mulher/família a chamar o bebê pelo nome que escolheram.

MANEJO DAS COMPLICAÇÕES NA GESTAÇÃO E NO PARTO **33**

- Permitir que a mulher/família prepare o bebê para o enterro, se desejarem.
- Encorajar as práticas de sepultamento localmente aceitas e assegurar que os procedimentos médicos (como as autópsias) não as atrapalharão.
- Obter uma oportunidade para discutir o evento com a mulher e seu parceiro e as possíveis medidas preventivas para o futuro.

Operações destrutivas

A craniotomia ou outras operações destrutivas no feto morto podem ser perturbadoras e exigir atendimento psicossocial adicional.

Na ocasião do evento

- É crucial que seja explicado à mãe e à família que o bebê está morto e que a prioridade é salvar a mãe.
- Encorajar o parceiro a proporcionar apoio e conforto para a mãe até que seja anestesiada ou sedada.
- Se a mulher estiver acordada ou parcialmente acordada durante o procedimento, protegê-la da exposição visual ao procedimento e ao bebê.
- Após a intervenção, arrumar o bebê para que possa ser visto e/ou segurado pela mulher/família se desejar, especialmente se a família irá tomar conta do bebê morto para o sepultamento.

Após o evento

- Permitir tempo de visita ilimitado para o acompanhante da mulher.
- Aconselhar a mãe e seu acompanhante e tranqüilizá-los de que não havia outra alternativa disponível.
- Programar uma consulta de acompanhamento algumas semanas após o evento para responder a qualquer pergunta e preparar a mulher para uma gestação subseqüente (ou sobre a incapacidade ou não-recomendação de uma gestação).
- Deve ser providenciado o planejamento familiar, se apropriado (Tabela S-3, p. S-112).

Nascimento de um bebê portador de anormalidade

O nascimento de um bebê portador de malformação é uma experiência devastadora para os pais e a família. As reações podem variar.

- Permitir que a mulher veja e segure o bebê. Algumas mulheres o aceitam imediatamente, enquanto outras podem levar mais tempo.
- A descrença, a negação e a tristeza são reações normais, especialmente se a anormalidade não foi prevista. Os sentimentos de injustiça, desespero, depressão, ansiedade, raiva, fracasso e apreensão são comuns.

34 Seção 1 **BASES CLÍNICAS**

Na ocasião do evento
- Dar o bebê aos pais ao nascer. Permitir que eles vejam o problema imediatamente pode ser menos traumático.
- Nos casos de deformidade grave, enrolar o bebê antes de dá-lo à mãe para que ela possa ver a normalidade do bebê em primeiro lugar. Não forçá-la a examinar a anormalidade.
- Providenciar uma cama ou um sofá no quarto para que um acompanhante possa ficar com a mulher, se ela desejar.

Após o evento
- Discutir o bebê e seu problema com a mulher e a sua família juntas, se possível.
- Permitir que a mulher e seu parceiro tenham livre acesso ao bebê. Mantê-lo sempre com a mãe.
- Quanto mais a mulher e seu parceiro fizerem pelo bebê, mais rapidamente o aceitarão como seu.
- Assegurar o acesso a indivíduos e grupos de apoio profissionais.

MORBIDADE PSICOLÓGICA

O sofrimento emocional pós-parto é relativamente comum depois da gestação e varia da tristeza leve pós-parto (afetando aproximadamente 80% das mulheres) à depressão ou à psicose pós-parto. A psicose pós-parto pode significar uma ameaça à vida da mãe ou do bebê.

Depressão pós-parto

A depressão pós-parto afeta até 34% das mulheres e ocorre, tipicamente, nas primeiras semanas ou nos primeiros meses do pós-parto, podendo persistir por um ano ou mais. A depressão não é necessariamente um dos principais sintomas, embora seja geralmente evidente. Outros sintomas incluem a exaustão, a irritabilidade, o choro, a falta de energia e os baixos níveis motivacionais, os sentimentos de desamparo e desesperança, a perda da libido e do apetite e os distúrbios do sono. A cefaléia, a asma, a dor nas costas, a secreção vaginal e a dor abdominal podem ser relatadas. Os sintomas podem incluir o pensamento obsessivo, o medo de machucar o bebê ou a si mesma, os pensamentos suicidas e a despersonalização.

O prognóstico para a depressão pós-parto é bom com o diagnóstico precoce e o tratamento. Mais de dois terços das mulheres recuperam-se em um ano. A providência de um acompanhante durante o trabalho de parto pode prevenir a depressão pós-parto.

Uma vez estabelecida, a depressão pós-parto exige aconselhamento psicológico e assistência prática. Em geral, deve-se:

MANEJO DAS COMPLICAÇÕES NA GESTAÇÃO E NO PARTO **35**

- proporcionar apoio psicológico e ajuda prática (com o bebê e com a casa);
- ouvir a mulher e promover o encorajamento e o apoio;
- garantir à mulher que a experiência é relativamente comum e que muitas outras mulheres enfrentam o mesmo problema;
- auxiliar a mãe a repensar a imagem da maternidade e ajudar o casal a pensar sobre seus respectivos papéis como novos pais. Eles podem necessitar de adaptação em suas expectativas e atividades;
- se a depressão for grave, considerar as drogas antidepressivas, se disponíveis. Ter cuidado, pois a medicação pode ser transmitida pelo leite materno e a amamentação deve ser reavaliada.

O atendimento pode ser realizado na casa dos pais ou oferecido nas clínicas de atendimento diário. Os grupos de apoio locais de mulheres que têm experiências similares são muito valiosos.

Psicose pós-parto

A psicose pós-parto ocorre, tipicamente, em torno da época do parto e afeta menos de 1% das mulheres. A causa é desconhecida, embora aproximadamente a metade das mulheres que apresentam psicose também tenham uma história de doença mental. A psicose pós-parto é caracterizada pelo surgimento abrupto de delírios ou alucinações, insônia, preocupação com o bebê, depressão grave, ansiedade, desespero e impulsos suicidas ou infanticidas.

O cuidado com o bebê pode, algumas vezes, continuar o mesmo. O prognóstico para a recuperação é excelente, mas aproximadamente 50% das mulheres sofrerá uma recaída nos partos subseqüentes. Em geral, deve-se:

- providenciar apoio psicológico e ajuda prática (com o bebê e a casa);
- ouvir a mulher e proporcionar apoio e encorajamento. Isso é importante para evitar resultados trágicos;
- diminuir o estresse;
- evitar lidar com aspectos emocionais quando a mãe está instável;
- se forem usadas drogas antipsicóticas, ter cuidado, pois a medicação pode ser transmitida pelo leite materno e a amamentação deve ser reavaliada.

EMERGÊNCIAS

As emergências podem acontecer repentinamente, como com uma convulsão, ou podem desenvolver-se como resultado de uma complicação que não é apropriadamente manejada ou monitorada.

PREVENÇÃO DE EMERGÊNCIAS

A maioria das emergências pode ser prevenida por meio de:

- planejamento cuidadoso;
- observação de rotinas clínicas;
- monitoramento próximo da mulher.

RESPOSTA A UMA EMERGÊNCIA

Responder a uma emergência imediata e eficazmente exige que os membros da equipe clínica conheçam seus papéis e como a equipe deve funcionar para responder mais efetivamente às emergências. Os membros da equipe também devem conhecer:

- as situações clínicas e seus diagnósticos e tratamentos;
- os fármacos e seu uso, administração e efeitos colaterais;
- o equipamento de emergência e como ele funciona.

> A capacidade da instituição para lidar com emergências deve ser investigada e reforçada por freqüentes alarmes práticos de emergência.

MANEJO INICIAL

No manejo de uma emergência:

- ficar calmo, pensar logicamente e concentrar-se nas necessidades da mulher;
- não deixar a paciente sem atendimento;
- tomar conta. Evitar a confusão tendo uma pessoa encarregada;
- gritar por ajuda se for necessário. Solicitar que uma pessoa peça ajuda e outra pegue o equipamento e os suprimentos de emergência (p. ex,. cilindro de oxigênio, *kit* de emergência);
- investigar as vias aéreas, a respiração e a circulação se a mulher estiver inconsciente;

38 Seção 1 **BASES CLÍNICAS**

- começar imediatamente o tratamento se houver suspeita de choque, (p. S-101). Mesmo que os sinais de choque não estejam presentes, manter o choque em mente ao avaliar a mulher, pois seu estado pode piorar rapidamente. Se o choque ocorrer, é importante começar o tratamento imediatamente;
- Posicionar a paciente em decúbito lateral esquerdo com os pés elevados. Afrouxar as roupas justas;
- Falar com a paciente e ajudá-la a manter-se calma. Perguntar o que aconteceu e que sintomas ela está apresentando;
- Realizar um rápido exame incluindo os sinais vitais (pressão sangüínea, pulso, respiração, temperatura) e a cor da pele. Estimar a quantidade de sangue perdida e investigar os sinais e sintomas.

PRINCÍPIOS DO ATENDIMENTO GERAL

PREVENÇÃO DA INFECÇÃO

- A prevenção da infecção (PI) tem dois objetivos principais:
  - prevenir as infecções importantes ao prestar serviços;
  - minimizar o risco de transmissão de doenças sérias como a hepatite B e HIV/AIDS para a mulher e para os prestadores de atendimento, incluindo o pessoal da limpeza e da manutenção.

- As práticas recomendadas de PI são baseadas nos seguintes princípios:
  - todas as pessoas (pacientes e equipe) devem ser consideradas potencialmente infectadas;
  - a higiene das mãos é o procedimento mais prático para a prevenção da contaminação cruzada;
  - usar luvas antes de tocar em qualquer coisa molhada – pele ferida, mucosa, sangue ou outros líquidos do corpo (secreções ou excreções);
  - usar barreiras (óculos protetores, máscara ou avental) se forem antecipados respingos de qualquer líquido do corpo (secreções ou excreções);
  - usar práticas de trabalho seguras, como não recolocar a tampa ou dobrar as agulhas, processar apropriadamente os instrumentos e dispor adequadamente os resíduos médicos.

Higiene das mãos

- Esfregar vigorosamente todas as superfícies das mãos cobertas com sabão neutro ou antimicrobiano. Lavar durante 15 a 30 segundos e enxaguar com água corrente ou água derramada.
- Lavar as mãos:
  - antes e depois de examinar a mulher (ou ter qualquer contato direto);
  - após a exposição ao sangue ou a qualquer líquido do corpo (secreções e excreções), mesmo que as luvas tenham sido usadas;
  - após a remoção das luvas, porque elas podem ter furos.
- Para encorajar a higiene das mãos, os administradores do programa devem fazer esforços para providenciar sabão e um suprimento contínuo de água limpa, tanto da pia quanto do balde, e toalhas descartáveis. Não usar toalhas compartilhadas para secar as mãos.
- Para lavar as mãos para procedimentos cirúrgicos, ver p. B-68.

40 Seção 1 **BASES CLÍNICAS**

Luvas e camisolas

▶ Usar luvas:
 – ao realizar um procedimento (Tabela B-2, p. B-41);
 – ao manusear instrumentos sujos, luvas e outros itens;
 – ao dispor de itens residuais contaminados (algodão, gaze ou curativos).

▶ Cada mulher deve usar um par de luvas para evitar a contaminação cruzada.

▶ As luvas descartáveis são preferidas, mas onde os recursos são limitados, as luvas cirúrgicas podem ser novamente usadas se estiverem:
 – esterilizadas pelo mergulho em uma solução de cloro a 0,5% durante 10 minutos;
 – lavadas e enxaguadas;
 – esterilizadas pela autoclave (elimina todos os microrganismos) ou desinfetadas em alto nível pelo vapor ou pela fervura (elimina todos os microrganismos, exceto alguns endósporos bacterianos).

NOTA: Se as luvas descartáveis forem reutilizadas, não devem ser processadas mais do que três vezes, porque podem ocorrer rasgões invisíveis.

Não usar luvas rachadas, descascadas ou apresentando furos ou rasgões detectáveis.

▶ Uma camisola limpa, mas não necessariamente esterilizada, deve ser usada durante todos os procedimentos do parto:
 – Se a camisola tiver mangas longas, as luvas devem ser colocadas por cima das mangas para evitar a contaminação das luvas;
 – Garantir que as mãos com luvas (desinfetadas ou esterilizadas) sejam mantidas acima do nível da cintura e não entrem em contato com a camisola.

Manuseio de instrumentos afiados e agulhas

Ambiente operatório e setor do trabalho de parto

▶ Não deixar instrumentos afiados ou agulhas em locais que não sejam seguros (p. B-71).
▶ Avisar aos outros profissionais antes de alcançar itens afiados.

Agulhas e seringas hipodérmicas

▶ Usar a agulha e a seringa apenas uma vez.
▶ Não as separar depois de usá-las.

Tabela B-2 Exigências de luvas e camisolas para procedimentos obstétricos comuns

Procedimento	Luvas preferidas[a]	Luvas alternativas[b]	Camisola
Retirar sangue, iniciar uma infusão IV	Exame[c]	Cirúrgica desinfetada de alto nível[d]	Nenhuma
Exame pélvico	Exame	Cirúrgica desinfetada de alto nível	Nenhuma
Aspiração manual a vácuo, dilatação e curetagem, colpotomia, reparo das lacerações cervicais ou perineais	Cirúrgica desinfetada de alto nível	Cirúrgica esterilizada	Nenhuma
Laparotomia, cesariana, histerectomia, reparo do útero rompido, salpingectomia, ligação da artéria uterina, parto, compressão bimanual do útero, remoção manual da placenta, correção da inversão uterina, parto instrumental	Cirúrgica esterilizada	Cirúrgica desinfetada de alto nível	Limpa, desinfetada de alto nível ou esterilizada
Manuseio e limpeza de instrumentos	Utilitárias[e]	Exame ou cirúrgica	Nenhuma
Manuseio de resíduo contaminado	Utilitárias	Exame ou cirúrgica	Nenhuma
Limpeza de respingos de sangue ou líquidos do corpo	Utilitárias	Exame ou cirúrgica	Nenhuma

[a] Não é exigido o uso de luvas e camisola para verificar a pressão sangüínea, a temperatura e para dar injeções.
[b] As luvas alternativas são geralmente mais caras e exigem mais preparação do que as luvas preferidas.
[c] As luvas de exame são descartáveis e de látex, servindo apenas para um único uso. Se forem reutilizadas, devem ser descontaminadas, limpas e/ou esterilizadas, ou desinfetadas em alto nível antes do uso.
[d] As luvas cirúrgicas são de látex e ajustam-se ao tamanho da mão.
[e] As chamadas utilitárias são luvas domésticas grossas.

42   Seção 1   **BASES CLÍNICAS**

- Não recolocar a tampa, dobrar ou quebrar as agulhas antes de eliminálas.
- Dispensar as agulhas e seringas em um recipiente à prova de punção.
- Inutilizar as agulhas hipodérmicas queimando-as.

NOTA: Onde não houver agulhas descartáveis, e for praticada a recolocação da tampa, usar o método de "uma só mão".

- Colocar a tampa em uma superfície dura, plana.
- Segurar a seringa com uma mão e usar a agulha para "pescar" a tampa.
- Quando a tampa cobrir a agulha completamente, segurar a base da agulha e usar a outra mão para fixar a tampa.

Disposição dos resíduos

- A finalidade da disposição de resíduos é para:
  - prevenir a disseminação da infecção ao pessoal hospitalar que manipula os resíduos;
  - prevenir a disseminação da infecção para a comunidade local;
  - proteger de uma lesão acidental os funcionários que manuseiam os resíduos.

- Os resíduos não-contaminados (p. ex., papel dos escritórios, caixas) não apresentam risco infeccioso e podem ser dispostos de acordo com as diretrizes locais.

- O manuseio apropriado dos resíduos contaminados (itens contaminados com sangue ou líquidos orgânicos) requer a minimização da disseminação da infecção para o pessoal hospitalar e a comunidade. O manuseio apropriado significa:
  - o uso de luvas utilitárias;
  - o transporte do resíduo sólido contaminado para o local de disposição em recipientes cobertos;
  - a disposição de todos os itens afiados em recipientes à prova de punção;
  - derramar cuidadosamente o resíduo líquido pelo ralo ou no vaso sanitário;
  - queimar ou enterrar o resíduo sólido contaminado;
  - lavar as mãos, as luvas e os recipientes após a eliminação do resíduo contaminado.

INICIAR UMA INFUSÃO IV

- Iniciar uma infusão IV (duas, se a mulher estiver em choque) usando uma cânula ou agulha de calibre grande (calibre 16 ou a maior disponível).

- Infundir líquidos IV (soro fisiológico ou Ringer lactato) na velocidade apropriada para as condições da mulher.

    NOTA: Se a mulher estiver em choque, evitar o uso de substitutos do plasma (p. ex., dextram). Não há provas de que os substitutos do plasma sejam superiores ao soro fisiológico na ressuscitação de uma mulher em choque, e o dextram pode ser nocivo em grandes doses.

- Se uma veia periférica não puder ser acessada, realizar uma dissecção venosa (Fig. S-1, p. S-103).

PRINCÍPIOS BÁSICOS PARA OS PROCEDIMENTOS

Antes de qualquer procedimento simples (não-operatório), é necessário:

- coletar e preparar todos os suprimentos. A falta de suprimentos pode prejudicar o procedimento;
- explicar à paciente o procedimento e a sua necessidade de realização e, após, obter o consentimento;
- providenciar a medicação adequada para a dor, de acordo com a extensão do procedimento planejado. Estimar a duração do procedimento e providenciar a medicação necessária para a dor (p. B-57);
- colocar a paciente na posição apropriada para o procedimento a ser realizado. A posição mais comum para procedimentos obstétricos é a de litotomia (Fig. B-1, p. B-44);
- lavar as mãos com água e sabão (p. B-39) e colocar as luvas apropriadas para realizar o procedimento (Tabela B-2, p. B-41);
- se a vagina e a cérvice necessitarem ser preparadas com um antisséptico para o procedimento (p. ex., aspiração manual a vácuo):

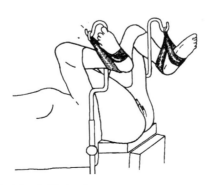

FIGURA B-1 Posição de litotomia.

44 Seção 1 **BASES CLÍNICAS**

- Lavar a parte inferior do abdome da mulher e a área perineal com água e sabão, se necessário.
- Inserir delicadamente um espéculo desinfetado de alto nível ou esterilizado ou afastadores na vagina.
- Aplicar uma solução anti-séptica (p. ex., solução iodada, clorexidina) três vezes na vagina e na cérvice usando pinça desinfetada de alto nível ou esterilizada e um chumaço de algodão ou gaze. Se o chumaço for segurado com a mão enluvada, deve-se tomar cuidado para não contaminar a luva ao tocar na pele não-preparada.
- Começar no centro da área e trabalhar para a parte externa em movimento circular de afastamento.
- Na margem do campo esterilizado descartar o chumaço.

▶ Nunca voltar ao meio da área preparada com o mesmo chumaço. Manter seus braços e cotovelos altos e roupas cirúrgicas afastadas do campo operatório.

USO CLÍNICO DE SANGUE, HEMODERIVADOS E LÍQUIDOS DE REPOSIÇÃO

O atendimento obstétrico pode exigir transfusões de sangue. É importante o uso apropriado de sangue, hemoderivados e líquidos de reposição e ter conhecimento dos princípios destinados a auxiliar os profissionais de saúde a decidir quando fazer e quando não fazer a transfusão.

O uso apropriado de hemoderivados é definido como a transfusão de hemoderivados seguros para tratar uma condição que leva a morbidade ou à mortalidade significativa e que não pode ser prevenida ou manejada efetivamente por outros meios.

As condições que podem exigir transfusão de sangue incluem:

- hemorragia pós-parto levando ao choque;
- perda de um grande volume de sangue no parto operatório;
- anemia grave, especialmente no final da gestação ou se acompanhada por falência cardíaca.

  NOTA: Para anemia no início da gestação, tratar a causa e providenciar hematínicos.

Os hospitais regionais devem estar preparados para a necessidade urgente de transfusão de sangue. É obrigatório que as unidades obstétricas mantenham um estoque de sangue disponível, especialmente do tipo O negativo e plasma fresco congelado, pois eles podem salvar vidas.

USO DESNECESSÁRIO DE HEMODERIVADOS

Usada corretamente, a transfusão de sangue pode salvar vidas e melhorar a saúde. Como qualquer intervenção terapêutica ela pode, no entanto, resultar em complicações agudas ou posteriores e tem o risco de transmitir agentes infecciosos. Também é cara e usa recursos escassos.

- A transfusão é freqüentemente desnecessária porque:
  - as condições que podem eventualmente exigir transfusão podem muitas vezes ser prevenidas com o tratamento precoce ou os programas de prevenção;
  - as transfusões de sangue total, hemácias ou plasma são dadas muitas vezes para preparar a mulher rapidamente para uma cirurgia planejada ou para permitir a alta mais cedo do hospital. Outros

46 Seção 1 **BASES CLÍNICAS**

tratamentos, como a infusão de líquidos IV, são freqüentemente mais baratos, mais seguros e igualmente efetivos (p. B-52).

- A transfusão desnecessária pode:
  - expor a mulher a riscos desnecessários;
  - causar escassez de hemoderivados para as mulheres realmente necessitadas. O sangue é um recurso caro e escasso.

RISCOS DA TRANSFUSÃO

Antes de prescrever sangue ou hemoderivados para uma mulher, é essencial considerar os riscos da transfusão com os da não-transfusão.

Transfusão de sangue total ou de hemácias

- A transfusão de hemoderivados tem um risco de transfusão incompatível e de sérias reações hemolíticas à transfusão.
- Os hemoderivados podem transmitir agentes infecciosos – incluindo o HIV, a hepatite B, a hepatite C, a sífilis, a malária e a doença de Chagas – ao receptor.
- Qualquer hemoderivado pode tornar-se contaminado por bactérias e muito perigoso se for fabricado ou estocado incorretamente.

Transfusão de plasma

- O plasma pode transmitir a maioria das infecções presentes no sangue total.
- O plasma também pode causar reações à transfusão.
- Existem poucas indicações claras para a transfusão de plasma (p. ex., a coagulopatia), e os riscos, muitas vezes, superam qualquer benefício possível para a mulher.

Segurança do sangue

- Os riscos associados com a transfusão podem ser reduzidos por:
  - seleção, aceitação e exclusão efetiva de doadores;
  - triagem de infecções transmissíveis pela transfusão na população de doadores de sangue (p. ex., HIV/AIDS e hepatite);
  - programas de garantia de qualidade;
  - tipagem sangüínea de alta qualidade, testes de compatibilidade, separação de componentes e estocagem e transporte dos hemoderivados;
  - uso clínico apropriado de sangue e de hemoderivados.

Triagem de agentes infecciosos

- Cada unidade de sangue doado deve ser triada quanto a infecções transmitidas pela transfusão usando os testes mais apropriados e eficazes, de acordo tanto com as políticas nacionais quanto com a prevalência de agentes infecciosos na população potencial de doadores de sangue.

❯ Todo o sangue doado deve ser triado quanto ao seguinte:

    – HIV-1 e HIV-2;
    – Antígeno de superfície da hepatite B (HBsAg);
    – Anticorpo do *Treponema pallidum* (sífilis).

❯ Quando possível, todo o sangue doado também deve ser triado quanto a:

    – Hepatite C.
    – Doença de Chagas, nos países onde a soroprevalência é significativa.
    – Malária, nos países de baixa prevalência (quando os doadores tenham viajado para zonas de malária). Nas áreas com alta prevalência da doença, a transfusão de sangue deve ser acompanhada por profilaxia antimalária.

❯ Nenhum sangue ou hemoderivado deve ser liberado para transfusão até que todos os testes exigidos nacionalmente tenham dado negativos.

❯ Realizar testes de compatibilidade em todos os componentes de sangue transfundidos mesmo se, nas emergências com risco de vida, os testes sejam realizados após os hemoderivados terem sido lançados.

O sangue que não foi obtido de doadores selecionados apropriadamente e que não foi triado quanto a agentes infecciosos transmissíveis pela transfusão (p. ex., HIV, hepatite), de acordo com as exigências nacionais, não deve ser usado para transfusão, a não ser nas situações muito excepcionais de risco de vida.

PRINCÍPIOS DA TRANSFUSÃO CLÍNICA

O princípio fundamental do uso apropriado do sangue ou do hemoderivado é que a transfusão seja o único elemento do manejo da mulher. Quando há uma repentina perda rápida de sangue devido a hemorragia, cirurgia ou complicações do parto, a necessidade mais urgente é geralmente a reposição do líquido perdido da circulação.

A transfusão de hemácias pode também ser vital para a capacidade transportadora de oxigênio do sangue.

Deve-se minimizar o "desperdício" do sangue do paciente (para reduzir a necessidade de transfusão):

❯ usando líquidos de reposição para a ressuscitação;
❯ minimizando o sangue tirado para uso laboratorial;

48   Seção 1   **BASES CLÍNICAS**

▶ usando as melhores técnicas anestésicas e cirúrgicas para minimizar a perda de sangue durante a cirurgia;
▶ conservando e reinfundindo o sangue cirúrgico perdido durante os procedimentos (autotransfusão), quando apropriado (p. S-113).

Princípios a serem lembrados:

▶ A transfusão é apenas um elemento no manejo da mulher.
▶ A decisão sobre a prescrição de uma transfusão deve ser baseada nas diretrizes nacionais sobre o uso clínico do sangue, levando em consideração as necessidades da paciente.
▶ A perda de sangue deve ser minimizada para reduzir a necessidade de transfusão.
▶ A mulher com perda de sangue aguda deve receber ressuscitação efetiva (reposição IV de líquidos, oxigênio, etc.) enquanto a necessidade de transfusão é investigada.
▶ O valor da hemoglobina da mulher, embora importante, não deve ser o único fator decisivo para o início da transfusão. A decisão de transfundir deve ser apoiada pela necessidade de alívio dos sinais e sintomas clínicos e prevenção da morbidade e mortalidade significativas.
▶ O clínico deve estar consciente sobre os riscos de infecção transmitida pela transfusão nos hemoderivados que estão disponíveis.
▶ A transfusão somente deve ser prescrita quando os benefícios para a paciente superam os riscos.
▶ Uma pessoa treinada deve monitorar a mulher transfundida e investigar qualquer efeito adverso (p. B-50).

Prescrição de sangue

A decisão de prescrever deve ser baseada nas diretrizes nacionais sobre o uso clínico de sangue, levando em consideração as necessidades da paciente.

▶ Antes de prescrever sangue ou hemoderivados, deve-se ter em mente o seguinte:
  – a melhora esperada nas condições clínicas da paciente;
  – os possíveis métodos a serem usados para minimizar a perda de sangue e reduzir a necessidade de transfusão;
  – tratamentos alternativos que podem ser dados, incluindo a reposição IV de líquidos ou oxigênio, antes de tomar a decisão sobre a transfusão;
  – as indicações clínicas ou laboratoriais específicas para a transfusão;
  – os riscos de transmissão do HIV, da hepatite, da sífilis ou de outros agentes infecciosos por meio dos hemoderivados que estão disponíveis;
  – os benefícios da transfusão *versus* os riscos;
  – as outras opções de tratamento se o sangue não estiver disponível em tempo;

MANEJO DAS COMPLICAÇÕES NA GESTAÇÃO E NO PARTO **49**

- as necessidades de uma pessoa treinada para monitorar a mulher e responder imediatamente se ocorrer uma reação à transfusão.

▶ Finalmente, se o profissional estiver em dúvida, deve formular a seguinte pergunta:

- Se este sangue fosse para mim ou para meu filho, eu aceitaria a transfusão nessas circunstâncias?

Monitoramento da mulher transfundida

Para cada unidade de sangue transfundido, monitorar a mulher nos seguintes estágios:

▶ antes de iniciar a transfusão;
▶ no início da transfusão;
▶ 15 minutos após iniciar a transfusão;
▶ ao menos uma vez por hora durante a transfusão;
▶ 4 em 4 horas após o término da transfusão.

> Monitorar de perto a mulher durante os primeiros 15 minutos da transfusão e regularmente a partir de então, a fim de detectar os sinais e sintomas iniciais de efeitos adversos.

Em cada um desses estágios, registrar as seguintes informações no prontuário da mulher:

▶ a aparência geral;
▶ a temperatura;
▶ o pulso;
▶ a pressão sangüínea;
▶ a respiração;
▶ o equilíbrio hídrico (ingestão oral e IV de líquidos, eliminação urinária).

Além disso, registrar:

▶ o horário do início da transfusão;
▶ o horário do término da transfusão;
▶ o volume e tipo de todos os produtos transfundidos;
▶ os números exclusivos da doação de todos os produtos transfundidos;
▶ qualquer efeito colateral.

Resposta à reação à transfusão

As reações à transfusão podem variar de uma pequena erupção na pele até o choque anafilático. Interromper a transfusão e manter a via IV aberta com líquidos IV (soro fisiológico ou Ringer lactato) enquanto é feita uma

50 Seção 1 **BASES CLÍNICAS**

investigação inicial da reação aguda à transfusão e é procurado conselho. Se a reação for pequena, dar 10 mg de prometazina oral e observar.

Manejo do choque anafilático por transfusão de sangue incompatível
- Manejar como para o choque (p. S-101) e dar:
  - adrenalina solução de 1:1000 (0,1 mL em 10 mL de soro fisiológico ou Ringer lactato) IV lentamente;
  - prometazina 10 mg IV;
  - hidrocortisona 1 g IV a cada 2 horas, ou como for necessário.
- Se ocorrer um broncoespasmo, dar aminofilina 250 mg no soro fisiológico ou no Ringer lactato, 10 mL, IV, lentamente.
- Combinar as medidas de ressuscitação supracitadas até a estabilidade.
- Monitorar as funções renal, pulmonar e cardiovascular.
- Transferir para um centro de referência quando estável.

Documentação da reação à transfusão
- Imediatamente após a ocorrência da reação, recolher as seguintes amostras e enviar com um formulário de solicitação para o banco de sangue para investigação laboratorial.
  - amostras imediatas de sangue pós-transfusão:
    - 1 coagulada;
    - 1 anticoagulada (EDTA/sequestrene) da veia oposta ao local de infusão;
  - a unidade de sangue e conjunto doador contendo resíduos de hemácias e plasma do sangue do doador transfundido;
  - a primeira amostra de urina da mulher após a reação.
- Se houver suspeita de choque séptico devido à unidade de sangue contaminada, coletar uma cultura do sangue em um frasco especial para cultura de sangue.
- Completar o relatório de reação à transfusão.
- Após a investigação inicial da reação à transfusão, enviar as seguintes amostras ao banco de sangue para investigações laboratoriais:
  - amostras de sangue de 12 e 24 horas após o início da reação:
    - 1 coagulada;
    - 1 anticoagulada (EDTA/sequestrene) retirada da veia oposta ao local de infusão.
  - toda a urina de, ao menos, 24 horas após o início da reação.
- Relatar imediatamente todas as reações agudas (com exceção das erupções leves na pele) a um médico e ao banco de sangue que o forneceu.

MANEJO DAS COMPLICAÇÕES NA GESTAÇÃO E NO PARTO **51**

- ❯ Registrar as seguintes informações no prontuário da paciente:
  - – tipo de reação à transfusão;
  - – tempo transcorrido do início da transfusão até a ocorrência da reação;
  - – volume e tipo de produtos de sangue transfundidos;
  - – número exclusivo da doação de todos os produtos transfundidos.

LÍQUIDOS DE REPOSIÇÃO: ALTERNATIVAS SIMPLES À TRANSFUSÃO

Apenas o sal normal (cloreto de sódio 0,9%) ou as soluções de sal balanceadas que têm uma concentração similar de sódio para plasma são considerados líquidos de reposição eficazes. Eles devem estar disponíveis em todos os hospitais onde são usados líquidos de reposição IV.

Os líquidos de reposição são usados para repor as perdas anormais de sangue, plasma ou outros líquidos extracelulares aumentando o volume do compartimento vascular. São usados principalmente para:

- ❯ o manejo de mulheres com hipovolemia estabelecida (p. ex., choque hemorrágico);
- ❯ a manutenção da normovolemia nas pacientes com perdas constantes de líquidos (p. ex., perda cirúrgica de sangue).

Terapia de reposição intravenosa

A reposição intravenosa de líquidos é o tratamento de primeira linha para a hipovolemia. O tratamento inicial com esses líquidos pode salvar a vida e proporcionar tempo para controlar o sangramento e obter sangue para a transfusão se for necessário.

Líquidos cristalóides

- ❯ Líquidos cristalóides de reposição:
  - – contêm uma concentração similar de sódio para o plasma;
  - – não podem entrar nas células, porque a membrana celular é impermeável ao sódio;
  - – passam do compartimento vascular para o espaço extracelular (normalmente apenas um quarto do volume do cristalóide infundido permanece no compartimento vascular).

- ❯ Para restaurar o volume de sangue circulante (volume intravascular), infundir cristalóides em um volume ao menos três vezes o da quantidade perdida.

As soluções de dextrose (glicose) são líquidos de reposição pobres. Não usá-los para tratar hipovolemia, exceto não havendo outra alternativa.

52 Seção 1 **BASES CLÍNICAS**

Líquidos colóides

- As soluções colóides são compostas de uma suspensão de partículas que são maiores do que os cristalóides. Os colóides tendem a permanecer no sangue, no qual imitam as proteínas do plasma para manter ou elevar a pressão coloidosmótica colóide do sangue.
- Os colóides são dados geralmente em um volume igual ao volume de sangue perdido. Em muitas condições em que a permeabilidade capilar está aumentada (p. ex., trauma, sepse), ocorre o vazamento para fora da circulação, e infusões adicionais serão necessárias para manter o volume de sangue.

Pontos a serem lembrados:

- não há evidência de que as soluções colóides (albumina, dextram, gelatinas, soluções de amido hidroxietil) tenham vantagens sobre o soro fisiológico ou as soluções de sal balanceadas para a ressuscitação;
- existe a evidência de que as soluções colóides podem ter um efeito adverso na recuperação pós-choque;
- as soluções colóides são muito mais caras do que o soro fisiológico e as soluções de sal balanceadas;
- o plasma humano não deve ser usado como líquido de reposição. Todas as formas de plasma têm um risco similar ao do sangue total de transmissão da infecção, como o HIV e a hepatite;
- a água pura não deve nunca ser infundida intravenosamente. Causará hemólise e será provavelmente fatal.

> Existe um papel muito limitado para os colóides na ressuscitação.

Segurança

Antes de dar uma infusão IV:

- verificar se o lacre do frasco ou da bolsa de infusão não está rompido;
- verificar a data de vencimento;
- verificar se a solução está transparente e sem partículas visíveis.

Manutenção da terapia de líquidos

Os líquidos de manutenção são soluções cristalóides, como a dextrose ou a dextrose em soro fisiológico, usados para repor as perdas fisiológicas normais através da pele, dos pulmões, das fezes e da urina. Se for antecipado que a mulher receberá líquidos IV por 48 horas ou mais, infundir uma solução eletrolítica balanceada (p. ex., cloreto de potássio 1,5 g em 1 L de líquido intravenoso) com dextrose. O volume dos líquidos de manutenção requerido pela paciente é variável, principalmente se a mulher tiver febre ou com alta temperatura ou umidade ambiental, quando as perdas são ainda maiores.

Outras vias de administração de líquido

Existem outras vias de administração de líquidos além da via IV.

Administração oral e nasogástrica

▸ Esta via pode freqüentemente ser usada para as mulheres que estão ligeiramente hipovolêmicas e para as mulheres que podem receber líquidos orais.

▸ A administração oral e nasogástrica não deve ser usada se:
  - a mulher estiver muito hipovolêmica;
  - a mulher estiver inconsciente;
  - houver lesão gastrintestinal ou peristaltismo reduzido (p. ex., obstrução);
  - a cirurgia iminente com anestesia geral for planejada.

Administração retal

▸ A administração retal de líquidos não é adequada para mulheres gravemente hipovolêmicas.

▸ As vantagens da administração retal incluem:

  - a rápida absorção de líquidos;
  - a absorção cessa e os líquidos são ejetados quando a hidratação estiver completa;
  - é administrada por meio de um enema plástico ou de borracha inserido no reto e conectado com uma bolsa ou um frasco de líquido;
  - a velocidade de infusão do líquido pode ser controlada pelo uso de um conjunto infusor EV, se necessário;
  - os líquidos não necessitam ser esterilizados. Uma solução segura e eficaz para a reidratação retal é 1 L de água limpa para beber, a qual é adicionada uma colher de chá de sal.

Administração subcutânea

▸ A administração subcutânea pode ocasionalmente ser usada quando outras vias de administração não forem disponíveis, mas é inadequada para mulheres gravemente hipovolêmicas.

▸ Os líquidos esterilizados são administrados por meio de uma cânula ou agulha inserida no tecido subcutâneo (a parede abdominal é o local preferido).

As soluções que contêm dextrose podem causar a morte do tecido e não devem ser dadas subcutaneamente.

ANTIBIOTICOTERAPIA

A infecção durante a gestação e o período pós-parto pode ser causada por uma combinação de organismos, incluindo os cocos e os bacilos aeróbicos e anaeróbicos. Os antibióticos devem ser iniciados com base na observação da mulher. Se não houver resposta clínica, a cultura da secreção uterina ou vaginal, pus ou urina pode ajudar na escolha de outros antibióticos. Além disso, a cultura sangüínea pode ser realizada se houver suspeita de septicemia (invasão da corrente sangüínea).

A infecção uterina pode acompanhar um aborto ou um parto e é uma importante causa de morte materna. Os antibióticos de amplo espectro são freqüentemente exigidos para tratar tais infecções. No caso de um aborto séptico e de um parto fora da instituição, a profilaxia antitétano também deve ser proporcionada (Quadro S-5, p. S-149).

ADMINISTRAÇÃO DE ANTIBIÓTICOS PROFILÁTICOS

A realização de determinados procedimentos obstétricos (p. ex., cesariana, remoção manual da placenta) aumenta o risco de morbidade infecciosa na mulher. Este risco pode ser reduzido pela:

- observação de práticas de prevenção recomendadas (p. B-39);
- providência de antibióticos profiláticos por ocasião do procedimento.

Os antibióticos profiláticos são dados para ajudar na prevenção da infecção. Se houver suspeita de infecção ou um diagnóstico de infecção na paciente, os antibióticos terapêuticos são mais apropriados.

Dar antibióticos profiláticos 30 minutos antes do início do procedimento, quando possível, para permitir níveis adequados de antibiótico no sangue no momento do procedimento. Uma exceção a isso é a cesariana, para a qual os antibióticos profiláticos devem ser dados quando o cordão é pinçado após o nascimento do bebê. Uma dose de antibióticos profiláticos é suficiente e não é menos eficaz do que três doses ou 24 horas de antibióticos na prevenção da infecção. Se o procedimento durar mais do que 6 horas ou houver uma perda de sangue de 1.500 mL ou mais, dar uma segunda dose de antibióticos profiláticos para manter o nível adequado no sangue durante o procedimento.

ADMINISTRAÇÃO DE ANTIBIÓTICOS TERAPÊUTICOS

- Como sendo a primeira defesa contra infecções sérias, dar uma combinação de antibióticos:

56 Seção 1 **BASES CLÍNICAS**

- ampicilina 2 g, IV, a cada 6 horas;
- MAIS gentamicina 5 mg/kg peso, IV, a cada 24 horas;
- MAIS metronidazol 500 mg, IV, a cada 8 horas.

NOTA: Se a infecção não for grave, pode ser usada a amoxicilina 500 mg, VO, a cada 8 horas em lugar da ampicilina. O metronidazol pode ser dado por VO em lugar de IV.

▶ Se a resposta clínica não for adequada depois de 48 horas, garantir que as dosagens adequadas de antibióticos estejam sendo ministradas, reavaliar minuciosamente a mulher quanto a outras fontes de infecção e considerar a alteração do tratamento, de acordo com a sensibilidade microbiana relatada (ou acrescentando um agente adicional para cobrir os anaeróbicos, se ainda não tiver sido dado).

▶ Se a cultura não estiver disponível, reexaminar pensando em abscesso, especialmente na pelve, e as causas não-infecciosas como a trombose venosa profunda e trombose das veias pélvicas. Considerar a possibilidade de infecção devido a organismos resistentes à combinação de antibióticos acima:

- Se houver suspeita de infecção estafilocóccica, adicionar:
  - cloxacilina* 1 g, IV, a cada 4 horas;
  - ou vancomicina 1 g, IV, a cada 12 horas infundida durante 1 hora.
- Se houver suspeita de infecção clostridial ou de estreptococos hemolíticos do Grupo A, adicionar penicilina 2 milhões de unidades, IV, a cada 4 horas.
- Se nenhuma possibilidade acima for confirmada, adicionar ceftriaxona 2 g, IV, a cada 24 horas.

NOTA: Para evitar flebite, o local de infusão deve ser trocado a cada três dias ou ao primeiro sinal de inflamação.

▶ Se a infecção não ceder, avaliar a sua origem.

Para o tratamento de endomiometrite, a combinação de antibióticos é geralmente continuada até que a mulher esteja sem febre por 48 horas. Quando isto ocorrer, interromper os antibióticos. Não há necessidade de continuar com antibióticos orais, pois isto não se comprovou como um benefício adicional. As mulheres com infecção na corrente sangüínea, no entanto, exigem antibióticos durante ao menos 7 dias.

N. de R.T. Também conhecida como oxacilina sódica.

ANESTESIA E ANALGESIA

O alívio da dor é freqüentemente exigido durante o trabalho de parto e é necessário durante e após os procedimentos operatórios. Os métodos de alívio da dor discutidos a seguir incluem os fármacos analgésicos e os métodos de apoio durante o trabalho de parto, a anestesia local, os princípios gerais para o uso de anestesia e analgesia e a analgesia pós-operatória.

FÁRMACOS ANALGÉSICOS DURANTE O TRABALHO DE PARTO

- A percepção de dor varia com o estado emocional da mulher. O atendimento de apoio durante o trabalho de parto proporciona tranqüilidade e diminui a percepção de dor (p. B-75).
- Se a mulher estiver perturbada pela dor, permitir que ela caminhe ou assuma qualquer posição confortável. Encorajar seu acompanhante a massagear suas costas ou a passar uma esponja em seu rosto entre as contrações. Estimular o uso de técnicas respiratórias e permitir que a mulher tome um banho morno ou de chuveiro, se ela preferir. Para a maioria das mulheres, isto é o suficiente para enfrentar a dor do trabalho de parto. Se necessário, dar:
  - petidina 1 mg/kg de peso (mas não mais do que 100 mg), IM ou IV, lentamente a cada 4 horas, quando necessário, ou dar morfina 0,1 mg/kg peso IM;
  - prometazina 25 mg, IM ou IV, se ocorrer vômito.

> Os barbitúricos e os sedativos não devem ser usados para aliviar a ansiedade no trabalho de parto.

Perigo

Se for dada à mãe petidina ou morfina, o bebê pode apresentar depressão respiratória. A naloxona é o antídoto.

NOTA: Não administrar naloxona aos recém-nascidos cujas mães têm suspeita de abuso recente de drogas narcóticas.

- Se houver sinais de depressão respiratória no recém-nascido, começar a ressuscitação imediatamente:
  - após os sinais vitais terem sido obtidos, dar naloxona 0,1 mg/kg de peso, IV, ao recém-nascido;

58 Seção 1 **BASES CLÍNICAS**

- se o recém-nascido tiver circulação periférica adequada após a ressuscitação bem-sucedida, a naloxona pode ser dada IM. Doses repetidas podem ser exigidas para prevenir a depressão respiratória recorrente.

❯ Se não houver sinal de depressão respiratória no recém-nascido, mas a petidina ou a morfina foi dada nas 4 horas anteriores ao parto, observar o recém-nascido quanto aos sinais de depressão respiratória e tratar como descrito anteriormente se eles ocorrerem.

ANESTESIA LOCAL

A anestesia local (lidocaína com ou sem adrenalina) é usada para infiltrar o tecido e bloquear os nervos sensoriais.

❯ Como a mulher com anestesia local permanece acordada e alerta durante o procedimento, é especialmente importante assegurar:
- aconselhamento para aumentar a cooperação e minimizar seus medos;
- boa comunicação durante o procedimento, assim como tranqüilização física pelo profissional, se necessário;
- tempo e paciência, pois o anestésico local não faz efeito imediatamente.

❯ As seguintes condições são exigidas para o uso seguro de anestesia local:
- todos os membros da equipe operatória devem ter conhecimento e experiência no uso de anestésicos locais;
- os fármacos e o equipamento de emergência (aspirador, oxigênio, equipamento de ressuscitação) devem estar disponíveis, estar em condições de uso, e todos os membros da equipe operatória devem ter treinamento para usá-lo.

PRÉ-MEDICAÇÃO COM PROMETAZINA E DIAZEPAM

A pré-medicação é exigida para os procedimentos que duram mais do que 30 minutos. A dose deve ser ajustada ao peso e às condições da mulher e à condição do feto (quando presente).

Uma combinação popular é petidina e diazepam:

❯ Dar petidina 1 mg/kg de peso (mas não mais do que 100 mg), IM ou IV, lentamente ou dar morfina 0,1 mg/kg de peso IM.

❯ Dar diazepam em incrementos de 1 mg, IV, e esperar ao menos 2 minutos antes de dar outro incremento. Um nível seguro e suficiente de sedação foi atingido quando a pálpebra superior da mulher cai, cobrindo a margem da pupila. Monitorar a freqüência respiratória a cada minuto. Se a freqüência respiratória cair abaixo de 10 movimentos respiratórios por minuto, interromper a administração de todos os fármacos sedativos ou analgésicos.

> Não administrar diazepam com petidina na mesma seringa, pois a mistura forma uma precipitado. Usar seringas diferentes.

Lidocaína

Os preparados de lidocaína são geralmente a 2% ou 1% e exigem diluição antes do uso (Quadro B-1). Para a maioria dos procedimentos obstétricos, o preparado é diluído para 0,5%, o que dá o máximo efeito com a menor toxicidade.

Adrenalina

A adrenalina causa vasoconstrição local. Seu uso com lidocaína tem as seguintes vantagens:

- menor perda de sangue;
- maior efeito anestésico (geralmente 1 a 2 horas);
- menos risco de toxicidade devido à absorção mais lenta na circulação geral.

Se o procedimento exigir uma pequena superfície a ser anestesiada ou exigir menos do que 40 mL de lidocaína, a adrenalina não é necessária. Para superfícies maiores, entretanto, especialmente quando mais de 40 mL são necessários, a adrenalina é exigida para reduzir a velocidade de absorção e, dessa forma, a toxicidade.

A melhor concentração de adrenalina é de 1:200.000 (5 μg/mL). Isto dá o máximo efeito local com o menor risco de toxicidade pela própria adrenalina (Tabela B-3, p. B-60).

NOTA: É crucial a medida cuidadosa e correta da adrenalina usando-se uma seringa como a de BCG ou de insulina. As misturas devem ser preparadas observando-se as práticas rígidas de prevenção à infecção (p. B-39).

Quadro B-1 Preparação da solução de lidocaína a 0,5%

Combinar:
- lidocaína a 2%, uma parte;
- soro fisiológico ou água destilada esterilizada, três partes (não usar solução de glicose, pois ela aumenta o risco de infecção).

Ou
- lidocaína 1%, uma parte;
- soro fisiológico ou água destilada esterilizada, uma parte.

60 Seção 1 **BASES CLÍNICAS**

Tabela B-3 Fórmulas para a preparação de soluções de lidocaína a 0,5% contendo 1:200.000 de adrenalina

Quantidade desejada de anestésico local necessário	Soro fisiológico	Lidocaína a 2%	Adrenalina 1:1.000
20 mL	15 mL	5 mL	0,1 mL
40 mL	30 mL	10 mL	0,2 mL
100 mL	75 mL	25 mL	0,5 mL
200 mL	150 mL	50 mL	1,0 mL

Complicações

Prevenção de complicações

Todos os fármacos anestésicos são potencialmente tóxicos. As principais complicações da anestesia local, no entanto, são extremamente raras (Tabela B-5, p. B-61). A melhor maneira de evitá-las é prevenindo:

- evitar o uso de concentrações de lidocaína acima de 0,5%;
- se for usada mais de 40 mL da solução anestésica, adicionar adrenalina para retardar a dispersão. Os procedimentos que podem exigir mais do que 40 mL de lidocaína a 0,5% são a cesariana ou a reparação de laceração perineal extensa;
- usar a dose efetiva mais baixa;
- observar a dose máxima segura. Para um adulto, ela é 4 mg/kg de peso de lidocaína sem adrenalina e 7 mg/kg de peso de lidocaína com adrenalina. O efeito anestésico deve durar pelo menos 2 horas. As doses podem ser repetidas, se necessário, depois de 2 horas (Tabela B-4);
- injetar lentamente;
- evitar a injeção acidental em um vaso. Existem três maneiras de fazer isso:
  - técnica de movimentação da agulha (preferida para a infiltração no tecido): a agulha está em movimento constante enquanto se

Tabela B-4 Doses máximas seguras de fármacos anestésicos locais

Fármaco	Dose máxima (mg/kg de peso)	Dose máxima para adulto de 60 kg (mg)
Lidocaína	4	240
Lidocaína + adrenalina 1:200.000 (5 µg/mL)	7	420

MANEJO DAS COMPLICAÇÕES NA GESTAÇÃO E NO PARTO **61**

injeta; isto impossibilita que uma quantidade substancial da solução entre em um vaso;

– técnica de retirada do êmbolo (preferida para o bloqueio nervoso – quando quantidades consideráveis são injetadas em um local); o êmbolo da seringa é retirado antes de injetar; se aparecer sangue, a agulha é reposicionada, e tenta-se novamente;

– técnica de retirada da seringa: a agulha é inserida, e o anestésico é injetado à medida que a seringa é retirada.

Para evitar a toxicidade da lidocaína:
‣ usar uma solução diluída;
‣ acrescentar adrenalina (quando for necessário usar mais de 40 mL de lidocaína);
‣ usar a dose efetiva mais baixa;
‣ observar a dose máxima;
‣ evitar injeção IV.

Diagnóstico de alergia e toxicidade à lidocaína
Ver Tabela B-5.

Manejo da alergia à lidocaína
‣ Dar adrenalina 1:1.000, 0,5 mL IM, repetindo a cada 10 minutos, se necessário.
‣ Em situações agudas, dar hidrocortisona 100 mg, IV, a cada hora.
‣ Para prevenir a recorrência, dar difenidramina 50 mg, IM ou IV, lentamente, depois 50 mg, VO, a cada 6 horas.

Tabela B-5 Sintomas e sinais de alergia e toxicidade à lidocaína

Alergia	Toxicidade leve	Toxicidade grave	Toxicidade com risco de vida (muito rara)
‣ Choque	‣ Dormência dos lábios e da língua	‣ Sonolência	‣ Convulsões tônico-clônicas
‣ Vermelhidão da pele		‣ Desorientação	‣ Depressão ou parada respiratória
‣ Erupção da pele/urticária	‣ Gosto metálico na boca	‣ Contratura e estremecimento muscular	
‣ Broncoespasmo	‣ Tontura/vertigem	‣ Fala arrastada	‣ Depressão ou parada cardíaca
‣ Vômito	‣ Zumbido nos ouvidos		
‣ Doença do soro	‣ Dificuldade em focar os olhos		

62 Seção 1 **BASES CLÍNICAS**

- Tratar o broncoespasmo com aminofilina 250 mg em soro fisiológico 10 mL, IV, lentamente.
- O edema da laringe pode exigir traqueostomia imediata.
- Para o choque, iniciar o manejo padrão para choque (p. S-101).
- Sinais graves ou recorrentes podem exigir corticosteróides (p. ex., hidrocortisona, IV, 2 mg/kg de peso a cada 4 horas até a condição melhorar). Nas situações crônicas, dar prednisona 5 mg ou predniso-lona 10 mg, VO, a cada 6 horas até que haja melhora.

Manejo da toxicidade da lidocaína
Os sintomas e os sinais de toxicidade (Tabela B-5, p. B-61) devem alertar o profissional para a interrupção imediata da injeção e o preparo do tratamento dos efeitos colaterais graves e com risco de vida. Se forem observados sintomas e sinais leves de toxicidade, esperar alguns minutos para ver se há o desaparecimento, verificar os sinais vitais, falar com a paciente e depois continuar o procedimento, se possível.

Convulsões
- Virar a mulher para seu lado esquerdo, inserir uma cânula na via aérea e aspirar as secreções.
- Dar oxigênio 6 a 8 L por minuto por meio de máscara ou cânula nasal.
- Dar diazepam 1 a 5 mg, EV, em incrementos de 1 mg. Repetir o procedimento se houver a recorrência das convulsões.

  NOTA: O uso de diazepam para tratar as convulsões pode causar depressão respiratória.

Parada respiratória
- Se a mulher não estiver respirando, auxiliar a ventilação usando um Ambu e máscara ou via tubo endotraqueal. Dar oxigênio 4 a 6 L por minuto.

Parada cardíaca
- Hiperventilar com oxigênio.
- Realizar uma massagem cardíaca.
- Se a mulher ainda não deu à luz, realizar imediatamente uma cesariana (p. P-281) usando anestesia geral.
- Dar adrenalina 1:10.000, 0,5 mL, IV.

Toxicidade da adrenalina
- A toxicidade sistêmica da adrenalina resulta de quantidades excessivas ou de administração IV inadvertida e pode ocasionar:
  – agitação;
  – sudorese;

- hipertensão;
- hemorragia cerebral;
- taquicardia;
- fibrilação ventricular;

▶ A toxicidade local da adrenalina ocorre quando a concentração é excessiva e resulta em isquemia no local da infiltração e má cicatrização.

PRINCÍPIOS GERAIS PARA ANESTESIA E ANALGESIA

▶ As chaves para o manejo da dor e o conforto da mulher são:
- atenção e apoio da equipe antes, durante e após o procedimento (ajuda a reduzir a ansiedade e diminui a dor);
- um profissional trabalhando à vontade com mulheres acordadas e treinado para usar os instrumentos com delicadeza;
- seleção de um tipo e do nível apropriado de medicação para dor.

▶ Recomendações para a realização de procedimentos em mulheres acordadas incluem:
- explicar cada passo do procedimento antes de realizá-lo;
- usar pré-medicação adequada nos casos em que a duração esperada é maior do que 30 minutos;
- dar analgésicos ou sedativos em horário apropriado antes do procedimento (30 minutos antes para IM e 60 minutos antes para a medicação oral) para que o alívio máximo seja proporcionado durante o mesmo;
- usar as soluções diluídas nas quantidades adequadas;
- verificar o nível da anestesia beliscando as áreas com a pinça: se a mulher sentir o beliscão, esperar 2 minutos e tentar novamente;
- esperar alguns segundos após a realização de cada passo ou etapa para que a mulher prepare-se para a próxima;
- movimentar-se lentamente, sem movimentos abruptos ou rápidos;
- manusear o tecido delicadamente e evitar a retração indevida, puxar ou pressionar;
- usar os instrumentos com confiança;
- evitar dizer coisas como "isto não irá doer" o que, de fato, irá doer; ou "estou quase pronto", quando não estiver;
- falar com a mulher durante o procedimento.

▶ A necessidade de analgésicos suplementares ou de medicações sedativas (VO, IM ou IV) depende:
- do estado emocional da mulher;
- do procedimento a ser realizado (Tabela B-6, p. B-64);
- da duração antecipada do procedimento;
- da habilidade do profissional e da assistência da equipe.

64 Seção 1 **BASES CLÍNICAS**

Tabela B-6 Opções de analgesia e anestesia

Procedimento	Opções de analgesia/anestesia
Parto pélvico	▸ Métodos gerais de apoio ao parto (p. B-75) ▸ Bloqueio pudendo (p. P-245)
Cesariana	▸ Anestesia local (p. P-249) ▸ Raquianestesia (p. P-253) ▸ Cetamina (p. P-256) ▸ Anestesia geral
Lacerações cervicais (extensivas)	▸ Petidina e diazepam (p. B-58) ▸ Cetamina (p. P-256)
Colpotomia/culdocentese	▸ Anestesia local (p. B-58)
Craniotomia/craniocentese	▸ Apoio emocional e encorajamento (p. B-29) ▸ Diazepam (p. B-58) ▸ Bloqueio pudendo (p. P-245)
Dilatação e curetagem	▸ Petidina (p. B-58) ▸ Bloqueio paracervical (p. P-243)
Episiotomia	▸ Anestesia local (p. B-58) ▸ Bloqueio pudendo (p. P-245)
Parto com fórceps	▸ Apoio emocional e encorajamento (p. B-29) ▸ Bloqueio pudendo (p. P-245)
Trabalho de parto e parto	▸ Métodos gerais de apoio ao parto (p. B-75) ▸ Petidina e prometazina (p. B-58)
Laparotomia	▸ Anestesia geral ▸ Raquianestesia (p. P-253)
Remoção manual da placenta	▸ Petidina e diazepam (p. B-58) ▸ Cetamina (p. P-256)
Aspiração manual a vácuo	▸ Bloqueio paracervical (p. P-243)
Lacerações perineais (primeiro e segundo graus)	▸ Anestesia local (p. B-58) ▸ Bloqueio pudendo (p. P-245)
Lacerações perineais (terceiro e quarto graus)	▸ Bloqueio pudendo (p. P-245) ▸ Cetamina (p. P-256) ▸ Anestesia local mais petidina e diazepam (p. B-58)
Sinfisiotomia*	▸ Anestesia local (p. B-58)

MANEJO DAS COMPLICAÇÕES NA GESTAÇÃO E NO PARTO **65**

Tabela B-6 Opções de analgesia e anestesia (*continuação*)

Procedimento	Opções de analgesia/anestesia
Inversão uterina (correção)	▶ Petidina e diazepam (p. B-58) ▶ Anestesia geral
Extração a vácuo	▶ Apoio emocional e encorajamento (p. B-29) ▶ Bloqueio pudendo (p. P-245)

* N. de R.T. Procedimento empregado em algumas regiões da África.

ANALGESIA PÓS-OPERATÓRIA

O controle adequado da dor pós-operatória é importante, uma vez que a mulher que estiver com dor grave não se recupera bem.

NOTA: Evitar a sedação excessiva, pois isso limitará a mobilidade, o que é importante durante o período pós-operatório.

▶ O bom regime de controle da dor pós-operatória inclui:

- analgésicos não-narcóticos leves, como o paracetamol 500 mg, VO, quando necessário;
- narcóticos como a petidina 1 mg/kg de peso (mas não mais do que 100 mg) IM ou IV, lentamente, ou morfina 0,1 mg/kg de peso, IM, a cada 4 horas, quando necessário;
- combinações de doses mais baixas de narcóticos com paracetamol.

NOTA: Se a mulher estiver vomitando, os narcóticos podem ser combinados com antieméticos, como a prometazina 25 mg, IM ou IV, a cada 4 horas, quando necessário.

PRINCÍPIOS DO ATENDIMENTO OPERATÓRIO

A mulher é o enfoque primário do médico e da enfermeira durante qualquer procedimento. A enfermeira cirúrgica tem sua atenção enfocada no procedimento e nas necessidades do médico que realiza o procedimento.

PRINCÍPIOS DO ATENDIMENTO PRÉ-OPERATÓRIO

Preparo do cenário operatório
Garantir que:
- o cenário operatório esteja limpo (deve ser limpo após cada procedimento);
- os suprimentos e equipamentos necessários estejam disponíveis, incluindo os fármacos e o cilindro de oxigênio;
- o equipamento de emergência esteja disponível e funcionando bem;
- exista um suprimento adequado de roupas para os membros prováveis da equipe cirúrgica;
- lençóis limpos estejam disponíveis;
- suprimentos esterilizados (luvas, gaze, instrumentos) estejam disponíveis e não tenham ultrapassado a data de validade.

Preparo da mulher para o procedimento cirúrgico
- Explicar o procedimento a ser realizado e sua finalidade para a paciente. Se ela estiver inconsciente, explicar o procedimento para sua família.
- Obter o consentimento informado para o procedimento.
- Auxiliar a mulher e sua família a preparar-se emocional e psicologicamente para o procedimento (p. B-29).
- Revisar a história médica da paciente e verificar qualquer possível alergia.
- Enviar uma amostra de sangue para hemoglobina e hematócrito, e tipagem e prova cruzada. Solicitar sangue para uma possível transfusão. Não atrasar a transfusão, se for necessária.
- Lavar a área em torno do local proposto com água e sabão para a incisão, se necessário.
- Não depilar os pêlos púbicos, pois isso aumenta o risco de infecção da ferida. Os pêlos podem ser aparados, se necessário.

68   Seção 1   **BASES CLÍNICAS**

- Monitorar e registrar os sinais vitais (pressão sangüínea, pulso, freqüência respiratória e temperatura).
- Administrar pré-medicação apropriada para a anestesia usada (p. B-58).
- Dar um antiácido (citrato de sódio 0,3% 30 mL ou trissilicato de magnésio 300 mg) para reduzir o ácido estomacal, no caso de haver aspiração.
- Cateterizar a bexiga, se necessário, e monitorar a diurese.
- Assegurar que todas as informações relevantes sejam passadas aos outros membros da equipe (médico, enfermeira, anestesista, assistente e outros).

PRINCÍPIOS DO ATENDIMENTO INTRA-OPERATÓRIO

Posição
Colocar a mulher na posição apropriada ao procedimento para permitir:
- a exposição ideal do local operatório;
- o livre acesso para o anestesista;
- o livre acesso para a enfermeira verificar os sinais vitais e monitorar os fármacos IV e as infusões;
- a segurança da mulher por meio da prevenção de lesões e da manutenção da circulação;
- a manutenção da dignidade e do pudor da mulher.

NOTA: Se a mulher ainda não deu à luz, inclinar a mesa operatória para a esquerda ou colocar um travesseiro ou lençol dobrado sobre a parte inferior direita de suas costas para diminuir a síndrome da hipotensão supina.

Lavagem cirúrgica das mãos
- Retirar todas as jóias.
- Manter as mãos acima do nível do cotovelo, molhá-las completamente e aplicar o sabão.
- Começar pelas pontas dos dedos, ensaboar e lavar usando movimentos circulares:
  - lavar entre todos os dedos;
  - passar da ponta dos dedos para os cotovelos de uma mão e depois repetir na outra mão.
- Enxaguar cada braço separadamente, primeiro as pontas dos dedos, mantendo as mãos acima do nível dos cotovelos.
- Lavar durante 3 a 5 minutos.
- Usar uma toalha para secar cada uma das mãos. Esfregar da ponta dos dedos até o cotovelo e depois descartar a toalha.

MANEJO DAS COMPLICAÇÕES NA GESTAÇÃO E NO PARTO **69**

▶ Garantir que as mãos já limpas não entrem em contato com objetos (por exemplo, equipamento, camisola protetora) que não são desinfetados em alto nível ou esterilizados. Se as mãos tocarem uma superfície contaminada, repetir a lavagem cirúrgica das mãos.

Preparo do local da incisão

▶ Preparar a pele com um anti-séptico (p. ex., solução iodada, clorexidina).

- Aplicar por três vezes a solução anti-séptica no local da incisão, usando uma pinça desinfetada em alto nível e um chumaço de algodão ou gaze. Se o chumaço for segurado por uma mão enluvada, não contaminar a luva tocando na pele não-preparada.
- Começar pelo local proposto para a incisão e fazer movimentos circulares afastando-se.
- Quando chegar na margem do campo esterilizado, descartar o chumaço.

▶ Nunca voltar ao meio da área preparada com o mesmo chumaço. Manter seus braços e cotovelos altos e a roupa cirúrgica afastada do campo cirúrgico.

▶ Cobrir a paciente imediatamente após a área estar preparada a fim de evitar a contaminação:

- se o campo tiver uma janela, colocá-la diretamente sobre o local da incisão;
- desdobrar o campo afastando-o do local da incisão a fim de evitar contaminação.

Monitoramento

Monitorar a condição da mulher regularmente durante o procedimento.

▶ Monitorar os sinais vitais (pressão sangüínea, pulso, freqüência respiratória), nível de consciência e perda de sangue.

▶ Registrar os achados em uma folha de monitoramento para permitir o rápido reconhecimento se a condição da paciente deteriorar-se.

▶ Manter a hidratação adequada durante a cirurgia.

Manejo da dor

Manter o manejo adequado da dor durante o procedimento (p. B-57). As mulheres que estão confortáveis durante o procedimento têm menos probabilidade de movimentar-se e de provocar lesões nelas mesmas. O manejo da dor pode incluir:

▶ o apoio emocional e encorajamento;

▶ a anestesia local;

▶ a anestesia regional (p. ex., raquianestesia);

▶ a anestesia geral.

Antibióticos
- Dar antibióticos profiláticos antes de iniciar o procedimento. Se a gestante for submetida a uma cesariana, dar antibióticos profiláticos depois do nascimento do bebê (p. B-55).

Fazer a incisão
- Fazer a incisão apenas com o tamanho necessário para o procedimento.
- Realizá-la com grande cuidado (uma camada de cada vez).

Manuseio do tecido
- Manusear o tecido delicadamente.
- Ao usar pinças, fechá-las com apenas um clique, quando possível. Isto minimizará o desconforto e reduzirá a quantidade de tecido morto que permanece para trás no final do procedimento, diminuindo, assim, o risco de infecção.

Hemostasia
- Assegurar a hemostasia durante o procedimento.
- As mulheres com complicações obstétricas freqüentemente apresentam anemia. Portanto, manter a perda sangüínea no mínimo.

Instrumentos e objetos afiados
- Iniciar e terminar o procedimento com a contagem de instrumentos, objetos afiados e compressas:
  - realizar a contagem cada vez que uma cavidade do corpo é fechada (p. ex., o útero);
  - documentar no registro da mulher que a contagem cirúrgica estava correta.
- Usar os instrumentos, especialmente os afiados, com cuidado para reduzir o risco de lesão (p. B-42). Usar as "zonas seguras" quando manusear ou alcançar os instrumentos e os objetos afiados:
  - usar um recipiente para carregar e alcançar os itens afiados e passar as agulhas de sutura nos porta-agulhas;
  - alternativamente, alcançar o instrumento pelo cabo, e não pela parte afiada apontando para quem o recebe.

Drenagem
- Deixar sempre um dreno abdominal no lugar se:
  - o sangramento persistir depois da histerectomia;
  - houver suspeita de um distúrbio circulatório;
  - houver suspeita ou presença de infecção.

MANEJO DAS COMPLICAÇÕES NA GESTAÇÃO E NO PARTO **71**

- Um sistema de drenagem fechado pode ser usado ou um dreno de borracha corrugada pode ser colocado através da parede abdominal ou do fundo-de-saco posterior.
- Remover o dreno uma vez que a infecção tenha desaparecido ou quando não tenha drenado o pus ou o líquido manchado de sangue durante 48 horas.

Sutura

- Selecionar o tipo e o tamanho de sutura para o tecido (Tabela B-7). Os tamanhos são denominados pelo número de "0"s:
  - a sutura mais fina tem o maior número de "0"s (p. ex., a sutura 000 (3-0) é menor do que a 00 (2-0), a sutura rotulada como "1" é maior em diâmetro do que a sutura "0";
  - a sutura mais fina é fraca e pode romper com facilidade; a sutura com grande diâmetro rasgará o tecido.
- Consultar a seção apropriada para o tamanho e o tipo de sutura recomendada para o procedimento.

Curativo

Na conclusão da cirurgia, cobrir a ferida cirúrgica com um curativo esterilizado (p. B-72).

PRINCÍPIOS DO ATENDIMENTO PÓS-OPERATÓRIO

Atendimento inicial

- Colocar a mulher na posição de recuperação:
  - posicioná-la de lado, com a cabeça ligeiramente estendida para garantir uma via aérea liberada;

Tabela B-7 Tipos recomendados de sutura

Tipo de sutura	Tecido	Número recomendado de nós
Categute simples	Tuba uterina	3[a]
Categute cromado	Músculo, fáscia	3[a]
Poliglicólico	Músculo, fáscia, pele	4
Náilon	Pele	6
Seda	Pele, intestino	3[a]

[a] Como estas são suturas naturais, não usar mais do que três nós, porque isso provocará o desgaste da sutura e o enfraquecimento do nó.

72   Seção 1   **BASES CLÍNICAS**

– colocar o braço de cima em frente ao corpo para facilitar o acesso para verificar a pressão sangüínea;
– colocar as pernas flexionadas, com a perna de cima ligeiramente mais flexionada do que a de baixo, a fim de manter o equilíbrio.

◗ Investigar a condição da mulher imediatamente após o procedimento:

– verificar os sinais vitais (pressão sangüínea, pulso, freqüência respiratória) e a temperatura a cada 15 minutos durante a primeira hora, depois a cada 30 minutos durante a hora seguinte;
– investigar o nível de consciência a cada 15 minutos até que a mulher esteja alerta.

NOTA: Garantir que a mulher tenha constante supervisão até ficar consciente.

◗ Assegurar uma via aérea liberada e ventilação adequada.
◗ Transfundir, se necessário (p. B-45).
◗ Se os sinais vitais tornarem-se instáveis ou se o hematócrito continuar a cair apesar da transfusão, voltar rapidamente à sala de cirurgia, porque a causa pode ser sangramento.

Função gastrintestinal

A função gastrintestinal retorna rapidamente ao normal para as pacientes obstétricas. Nos procedimentos menos complicados, a função intestinal deve estar normal depois de 12 horas da realização da cirurgia.

◗ Se o procedimento cirúrgico não foi complicado, dar à paciente uma dieta líquida.
◗ Se houver sinal de infecção, ou se a cesariana foi por trabalho de parto obstruído ou ruptura uterina, esperar até serem ouvidos ruídos intestinais antes de oferecer líquidos.
◗ Quando a mulher estiver expelindo gases, começar a oferecer alimentos sólidos.
◗ Se a paciente estiver recebendo líquidos IV, eles devem continuar até que ela esteja ingerindo bem os líquidos.
◗ Se for antecipado que ela receberá líquidos IV por 48 horas ou mais, infundir uma solução eletrolítica equilibrada (p. ex., cloreto de potássio 1,5 g em 1 L de líquido).
◗ Se a mulher receber líquidos IV por mais de 48 horas, monitorar os eletrólitos a cada 48 horas. A infusão prolongada de líquidos IV pode alterar o equilíbrio eletrolítico.
◗ Garantir que a paciente esteja ingerindo uma dieta normal antes da alta do hospital.

MANEJO DAS COMPLICAÇÕES NA GESTAÇÃO E NO PARTO **73**

Curativo e cuidado com a ferida
O curativo proporciona uma barreira protetora contra a infecção enquanto ocorre o processo de cicatrização conhecido como "reepitelização". Manter o curativo na ferida durante o primeiro dia após a cirurgia para proteger contra a infecção enquanto ocorre a reepitelização. Depois disso, o curativo não é necessário.

▶ Se sangue ou líquido estiver vazando através do curativo inicial:
  – não trocá-lo, apenas reforçar;
  – monitorar a quantidade de sangue/líquido perdido, destacando a mancha de sangue sobre o curativo com uma caneta;
  – se o sangramento aumentar ou a mancha de sangue cobrir a metade do curativo ou mais, remover o curativo e inspecionar a ferida. Substituir por outro curativo esterilizado.

▶ Se o curativo afrouxar, reforçar com mais esparadrapo em lugar de removê-lo. Isto ajuda a manter a esterilização e reduz o risco de infecção da ferida.

▶ Trocar o curativo usando a técnica esterilizada.

▶ A ferida deve ser limpa e seca, sem evidência de infecção ou seroma antes da alta da paciente do hospital.

Analgesia
O controle adequado da dor pós-operatória é importante (p. B-57). A mulher que está com dor grave não se recupera bem.

NOTA: Evitar a sedação excessiva, pois ela limitará a mobilidade, a qual é importante durante o período pós-operatório.

Cuidado com a bexiga
Um cateter urinário pode ser exigido para alguns procedimentos. A remoção precoce do cateter diminui a chance de infecção e encoraja a mulher a caminhar.

▶ Se a urina estiver clara, remover o cateter 8 horas após a cirurgia ou após a primeira noite pós-operatória.

▶ Caso contrário, deixar o cateter no lugar até que ela fique clara.

▶ Esperar 48 horas após a cirurgia antes de remover o cateter se houver:
  – ruptura uterina;
  – trabalho de parto obstruído ou prolongado;
  – edema perineal grande;
  – sepse puerperal com peritonite pélvica.

NOTA: Garantir que a urina esteja clara antes de remover o cateter.

74 Seção 1 **BASES CLÍNICAS**

- Se a bexiga foi lesionada (pela ruptura uterina ou durante a cesariana ou a laparotomia):
  - deixar o cateter no lugar durante 7 dias no mínimo e até que a urina esteja clara;
  - se a mulher atualmente não estiver recebendo antibióticos, dar nitrofurantoína 100 mg, VO, 1x/dia, até o cateter ser removido, para a profilaxia da cistite.

Antibióticos

- Se houver sinal de infecção ou a mulher apresentar febre, continuar os antibióticos até que não haja mais febre durante 48 horas (p. B-55).

Remoção da sutura

O principal apoio das incisões abdominais vêm do fechamento da camada fascial. Remover as suturas da pele 5 dias após a cirurgia.

Febre

- A febre (temperatura de 38°C ou mais) que ocorre pós-operatoriamente deve ser avaliada (p. S-201).
- Assegurar que a mulher não apresente febre durante 24 horas, no mínimo, antes de dar alta do hospital.

Deambulação

A deambulação favorece a circulação, encoraja a respiração profunda e estimula o retorno da função gastrintestinal normal. Estimular os exercícios dos pés e das pernas e mobilizar logo que possível, geralmente em 24 horas.

TRABALHO DE PARTO E PARTO NORMAIS

TRABALHO DE PARTO NORMAL

- ▶ Fazer uma rápida avaliação da condição geral da paciente incluindo os sinais vitais (pulso, pressão sangüínea, respiração, temperatura).
- ▶ Investigar a condição fetal:
  - ouvir a freqüência cardíaca fetal imediatamente após a contração:
    - contar a freqüência cardíaca fetal durante 1 minuto completo, ao menos uma vez a cada 30 minutos, durante a fase ativa e, a cada 5 minutos, durante o segundo estágio;
    - se houver anormalidade na freqüência cardíaca fetal (menos de 100 ou mais de 180 bpm), suspeitar de sofrimento fetal (p. S-189);
  - se as membranas estiverem rompidas, observar a cor do líquido amniótico que drena:
    - a presença de mecônio espesso indica a necessidade de monitoramento próximo e possível intervenção para o manejo do sofrimento fetal (p. S-189);
    - a ausência de líquido drenando após a ruptura de membranas é uma indicação de volume reduzido de líquido amniótico, que pode estar associado com o sofrimento fetal.

ATENDIMENTO DE APOIO DURANTE O TRABALHO DE PARTO E O PARTO

- ▶ Estimular a mulher a ter apoio personalizado de uma pessoa escolhida por ela durante o trabalho de parto e o parto:
  - encorajar o apoio do acompanhante escolhido;
  - providenciar assento para o acompanhante próximo à mulher;
  - estimular o acompanhante a dar apoio adequado para a mulher durante o trabalho de parto e o parto (esfregar as costas, passar uma compressa úmida na testa, auxiliá-la a movimentar-se).
- ▶ Garantir boa comunicação e apoio pela equipe:
  - explicar todos os procedimentos, obter permissão e discutir todos os achados com a paciente;
  - providenciar uma atmosfera de apoio, encorajamento para o parto, respeitando o desejo da gestante;
  - garantir a privacidade e a confidencialidade.

76 Seção 1 **BASES CLÍNICAS**

> Manter a limpeza da mulher e de seu ambiente:
> - Estimulá-la a lavar-se, tomar um banho no início do trabalho de parto.
> - Lavar as áreas da vulva e do períneo antes de cada exame.
> - Assegurar a limpeza das áreas de trabalho de parto e parto.
> - Limpar todos os respingos imediatamente.

> Garantir a mobilidade:
> - Estimular a mulher a movimentar-se livremente.
> - Apoiar a escolha da posição para o parto da mulher (Fig. B-2, p. B-77).

> Estimular a paciente a esvaziar sua bexiga regularmente.

> **NOTA:** Não fazer um enema rotineiramente na mulher em trabalho de parto.

> Encorajar a gestante a comer e beber se desejar. Se ela estiver visivelmente muito enfraquecida ou cansar-se durante o trabalho de parto, garanta que ela seja alimentada. As bebidas líquidas nutritivas são importantes, mesmo no final do trabalho de parto.

> Ensinar as técnicas respiratórias para o trabalho de parto e o parto. Encorajá-la a expirar mais lentamente do que o habitual e relaxar em cada expiração.

> Ajudar a mulher em trabalho de parto que estiver ansiosa, com medo ou com dor:
> - elogiá-la, encorajá-la e tranqüilizá-la;
> - dar-lhe informações sobre o processo e o progresso de seu trabalho de parto;
> - Ouvi-la e ser sensível aos seus sentimentos.

> Se a mulher estiver perturbada pela dor:
> - Sugerir mudanças de posição (Fig.B-2, p. B-77).
> - Estimular a mobilidade.
> - Encorajar o acompanhante a massagear suas costas, segurar sua mão e passar uma compressa em sua face entre as contrações.
> - Estimular as técnicas respiratórias.
> - Encorajar um banho quente.
> - Se necessário, dar petidina 1 mg/kg de peso (mas não mais do que 100 mg), IM ou IV lentamente, ou dar morfina 0,1 mg/kg de peso IM.

DIAGNÓSTICO

O diagnóstico do trabalho de parto inclui:

> diagnóstico e confirmação do trabalho de parto;

> diagnóstico do estágio e da fase do trabalho de parto;

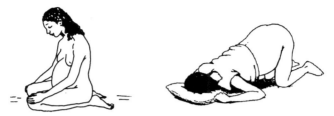

FIGURA B-2 Posições que a mulher pode adotar durante o trabalho de parto.

- investigação do encaixamento e da descida da apresentação;
- identificação da apresentação e da posição.

> Um diagnóstico incorreto do trabalho de parto pode levar à ansiedade e a intervenções desnecessárias.

Diagnóstico e confirmação do trabalho de parto
- Suspeitar ou antecipar o trabalho de parto se a mulher tiver:
  - dor abdominal intermitente depois da vigésima-segunda semana de gestação;
  - dor freqüentemente associada a secreção de muco manchado de sangue (sinal);
  - secreção vaginal aquosa ou uma golfada súbita de água.
- Confirmar o início do trabalho de parto se houver:
  - apagamento cervical – encurtamento progressivo e afinamento da cérvice durante o trabalho de parto; e
  - dilatação cervical – aumento no diâmetro do orifício cervical medido em centímetros (Fig. B-3 A a E).

Diagnóstico do estágio e da fase do trabalho de parto
Ver Diagnóstico do estágio e da fase do trabalho de parto (Tabela B-8).

Descida

Palpação abdominal
- Por meio da palpação abdominal, investigar a descida em termos de quintos da cabeça fetal palpável acima da sínfise pubiana (Fig. B-4 A a D):

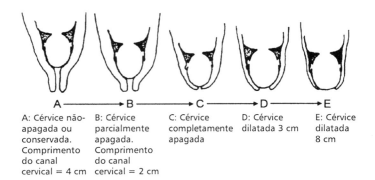

A: Cérvice não-apagada ou conservada. Comprimento do canal cervical = 4 cm

B: Cérvice parcialmente apagada. Comprimento do canal cervical = 2 cm

C: Cérvice completamente apagada

D: Cérvice dilatada 3 cm

E: Cérvice dilatada 8 cm

FIGURA B-3 Apagamento e dilatação da cérvice.

- a cabeça que está inteiramente acima da sínfise pubiana é cinco quintos (5/5) palpável (Fig. B-4 A a B);
- a cabeça que está inteiramente abaixo da sínfise pubiana é zero quintos (0/5) palpável.

Tabela B-8 Diagnóstico do estágio e da fase do trabalho de parto[a]

Sintomas e sinais	Estágio	Fase
● Cérvice não-dilatada	Falso trabalho de parto / Não está em trabalho de parto	
● Cérvice dilatada menos de 4 cm	Primeiro	Latente
● Cérvice dilatada de 4 a 9 cm ● Velocidade da dilatação tipicamente 1 cm por hora ou mais ● Começo da descida fetal	Primeiro	Ativa
● Cérvice totalmente dilatada (10 cm) ● Continua a descida fetal ● Não-urgência de empurrar	Segundo	Inicial (não-expulsiva)
● Cérvice totalmente dilatada (10 cm) (expulsiva)	Segundo	Final

[a] O terceiro estágio do trabalho de parto começa com o parto do bebê e termina com a expulsão da placenta.

MANEJO DAS COMPLICAÇÕES NA GESTAÇÃO E NO PARTO **79**

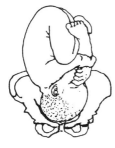
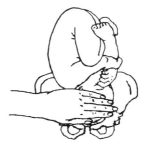

A. Cabeça está móvel acima da sínfise pubiana = 5/5

B. Cabeça comporta a largura total de cinco dedos acima da sínfise pubiana

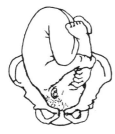
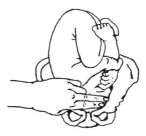

C. Cabeça está 2/5 acima da sínfise pubiana

D. Cabeça comporta dois dedos acima da sínfise pubiana

FIGURA B-4 Palpação abdominal para a descida da cabeça fetal.

Exame vaginal

- Se necessário, um exame vaginal pode ser usado para investigar a descida relacionando o nível da parte da apresentação fetal com as espinhas ciáticas da pelve materna (Fig. B-5, p. B-80).

NOTA: Quando houver um grau significativo de *caput* ou moldagem, a investigação por meio da palpação abdominal usando os quintos de cabeça palpável é mais útil do que a por exame vaginal.

Apresentação e posição

Determinar a parte da apresentação

- A parte da apresentação mais comum é o vértice da cabeça fetal. Se o vértice não for a parte da apresentação, manejar como má apresentação (Tabela S-12, p. S-169).

80 Seção 1 **BASES CLÍNICAS**

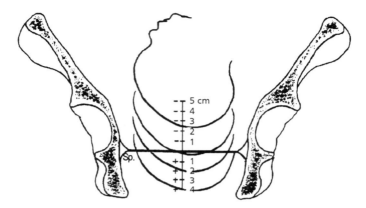

FIGURA B-5 Investigação da descida da cabeça fetal por meio de exame vaginal; o plano 0 está no nível da espinha ciática.

- Se o vértice for a parte da apresentação, usar os pontos de referência sobre o crânio do feto para determinar a posição da cabeça fetal em relação à pelve materna (Fig. B-6).

Determinar a posição da cabeça fetal
- A cabeça fetal normalmente encaixa-se na pelve materna na posição occipital transversa, com o occipital fetal transverso na pelve materna (Fig. B-7).
- Com a descida, a cabeça fetal rota de forma que o occipital fetal fica anterior na pelve materna (posição occipital anterior, Fig. B-8). A

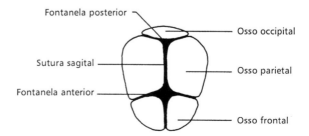

FIGURA B-6 Pontos de referência do crânio fetal.

MANEJO DAS COMPLICAÇÕES NA GESTAÇÃO E NO PARTO **81**

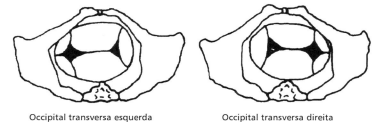

Occipital transversa esquerda   Occipital transversa direita

FIGURA B-7 Posições occipitais transversas.

falha em rotar da posição occipital transversa para a posição occipital anterior deve ser manejada como uma posição occipital posterior (p. S-171).

> Uma característica adicional da apresentação normal é um vértice bem-flexionado (Fig. B-9) com o occipital mais baixo na vagina do que a fronte.

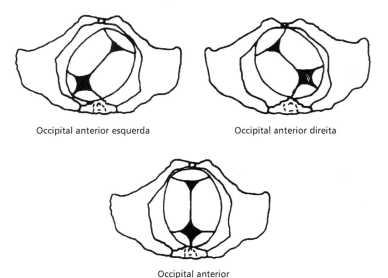

Occipital anterior esquerda   Occipital anterior direita

Occipital anterior

FIGURA B-8 Posições occipitais anteriores.

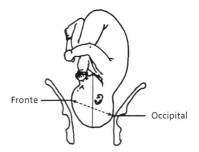

FIGURA B-9 Vértice bem-flexionado.

INVESTIGAÇÃO DO PROGRESSO DO TRABALHO DE PARTO

Uma vez diagnosticado, o progresso do trabalho de parto é investigado pela:
- medida das mudanças no apagamento e na dilatação cervical (Fig. B-3 A a E, p. B-78) durante a fase latente;
- medida da velocidade da dilatação cervical e da descida fetal (Fig. B-4, p. B-79 e Fig. B-5, p. B-80) durante a fase ativa;
- investigação da descida fetal posterior durante o segundo estágio.

O progresso do primeiro estágio do trabalho de parto deve ser estabelecido no partograma uma vez que a mulher entra na fase ativa. Um modelo de gráfico é mostrado na Fig. B-10, p. 67. Alternativamente, deve-se estabelecer um simples gráfico da dilatação cervical (centímetros), no eixo vertical, opondo-se ao tempo (horas), no eixo horizontal.

Exames vaginais

Os exames vaginais devem ser realizados ao menos uma vez a cada 4 horas durante o primeiro estágio do trabalho de parto e após a ruptura de membranas. Estabelecer os achados no partograma.
- Em cada exame vaginal, registrar o seguinte:
  - cor do líquido amniótico;
  - dilatação cervical;
  - descida (também pode ser investigada abdominalmente).
- Se a cérvice não estiver dilatada no primeiro exame, pode não ser possível diagnosticar o trabalho de parto.
  - Se as contrações persistirem, reexaminar a mulher depois de 4 horas quanto às mudanças cervicais. Nesse estágio, se houver apagamento

e dilatação, a mulher está em trabalho de parto; se não houver modificação, o diagnóstico é falso trabalho de parto.

▶ No segundo estágio do trabalho de parto, realizar um exame vaginal de hora em hora.

USO DO PARTOGRAMA

O partograma da OMS foi modificado para torná-lo mais simples e de fácil uso. A fase latente foi removida e o preenchimento no gráfico começa na fase ativa, quando a cérvice está com 4 cm de dilatação. Um modelo de gráfico está incluído (Fig. B-10, p. B-85). Observar que o gráfico deve ser aumentado antes de ser usado. Registrar o seguinte no partograma:

Informação da paciente: Preencher o nome, gesta, para, número do hospital, data e hora da admissão e hora da ruptura de membranas.

Freqüência cardíaca fetal: Registrar a cada meia hora.

Líquido amniótico: Registrar a cor do líquido amniótico em cada exame vaginal:

▶ I: membranas íntegras;
▶ C: membranas rompidas, líquido claro;
▶ M: líquido com mecônio;
▶ S: líquido com sangue.

Moldagem:
▶ 1. suturas apostas;
▶ 2. suturas sobrepostas, mas redutíveis;
▶ 3. suturas sobrepostas e não-redutíveis.

Dilatação cervical: Investigada a cada exame vaginal e marcada com um X. Começar a estabelecer no gráfico a partir dos 4 cm.

Linha de alerta: A linha inicia aos 4 cm de dilatação cervical e vai ao ponto esperado de dilatação completa na velocidade de 1 cm por hora.

Linha de ação: posicionada paralelamente e quatro horas para a direita da linha de alerta.

Descida investigada pela palpação abdominal: Refere-se à parte da cabeça (dividida em 5 partes C) palpável acima da sínfise pubiana; registrada como um círculo (O) em cada exame vaginal. Aos 0/5, a fronte (F) está no nível da sínfise pubiana.

Horas: Refere-se ao tempo transcorrido desde o início da fase ativa do trabalho de parto (observado ou extrapolado).

Tempo: Registro da hora verdadeira.

84 Seção 1 **BASES CLÍNICAS**

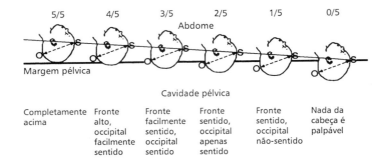

Contrações: Registrar a cada meia hora; palpar o número de contrações em 10 minutos e sua duração em segundos.

- Menos do que 20 segundos: ▦
- Entre 20 e 40 segundos: ▨
- Mais do que 40 segundos: ■

Ocitocina: Registrar a quantidade de ocitocina por volume de líquido IV em gotas por minuto, a cada 30 minutos, quando usada.

Fármacos dados: Registrar qualquer fármaco adicional dado.

Pulso: Registrar a cada 30 minutos e marcar com um ponto (●).

Pressão sangüínea: Registrar a cada 4 horas e marcar com setas.

Temperatura: Registrar a cada 2 horas.

Proteína, corpos cetônicos e volume: Registrar a cada vez que a urina for eliminada.

A Figura B-11, p. B-86 é um modelo de gráfico de parto para o trabalho de parto normal:

- Uma primigrávida foi admitida na fase latente do trabalho de parto às 5 horas:
  - cabeça fetal 4/5 palpável;
  - 2 cm de dilatação cervical;
  - 3 contrações em 10 minutos, cada uma durando 20 segundos;
  - condição materna e fetal normal.

NOTA: Esta informação não é marcada no gráfico do parto.

MANEJO DAS COMPLICAÇÕES NA GESTAÇÃO E NO PARTO **85**

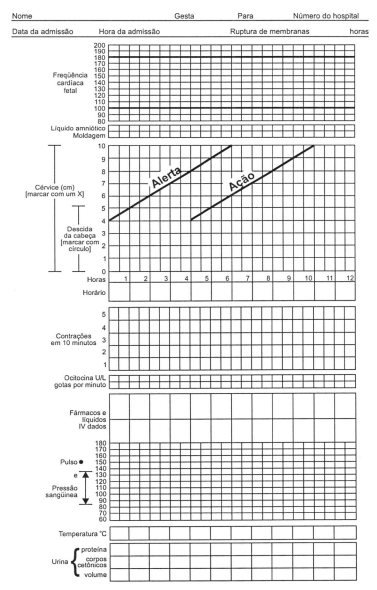

FIGURA B-10 Partograma modificado da OMS.

86 Seção 1 BASES CLÍNICAS

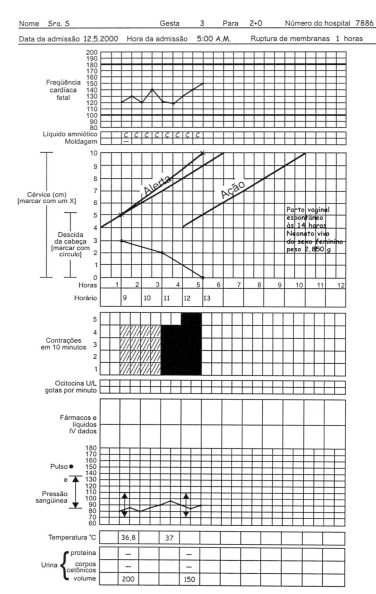

FIGURA B-11 Modelo de partograma para o trabalho de parto normal.

MANEJO DAS COMPLICAÇÕES NA GESTAÇÃO E NO PARTO **87**

❯ Às 9 horas:
- a cabeça fetal 3/5 palpável;
- dilatação cervical de 5 cm.

NOTA: A mulher está na fase ativa do trabalho de parto, e tal informação é marcada no gráfico. A dilatação cervical é marcada na linha de alerta.

- 4 contrações em 10 minutos, cada uma durando 40 segundos;
- a dilatação cervical evoluiu na velocidade de 1 cm por hora.

❯ Às 14 horas:
- a cabeça fetal está 0/5 palpável;
- a cérvice está completamente dilatada;
- 5 contrações em 10 minutos, cada uma durando 40 segundos;
- parto vaginal espontâneo ocorrido.

Progresso do primeiro estágio do trabalho de parto

❯ Os achados sugestivos de progresso satisfatório no primeiro estágio do trabalho de parto são:

- contrações regulares, nas quais a freqüência e a duração aumentam progressivamente;
- velocidade da dilatação cervical ao menos 1 cm por hora durante a fase ativa do trabalho de parto (dilatação cervical na linha de alerta ou à esquerda);
- cérvice moldada à apresentação.

❯ Os achados sugestivos de progresso insatisfatório no primeiro estágio do trabalho de parto são:

- contrações irregulares e sem freqüência regular após a fase latente;
- OU velocidade da dilatação cervical mais lenta do que 1 cm por hora durante a fase ativa do trabalho de parto (dilatação cervical à direita da linha de alerta);
- OU cérvice não-moldada à apresentação.

O progresso insatisfatório do trabalho de parto pode levar ao trabalho de parto prolongado (Tabela S-10, p. S-156).

Progresso do segundo estágio do trabalho de parto

❯ Os achados sugestivos de progresso satisfatório no segundo estágio do trabalho de parto são:

- descida constante do feto através do canal fetal;
- início da fase expulsiva (empurrar).

❯ Os achados sugestivos de progresso insatisfatório no segundo estágio do trabalho de parto são:

88 Seção 1 **BASES CLÍNICAS**

– falta de descida da apresentação através do canal de parto;
– falha em expulsar durante a fase tardia (expulsiva).

Progresso da condição fetal

‣ Se houver anormalidade na freqüência cardíaca fetal (menos de 100 ou mais de 180 bpm), suspeitar de sofrimento fetal (p. S-189).

‣ As posições ou apresentações no trabalho de parto que não a occipital anterior com o vértice bem-flexionado são consideradas má posição ou má apresentação (p. S-165).

‣ Se houver suspeita de progresso insatisfatório do trabalho de parto ou de trabalho de parto prolongado, manejar a causa do progresso lento (p. S-156).

Progresso da condição materna

Avaliar a mulher quanto a sinais de perturbação:

‣ Se o pulso da mulher estiver aumentando, ela pode estar ou desidratada ou com dor. Garantir a hidratação adequada por VO ou por IV e proporcionar a analgesia adequada (p. B-57).

‣ Se a pressão sangüínea da mulher diminuir, suspeitar de hemorragia (p.S-17).

‣ Se houver a presença de corpos cetônicos na urina da mulher, suspeitar de má nutrição e dar dextrose IV.

PARTO NORMAL

> Os métodos gerais de atendimento de apoio durante o trabalho de parto são muito úteis para auxiliar a mulher a tolerar as dores do trabalho de parto.

‣ Uma vez que a cérvice esteja totalmente dilatada e a gestante na fase expulsiva do segundo estágio, pedir que a mulher assuma a posição preferida (Fig. B-12) e estimulá-la a empurrar.

NOTA: A episiotomia não é mais recomendada como procedimento de rotina. Não há evidência de que a episiotomia de rotina diminua o dano ao períneo, o futuro prolapso vaginal ou a incontinência urinária. Na realidade, a episiotomia de rotina está associada ao aumento de lacerações de terceiro e quarto graus e subseqüente disfunção do músculo do esfíncter anal.

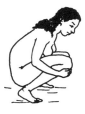 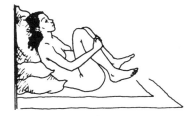

FIGURA B-12 Posições que a parturiente pode adotar durante o parto.

A episiotomia (p. P-309) deve ser considerada apenas no caso de:
- parto vaginal complicado (pélvico, distocia de ombro, fórceps, vácuo)
- fibrose cicatricial por mutilação vaginal da mulher ou por lacerações de terceiro ou quarto graus malcicatrizadas;
- sofrimento fetal.

Nascimento da cabeça

- Pedir que a mulher respire curto e rápido ou dê apenas pequenos empurrões com as contrações à medida que a cabeça é liberada.
- Para controlar o nascimento da cabeça, colocar os dedos de uma mão contra a cabeça do bebê para mantê-la flexionada (inclinada).
- Continuar a apoiar delicadamente o períneo à medida que nasce a cabeça do bebê.
- Uma vez que a cabeça seja liberada, pedir para a mulher não empurrar.
- Aspirar a boca e o nariz do bebê.
- Verificar a presença do cordão umbilical em torno do pescoço do bebê:
  - se o cordão estiver em torno do pescoço, pinçar duplamente e cortá-lo antes de desenroscá-lo do pescoço.

Término do parto

- Permitir que a cabeça do bebê vire espontaneamente.
- Após a virada da cabeça, colocar uma mão de cada lado. Dizer para a mulher que empurre delicadamente com a próxima contração.
- Reduzir as lacerações liberando um ombro de cada vez. Movimentar a cabeça do bebê posteriormente para liberar o ombro anterior.

NOTA: Se houver dificuldade na liberação dos ombros, suspeitar de distocia de ombros (p. S-179).

90   Seção 1   **BASES CLÍNICAS**

- Levantar a cabeça do bebê anteriormente para liberar o ombro posterior.
- Apoiar o resto do corpo do bebê com uma mão à medida que desliza para fora.
- Colocar o bebê sobre o abdome da mãe. Secá-lo minuciosamente, limpar seus olhos e observar a respiração:

NOTA: A maioria dos bebês começa a chorar ou a respirar espontaneamente 30 segundos após o nascimento.

- – Se o bebê estiver chorando ou respirando (o tórax elevando-se ao menos 30 vezes por minuto) deixá-lo com a mãe.
- – Caso ele não comece a respirar em 30 segundos, peça ajuda e dê os passos necessários para a ressuscitação (p. S-232).

Antecipar a necessidade de ressuscitação e planejar a obtenção de assistência para todos os bebês, especialmente se a mãe tiver história de eclâmpsia, sangramento, trabalho de parto prolongado ou obstruído, parto prematuro ou infecção.

- Pinçar e cortar o cordão umbilical.
- Garantir que o bebê seja mantido aquecido e em contato pele-a-pele com o peito da mãe. Enrolá-lo em um tecido macio e seco, cobri-lo com uma coberta e assegurar que a sua cabeça esteja protegida, para prevenir a perda de calor.
- Se a mãe não estiver bem, solicitar que um assistente cuide do bebê.
- Palpar o abdome a fim de descartar a presença de outro bebê e prosseguir com o manejo ativo do terceiro estágio.

Manejo ativo do terceiro estágio

O manejo ativo do terceiro estágio (expulsão ativa da placenta) ajuda a prevenir a hemorragia pós-parto. Tal manejo inclui:

- ocitocina imediata;
- tração controlada do cordão; e
- massagem uterina.

Ocitocina

- Depois de 1 minuto do nascimento do bebê, palpar o abdome para descartar a presença de mais um bebê e dar 10 unidades de ocitocina IM.
- A ocitocina é preferida porque é efetiva 2 a 3 minutos após a injeção, tem efeitos colaterais mínimos e pode ser usada em todas as mulheres. Se a ocitocina não estiver disponível, dar ergometrina 0,2 mg, IM, ou

MANEJO DAS COMPLICAÇÕES NA GESTAÇÃO E NO PARTO **91**

prostaglandinas. Assegurar a não-existência de outros bebês antes de ministrar tais medicamentos.

> Não dar ergometrina para as mulheres com pré-eclâmpsia, eclâmpsia ou pressão sangüínea alta, pois ela aumenta o risco de convulsões e de acidente vascular cerebral.

Tração controlada do cordão

- Pinçar o cordão próximo ao períneo usando pinças protegidas. Segurar o cordão pinçado e a pinça com uma mão.
- Colocar a outra mão imediatamente acima do osso púbico da mulher e estabilizar o útero aplicando uma tração contrária durante a tração controlada do cordão. Isto ajuda a prevenir a inversão uterina.
- Manter uma ligeira tensão sobre o cordão e esperar uma contração uterina forte (2 a 3 minutos).
- Quando o útero tornar-se arredondado ou o cordão alongar-se, puxar muito delicadamente o cordão para liberar a placenta. Não esperar a golfada de sangue antes de aplicar a tração sobre o cordão. Continuar a aplicar a tração contrária ao útero com a outra mão.
- Se a placenta não descer durante 30 a 40 segundos de tração controlada do cordão (ou seja, não houver sinal de separação da placenta), não continuar a puxar o cordão:
  - segurar o cordão delicadamente e esperar até que o útero esteja novamente bem-contraído. Se necessário, usar uma pinça protegida para pinçar o cordão mais próximo do períneo à medida que ele desce;
  - com a próxima contração, repetir a tração controlada sobre o cordão com a tração contrária.

> Nunca aplicar tração (puxar) ao cordão sem aplicar a tração contrária acima do osso púbico com a outra mão.

- À medida que a placenta é liberada, as membranas finas podem se romper. Segurar a placenta com as duas mãos e virá-la delicadamente até torcer as membranas.
- Puxar lentamente para completar a expulsão.
- Se as membranas rasgarem, examinar delicadamente a parte superior da vagina e a cérvice usando luvas desinfetadas de alto nível e usar uma pinça protegida para remover qualquer pedaço de membrana presente.

92 Seção 1 **BASES CLÍNICAS**

- Olhar a placenta cuidadosamente para garantir que nada está faltando. Se uma porção da superfície materna estiver faltando ou se houver membranas rasgadas com vasos, suspeitar de fragmentos placentários retidos (p. S-132).
- Se ocorrer a inversão uterina, reposicionar o útero (p. P-327).
- Se o cordão soltar-se ao ser puxado, a remoção manual da placenta pode ser necessária (p. P-313).

Massagem uterina
- Massagear imediatamente o fundo do útero por meio do abdome da mulher até que ele esteja contraído.
- Repetir a massagem uterina a cada 15 minutos, durante as primeiras duas horas.
- Garantir que o útero não se torne relaxado (macio) após a parada da massagem uterina.

Exame das lacerações
- Examinar a mulher cuidadosamente e reparar qualquer laceração à cérvice (p. P-317) ou à vagina (p. P-319) ou reparar a episiotomia (p. P-311).

ATENDIMENTO INICIAL DO RECÉM-NASCIDO
- Verificar a respiração e a cor do bebê a cada 5 minutos.
- Se o bebê tornar-se cianótico (azulado) ou estiver com dificuldade respiratória (menos de 30 ou mais de 60 respirações por minuto) dar oxigênio por cateter nasal ou outra peça intermediária (p. S-237).
- Verificar o aquecimento sentindo a temperatura dos pés do bebê a cada 15 minutos:
    - se os pés estiverem frios, verificar a temperatura axilar;
    - se a temperatura estiver abaixo de 36,5°C, reaquecê-lo (p. S-238).
- Verificar o cordão quanto ao sangramento a cada 15 minutos. Se o cordão estiver sangrando, reamarrá-lo mais apertado.
- Aplicar as gotas antimicrobianas (solução de nitrato de prata a 1% ou solução de iodo povidona a 2,5%) ou pomada (pomada de tetraciclina a 1%) aos olhos do bebê.

NOTA: A solução de iodo povidona não deve ser confundida com tintura de iodo, que poderá causar cegueira se usada.

MANEJO DAS COMPLICAÇÕES NA GESTAÇÃO E NO PARTO **93**

- Limpar todo o mecônio ou sangue da pele.
- Estimular a amamentação quando o bebê parecer pronto (começa a procurar onde sugar). Não forçá-lo ao seio.

> Evitar separar a mãe do bebê sempre que possível. Nunca deixar a mãe e o bebê sem acompanhamento.

PRINCÍPIOS DO ATENDIMENTO AO RECÉM-NASCIDO

Quando nasce um bebê de uma mãe em tratamento por complicações, o manejo do recém-nascido dependerá de:

- o bebê ter uma condição ou um problema exigindo tratamento rápido;
- a condição da mãe permitir que ela cuide completa, parcialmente ou que ela não possa cuidar do recém-nascido.

RECÉM-NASCIDOS COM PROBLEMAS

- Se o recém-nascido tem um problema agudo que exige tratamento na primeira hora posterior ao nascimento, os profissionais de saúde do setor de trabalho de parto terão de fazê-lo (p. S-231). Os problemas ou as condições do recém-nascido que exigem intervenção urgente incluem:
  - não respirar;
  - respirar com dificuldade;
  - cianose central (pele azulada);
  - peso baixo ao nascer (menos de 2.500 g);
  - letargia;
  - hipotermia/resfriamento (temperatura axilar menor que 36,5ºC);
  - convulsões.
- As seguintes condições exigem tratamento precoce:
  - possível infecção bacteriana em um bebê aparentemente normal, cuja mãe teve ruptura de membranas anterior ao trabalho de parto ou ruptura por tempo prolongado;
  - possível sífilis (mãe tem teste sorológico positivo ou está sintomática).
- Se o recém-nascido tem uma malformação ou outro problema que não exige atendimento urgente (setor de trabalho de parto):
  - providenciar o atendimento inicial de rotina do recém-nascido (p. B-93);
  - transferir o bebê ao serviço apropriado para cuidar dos demais enfermos tão rápido quanto possível (p. B-96).

RECÉM-NASCIDOS SEM PROBLEMAS

- Se o recém-nascido não tiver problemas aparentes, providenciar o atendimento inicial de rotina, incluindo o contato pele-a-pele com a mãe e a amamentação precoce (p. B-93).

96 Seção 1 **BASES CLÍNICAS**

- Se a condição da mãe permitir, manter o bebê permanentemente em contato pele-a-pele.
- Se a condição da mãe não permitir que ela mantenha o contato pele-a-pele após o parto (p. ex., a cesariana):
  - enrolar o bebê em um tecido macio, seco, cobrir com uma coberta e assegurar que a cabeça esteja protegida para prevenir a perda de calor;
  - observá-lo freqüentemente.
- Se a condição da mãe exigir uma separação prolongada do bebê, transferi-lo para o serviço apropriado para cuidados do recém-nascido (ver a seguir).

TRANSFERÊNCIA DOS BEBÊS

- Explicar o problema do bebê à mãe (p. B-27).
- Mantê-lo aquecido. Enrolá-lo em um tecido macio e seco, cobri-lo com uma coberta e assegurar que a cabeça esteja protegida a fim de prevenir a perda de calor.
- Transferir o bebê nos braços de um profissional de saúde, se possível. Caso exija tratamento especial com oxigênio, transferi-lo na incubadora ou no berço térmico.
- Iniciar a amamentação logo que o bebê estiver pronto para sugar ou assim que a condição da mãe permitir.
- Se a amamentação tiver de ser atrasada devido a problemas maternos ou do recém-nascido, ensinar a mãe a retirar o leite logo que possível e garantir que ele seja dado ao recém-nascido.
- Assegurar que o serviço que atende o recém-nascido receba o registro do trabalho de parto e do parto e de qualquer tratamento dado ao recém-nascido.

VÍNCULOS DOS RESPONSÁVEIS E DA COMUNIDADE

CRIAÇÃO DE UM AMBIENTE DE ATENDIMENTO DE SAÚDE MELHORADO

O hospital regional deve lutar para criar um ambiente de boas-vindas às mulheres, às comunidades e aos responsáveis das unidades de saúde periféricas. Ele deve apoiar os esforços valiosos dos outros responsáveis e trabalhar com eles para a correção das deficiências existentes.

Ao lidar com outros responsáveis, os médicos e as enfermeiras no hospital regional devem:

- encorajar e agradecer pelo encaminhamento de pacientes, especialmente na presença da mulher e de sua família;
- oferecer orientação clínica e sugestões corretivas de maneira privada, de forma a manter a credibilidade do responsável na comunidade;
- envolver o responsável (em extensão apropriada) no atendimento continuado da mulher.

Ao lidar com a comunidade, os médicos e as enfermeiras no hospital regional devem:

- convidar os membros da comunidade para fazerem parte do hospital regional ou do comitê de desenvolvimento de saúde;
- identificar as pessoas-chave na comunidade e convidá-las para virem ao estabelecimento aprender seu papel e sua função, assim como suas restrições e limitações;
- criar oportunidades para que a comunidade veja o hospital regional como uma instituição de saúde (p. ex., por meio das campanhas de vacinação e dos programas de triagem).

PREENCHIMENTO DAS NECESSIDADES DAS MULHERES

Para favorecer seu apelo às mulheres e à comunidade, o hospital regional deve examinar suas próprias práticas de fornecimento de serviços. A instituição deve preocupar-se em criar um ambiente culturalmente sensível e confortável que:

- respeite o pudor e a privacidade da mulher;
- dê boas-vindas aos membros da família;
- proporcione um lugar confortável para a mulher e/ou o seu recém-nascido (p. ex., leito de parto mais baixo, quarto aquecido e limpo).

98 Seção 1 **BASES CLÍNICAS**

Com a realização de um planejamento cuidadoso, a instituição pode criar este ambiente sem interferir em sua capacidade para responder às complicações ou às emergências.

MELHORIA DOS PADRÕES DE ENCAMINHAMENTO

Cada mulher que é encaminhada ao hospital regional deve receber um documento de encaminhamento contendo as seguintes informações:

- informação geral sobre a paciente (nome, idade, endereço);
- história obstétrica (paridade, idade gestacional, complicações no período pré-natal);
- complicações obstétricas passadas relevantes (cesariana prévia, hemorragia pós-parto);
- problema específico pelo qual foi encaminhada;
- tratamentos aplicados até então e resultados desses tratamentos.

O documento deve incluir também o resultado do encaminhamento. Tal documento deve ser mandado de volta à instituição que o encaminhou com a mulher ou a pessoa que a trouxe. Tanto o hospital regional quanto a instituição devem manter um registro de todos os encaminhamentos como um mecanismo de garantia de qualidade:

- as instituições que encaminham podem investigar o sucesso e a propriedade de seus encaminhamentos;
- o hospital regional pode revisar os registros quanto aos padrões que indicam que um responsável ou uma instituição necessita de apoio ou treinamento técnico profissional adicional.

PROVIDÊNCIA DE TREINAMENTO E DE SUPERVISÃO DE APOIO

Os hospitais regionais devem oferecer um treinamento clínico de alta qualidade e participativo para os responsáveis periféricos. O treinamento participativo é concentrado nas habilidades e é mais eficaz do que o baseado na sala de aula, porque:

- melhora o relacionamento entre os responsáveis e os profissionais auxiliares no hospital distrital e de múltiplas finalidades das unidades periféricas;
- aumenta a familiaridade dos responsáveis periféricos com o atendimento clínico proporcionado no hospital regional;
- promove a formação de equipe e facilita a supervisão dos profissionais de saúde quando retornam a sua comunidade para implementar as habilidades aprendidas.

SEÇÃO 2

SINTOMAS

CHOQUE

O choque é caracterizado pela falência do sistema circulatório em manter a perfusão adequada dos órgãos vitais. O choque é uma condição com risco de morte que exige tratamento imediato e intensivo.

Suspeitar ou antecipar o choque se ao menos um dos seguintes sintomas estiver presente:

- sangramento no início da gestação (p. ex., aborto, gestação ectópica ou molar);
- sangramento no final da gestação ou no trabalho de parto (p. ex., placenta prévia, descolamento prematuro da placenta, ruptura uterina);
- sangramento após o parto (p. ex., ruptura uterina, atonia uterina, lacerações do trato genital, retenção placentária ou restos placentários);
- infecção (p. ex., aborto séptico, infecção ovular, endomiometrite, pielonefrite);
- trauma (p. ex., lesão ao útero ou ao intestino durante o aborto, ruptura uterina, lacerações do trato genital).

SINAIS E SINTOMAS

Diagnosticar o choque se os seguintes sinais e sintomas estiverem presentes:

- pulso rápido e fraco (110 bpm ou mais);
- pressão sangüínea baixa (sistólica menor que 90 mmHg).

Outros sinais e sintomas de choque incluem:

- palidez (especialmente do interior da pálpebra, palmas das mãos ou em torno da boca);
- sudorese ou pele fria, pegajosa;
- respiração rápida (freqüência de 30 movimentos respiratórios por minuto ou mais);
- ansiedade, confusão ou inconsciência;
- eliminação urinária escassa ou oligúria (menor que 30 mL por hora).

MANEJO

Manejo imediato
- Pedir ajuda. Mobilizar urgentemente todo o pessoal disponível.
- Monitorar os sinais vitais (pulso, pressão sangüínea, respiração e temperatura).

102 Seção 2 **SINTOMAS**

- Virar a paciente de lado para minimizar o risco de aspiração se ela vomitar e para garantir que as vias aéreas estejam desobstruídas.
- Manter a mulher aquecida, mas não superaquecê-la, pois isso aumentará a circulação periférica e reduzirá o suprimento de sangue nos centros vitais.
- Elevar as pernas para aumentar o retorno do sangue para o coração (se possível, levantar a cama na extremidade dos pés).

Manejo específico

- Iniciar uma infusão IV (duas, se possível) usando um cateter venoso ou uma agulha de grosso calibre (calibre 16 ou a maior disponível). Coletar sangue para estimar a hemoglobina, prova cruzada a seguir e coagulação à cabeceira (ver a seguir) imediatamente antes da infusão de líquidos:
  - Infundir rapidamente os líquidos IV (soro fisiológico ou Ringer lactato) inicialmente na velocidade de 1 L em 15 a 20 minutos.

NOTA: Evitar o uso dos substitutos do plasma (p. ex., dextram). Não há evidência de que os substitutos de plasma sejam superiores ao soro na ressuscitação de uma paciente em choque, e o dextram pode ser danoso se ministrado em grandes dosagens.

  - Na primeira hora, dar ao menos 2 L desses líquidos. Tal medida está acima dos líquidos de reposição para perdas constantes.

NOTA: Exige-se uma maior freqüência de infusões no manejo do choque resultante de sangramento. Visar à reposição de 2 a 3 vezes a perda de líquido estimada.

Não dar líquidos por VO a uma mulher em choque.

- Se não for possível acessar a veia periférica, fazer uma dissecção venosa (Fig. S-1).
- Continuar a monitorar os sinais vitais (a cada 15 minutos) e a perda sangüínea.
- Cateterizar a bexiga e monitorar a ingestão de líquido e a eliminação urinária (diurese).
- Dar oxigênio 6 a 8 L por máscara ou por via nasal.

Teste de coagulação à cabeceira

- Investigar o estado coagulatório usando este teste de coagulação à cabeceira:

MANEJO DAS COMPLICAÇÕES NA GESTAÇÃO E NO PARTO **103**

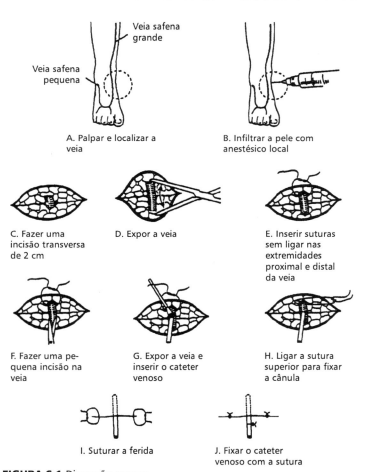

FIGURA S-1 Dissecção venosa.

- colocar 2 mL de sangue venoso em um tubo de ensaio de vidro pequeno, seco, limpo e simples (aproximadamente 10 mm x 75 mm);
- segurar o tubo na mão fechada para mantê-lo quente (+ ou -37ºC);
- depois de 4 minutos, inclinar o tubo lentamente para ver se um coágulo está se formando. Depois, incliná-lo novamente a cada minuto até que o sangue coagule e o tubo possa ser virado de cabeça para baixo;

104 Seção 2 **SINTOMAS**

– não formando o coágulo depois de 7 minutos ou o surgimento de um coágulo mole que se rompe facilmente sugerem uma coagulopatia (p. S-119).

Determinação e manejo da causa do choque

Determinar a causa do choque após a paciente estar estabilizada.

- Se o sangramento grave for suspeito como causa do choque:
  - dar passos simultaneamente para interromper o sangramento (p. ex., ocitócicos, massagem uterina, compressão bimanual, compressão aórtica, preparação para intervenção cirúrgica);
  - transfundir logo que possível para repor a perda de sangue (p. B-45);
  - determinar a causa do sangramento e manejar:
    - se o sangramento ocorrer durante as primeiras 22 semanas da gestação, suspeitar de aborto, gestação ectópica ou molar (p. S-107);
    - se o sangramento ocorrer depois de 22 semanas ou durante o trabalho de parto (mas antes do parto), suspeitar de placenta prévia, descolamento prematuro da placenta ou ruptura uterina (p. S-117);
  - reinvestigar as condições da mulher quanto aos sinais de melhora (p. S-105).
- Se a infecção for suspeita como causa do choque:
  - se for possível, coletar as amostras apropriadas (sangue, urina e pus) para fazer a cultura microbiana antes de iniciar o uso dos antibióticos;
  - dar à mulher uma combinação de antibióticos para cobrir as infecções aeróbicas e anaeróbicas e continuar até que ela esteja sem febre por, no mínimo, durante 48 horas (p. B-55):
    - penicilina G 2 milhões de unidades ou ampicilina 2 g IV a cada 6 horas;
    - MAIS gentamicina 5 mg/kg de peso IV a cada 24 horas;
    - MAIS metronidazol 500 mg IV a cada 8 horas.

Não dar antibióticos por VO a uma mulher em choque.

  - reinvestigar as condições da paciente quanto aos sinais de melhora (p. S-105).
- Se o trauma for suspeito como sendo a causa do choque, preparar a intervenção cirúrgica.

Reinvestigação

- Reinvestigar, a cada 30 minutos, a resposta da paciente aos líquidos para determinar se sua condição está melhorando. Os sinais de melhora incluem:
  - a estabilização do pulso (freqüência de 90 bpm ou menos);
  - o aumento da pressão sangüínea (sistólica 100 mmHg ou mais);
  - a melhora do estado mental (menos confusão ou ansiedade);
  - o aumento da eliminação urinária (30 mL por hora ou mais).

- Se a condição da mulher melhorar:
  - ajustar a velocidade da infusão de líquidos IV para 1 L em 6 horas;
  - continuar o manejo da causa subjacente do choque (p. S-104).

- Se a condição da mulher não melhorar ou não estabilizar, ela exige manejo adicional (ver a seguir).

Manejo adicional

- Continuar a infundir líquidos IV, ajustando a velocidade da infusão para 1 L em 6 horas, e manter o oxigênio em 6 a 8 L por minuto.
- Monitorar com atenção a condição da mulher.
- Realizar os testes laboratoriais incluindo o hematócrito, o grupo sangüíneo, a tipagem do Rh e prova cruzada. Se houver condições, verificar os eletrólitos séricos, a creatinina sérica e o pH do sangue.

SANGRAMENTO VAGINAL NO INÍCIO DA GESTAÇÃO

PROBLEMA

▶ O sangramento vaginal ocorrendo durante as primeiras 22 semanas de gestação.

MANEJO GERAL

▶ Fazer uma rápida avaliação da condição geral da mulher incluindo os sinais vitais (pulso, pressão sangüínea, respiração e temperatura).

▶ Se houver suspeita de choque, começar imediatamente o tratamento (p. S-101). Mesmo se os sinais de choque não estiverem presentes, manter o choque em mente ao avaliar a gestante, pois o seu estado pode piorar rapidamente. Se o choque desenvolver-se, é importante iniciar o tratamento imediatamente.

▶ Se a mulher estiver em choque, considerar a gestação ectópica rota (Tabela S-4, p. S-113).

▶ Iniciar uma infusão IV e infundir líquidos IV (p. B-43).

DIAGNÓSTICO

▶ Pensar em gestação ectópica na mulher com anemia, doença infla-matória pélvica (DIP), ameaça de aborto ou queixas incomuns de dor abdominal.

NOTA: Se houver suspeita de gestação ectópica, realizar o exame bi-manual delicadamente, porque uma ectópica inicial rompe-se facil-mente.

▶ Pensar em aborto em qualquer mulher ainda em idade reprodutiva que esteja com a menstruação atrasada (atraso menstrual de mais de um mês desde a última menstruação) e tenha um ou mais dos se-guintes sintomas: sangramento, cólicas, expulsão parcial de produtos da concepção, cérvice dilatada ou o útero menor que o esperado para uma possível gestação.

▶ Se o aborto é um diagnóstico provável, identificar e tratar qualquer complicação imediatamente (Tabela S-2, p. S-109).

108 Seção 2 SINTOMAS

Tabela S-1 Diagnóstico do sangramento vaginal no início da gestação

Sintomas presentes e outros sinais e sintomas característicos	Sinais e sintomas presentes algumas vezes	Diagnóstico provável
▶ Sangramento leve[a] ▶ Colo fechado ▶ Útero corresponde à data da última menstruação	▶ Cólicas/dor abdominal baixa ▶ Útero mais amolecido que o normal	Ameaça de aborto, p. S-110
▶ Sangramento leve ▶ Dor abdominal ▶ Colo fechado ▶ Útero ligeiramente aumentado ▶ Útero mais amolecido que o normal	▶ Desmaio ▶ Massa anexial sensível ▶ Amenorréia ▶ Sensibilidade no movimento do colo	Gestação ectópica (Tabela S-4, p. S-113)
▶ Sangramento leve ▶ Colo fechado ▶ Útero menor que o esperado ▶ Útero mais amolecido que o normal	▶ Cólicas leves/dor abdominal baixa ▶ História de expulsão dos produtos da concepção	Aborto completo, p. S-112
▶ Sangramento grave[b] ▶ Colo dilatado ▶ Útero correspondente ao esperado	▶ Cólicas/dor abdominal baixa ▶ Útero sensível ▶ Sem expulsão dos produtos da concepção	Aborto inevitável p. S-111
▶ Sangramento grave ▶ Colo dilatado ▶ Útero menor que o esperado	▶ Cólicas/dor abdominal baixa ▶ Expulsão parcial dos produtos da concepção	Aborto incompleto, p. S-111
▶ Sangramento grave ▶ Colo dilatado ▶ Útero maior que o esperado* ▶ Útero mais amolecido que o normal ▶ Expulsão parcial de produtos da concepção que parecem uvas	▶ Náusea/vômito ▶ Aborto espontâneo ▶ Cólicas/dor abdominal baixa ▶ Cistos de ovário (facilmente rompíveis) ▶ Início precoce da pré-eclâmpsia ▶ Sem evidência de feto	Gestação molar, p. S-114

[a] Sangramento pequeno: leva mais que 5 minutos para encharcar um absorvente limpo.
[b] Sangramento profuso: leva menos que 5 minutos para encharcar um absorvente limpo.
* N. de R.T. Podendo também ser do tamanho esperado para o atraso menstrual ou ainda menor.

MANEJO DAS COMPLICAÇÕES NA GESTAÇÃO E NO PARTO **109**

Tabela S-2 Diagnóstico e manejo de complicações do aborto

Sinais e sintomas	Complicações	Manejo
▸ Dor abdominal baixa ▸ Sensibilidade ao rebote ▸ Útero sensível ▸ Sangramento prolongado ▸ Mal-estar ▸ Febre ▸ Secreção vaginal com mau-cheiro ▸ Secreção cervical purulenta ▸ Sensibilidade ao movimento do colo	Infecção/sepse	Começar os antibióticos[a] logo que possível, antes de tentar a aspiração manual a vácuo (p. P-303).
▸ Cólicas/dor abdominal ▸ Sensibilidade à descompressão súbita ▸ Distensão abdominal ▸ Abdome rígido (tenso e duro) ▸ Dor no ombro ▸ Náusea/vômito ▸ Febre	Lesões uterinas, vaginais ou intestinais	Realizar uma laparotomia para reparar a lesão e uma aspiração manual a vácuo (p. P-303) simultaneamente. Procurar maior assistência se exigida.

[a] Dar ampicilina 2 g, IV, a cada 6 horas; MAIS gentamicina, IV, 5 mg/kg de peso a cada 24 horas; MAIS metronidazol 500 mg, IV, a cada 8 horas – até que a mulher esteja sem febre durante 48 horas (p. B-55).

MANEJO

> Se houver suspeita de aborto, examinar os sinais de infecção ou de lesão uterina, vaginal ou intestinal (Tabela S-2, p. S-109) e irrigar minuciosamente a vagina para remover qualquer erva, medicamento local ou substância cáustica.

Ameaça de aborto

▸ O tratamento médico em geral não é necessário.

▸ Recomendar que a mulher evite atividade extenuante e relações sexuais, porém o repouso no leito não é necessário.

▸ Se o sangramento parar, acompanhar na clínica de pré-natal. Reinvestigar se o sangramento recorrer.

▸ Se o sangramento persistir, investigar a viabilidade fetal (teste/ultrasom de gestação) ou a gestação ectópica (ultra-som). O sangramento persistente, principalmente na presença de um útero maior do que o esperado, pode indicar a ocorrência de gêmeos ou de gestação molar.

110 Seção 2 **SINTOMAS**

Quadro S-1 Tipos de abortos

O aborto espontâneo é definido como sendo a perda de uma gestação antes da viabilidade fetal (22 semanas de gestação). Os estágios do aborto espontâneo podem incluir:

▶ a ameaça de aborto (a gestação pode continuar);
▶ o aborto inevitável (a gestação não continuará e prosseguirá para aborto completo ou incompleto);
▶ o aborto incompleto (produtos da concepção são parcialmente expelidos);
▶ o aborto completo (produtos da concepção são completamente expelidos).

O **aborto induzido** é definido como sendo o processo pelo qual a gestação é terminada antes da viabilidade fetal.

O **aborto inseguro** é definido como sendo o procedimento realizado tanto por pessoas sem a habilidade necessária quanto em ambiente no qual não há os mínimos padrões médicos, ou ambos.

O **aborto séptico** é definido como sendo o aborto complicado pela ocorrência de infecção. A sepse pode resultar de infecção, se os microrganismos forem provenientes do trato genital inferior após um aborto espontâneo ou inseguro. Há uma maior probabilidade de ocorrer a sepse se houver a retenção dos produtos da concepção e se ocorrer o atraso do esvaziamento uterino. A sepse é uma complicação freqüente do aborto inseguro, envolvendo instrumentação.

Não dar medicamentos como hormônios (p. ex., estrogênio ou progestagênio) ou agentes tocolíticos (p. ex., salbutamol ou indometacina), pois eles não prevenirão o aborto.

Aborto inevitável

▶ Se a gestação tiver menos de 16 semanas, planejar a evacuação do conteúdo uterino (p. P-303). Caso a evacuação não seja possível imediatamente:

– dar ergometrina 0,2 mg, IM (repetir depois de 15 minutos se necessário), ou misoprostol 400 µg, VO (repetida uma vez a cada 4 horas, se necessário);
– providenciar a evacuação do útero logo que possível.

▶ Se a gestação tiver mais de 16 semanas:

– esperar a expulsão espontânea dos produtos da concepção e então evacuar o útero para remover qualquer produto remanescente da concepção (p. P-303);

MANEJO DAS COMPLICAÇÕES NA GESTAÇÃO E NO PARTO **111**

– se necessário, infundir 40 unidades de ocitocina em 1 L líquido IV (soro fisiológico ou Ringer lactato), 40 gotas por minuto, para ajudar na expulsão dos produtos da concepção.
▶ Garantir o acompanhamento da mulher após o tratamento (p. S-112).

Aborto incompleto

▶ Se o sangramento for leve a moderado e a gestação tiver menos de 16 semanas, usar os dedos ou pinças para remover os produtos da concepção que estão saindo pela cérvice.
▶ Se o sangramento for grave e a gestação tiver menos de 16 semanas, evacuar o útero:

– Aspiração manual a vácuo é o método preferencial de evacuação (p. P-303). A evacuação por curetagem deve ser feita apenas quando a vácuo não estiver disponível (p. P-299).
– Se a evacuação não estiver possível imediatamente, dar ergometrina 0,2 mg, IM (repetir depois de 15 minutos, se necessário), ou misoprostol 400 µg oralmente (repetir uma vez após 4 horas, se necessário).

▶ Se a gestação tiver mais de 16 semanas:*

– Infundir 40 unidades de ocitocina em 1 L de líquido IV (soro fisiológico ou Ringer lactato), 40 gotas por minuto, até que ocorra a expulsão dos produtos da concepção.
– Se necessário, dar misoprostol 200 µg, vaginalmente a cada 4 horas até a expulsão, mas não administrar mais do que 800 µg.
– Remover qualquer produto remanescente da concepção do útero (p. P-303).

▶ Assegurar o acompanhamento da mulher após o tratamento (ver a seguir).

Aborto completo

▶ A evacuação do útero em geral não é necessária.
▶ Observar com atenção o sangramento grave.
▶ Assegurar o acompanhamento da mulher após o tratamento (ver a seguir).

Acompanhamento da mulher que sofreu um aborto

Antes da alta, dizer à mulher que teve um aborto espontâneo que isso é comum e que ocorre em pelo menos 15% (uma em cada sete) das gestações

---

* N. de R.T. E menos de 22 semanas.

112 Seção 2 **SINTOMAS**

reconhecidas clinicamente. Também é necessário tranqüilizar a mulher de que as chances para uma gestação subseqüente e bem-sucedida são boas, a não ser que tenha havido sepse ou alguma causa do aborto tenha sido identificada como sendo um efeito adverso para futuras gestações (isto é raro).

Algumas mulheres podem desejar engravidar logo depois de um aborto incompleto. Ela deve ser estimulada a adiar a próxima gestação até que esteja completamente recuperada.

É importante aconselhar a mulher que teve um aborto inseguro. Se a gestação não for desejada, alguns métodos de planejamento familiar (Tabela S-3, p. S-112) podem ser iniciados imediatamente (em 7 dias) desde que:

▸ não existam complicações graves exigindo tratamento posterior;
▸ a mulher receba aconselhamento adequado e ajude a selecionar o método de planejamento familiar mais apropriado.

Identificar também qualquer outro serviço de saúde reprodutiva que a mulher possa necessitar. Por exemplo, algumas mulheres podem necessitar de:

▸ profilaxia ou reforço contra o tétano;
▸ tratamento para doenças sexualmente transmissíveis (DST);
▸ triagem para o câncer cervical.

Tabela S-3 Métodos de planejamento familiar

Tipo de contraceptivo	Início recomendado
Hormônios (pílulas, injeções, implantes)	▸ Imediatamente
Preservativo	▸ Imediatamente
DIU (dispositivo intra-uterino)	▸ Imediatamente ▸ Se houver infecção ou suspeita de infecção, adiar a inserção até a liberação ▸ Se a hemoglobina estiver abaixo de 7 g/dL, adiar até que a anemia melhore ▸ Providenciar um método para o período intermediário (p. ex., preservativo)
Ligadura tubária voluntária	▸ Imediatamente ▸ Se houver infecção ou suspeita de infecção, adiar a inserção até a liberação ▸ Se a hemoglobina estiver abaixo de 7 g/dL, adiar até que a anemia melhore ▸ Providenciar um método para o período intermediário (p. ex., preservativo).

MANEJO DAS COMPLICAÇÕES NA GESTAÇÃO E NO PARTO **113**

Gestação ectópica

Uma gestação ectópica é aquela na qual a implantação ocorre fora da cavidade uterina. A tuba uterina é um dos locais mais comuns de implantação ectópica (acima de 90%).

Os sinais e sintomas são extremamente variáveis, dependendo de a gestação romper ou não a tuba uterina (Tabela S-4, p. S-113). A culdocentese (punção do fundo-de-saco, p. P-307) é uma ferramenta importante para o diagnóstico da gestação ectópica rota, mas é menos útil que um teste sorológico de gestação combinado com a ultra-sonografia. Se for obtido sangue não-coagulado, começar o manejo imediato.

Diagnóstico diferencial

O diagnóstico diferencial mais comum para a gestação ectópica é a ameaça de aborto. Outros são: DIP aguda ou crônica, cistos ovarianos (torção ou rompimento) e apendicite aguda.

Se disponível, o ultra-som pode ajudar a distinguir uma ameaça de aborto ou um cisto ovariano torcido de uma gestação ectópica.

Manejo imediato

- ▶ Testar a tipagem do sangue e providenciar a laparotomia imediata. Não esperar pelo sangue antes de realizar a cirurgia.
- ▶ Na cirurgia, inspecionar os ovários e as tubas uterinas:
  - – se houver dano extenso às tubas uterinas, realizar a salpingectomia (a tuba sangrando e os produtos da concepção são removidos juntos). Este é o tratamento de escolha na maioria dos casos (p. P-345);
  - – raramente, se houver pouco dano tubário, realizar uma salpingostomia (os produtos da concepção podem ser removidos e a tuba uterina conservada). Isto deve ser feito apenas quando a conserva-

Tabela S-4 Sinais e sintomas de gestação ectópica rota e não-rota

Gestação ectópica não-rota	Gestação ectópica rota
▶ Sintomas de gestação inicial (sangramentos irregulares, náusea, inchaço dos seios, pigmentação azulada da vagina e cérvice, amolecimento da cérvice, ligeiro aumento uterino, aumento da freqüência urinária) ▶ Dor abdominal e pélvica	▶ Colapso e fraqueza ▶ Pulso fraco e rápido (110 bpm ou mais) ▶ Hipotensão ▶ Hipovolemia ▶ Dor abdominal e pélvica aguda ▶ Distensão abdominal[a] ▶ Sensibilidade ao rebote ▶ Palidez

[a] O abdome distendido com uma sensibilidade variável pode indicar sangue livre.

114 Seção 2 **SINTOMAS**

ção da fertilidade é muito importante para a mulher, pois é alto o risco de outra gestação ectópica (p. P-347).

Autotransfusão

Se ocorrer uma hemorragia significativa, a autotransfusão pode ser usada se o sangue for inquestionavelmente fresco e sem infecções (nos estágios mais adiantados da gestação, o sangue é contaminado com líquido amniótico, etc. e não deve ser usado para tal finalidade). O sangue pode ser coletado antes da cirurgia ou depois de o abdome estar aberto:

- ▶ Quando a mulher está na mesa de operação (antes da cirurgia), e o abdome está distendido com sangue, é às vezes possível inserir uma agulha através da parede abdominal e coletar o sangue em uma bolsa de doador.
- ▶ Alternativamente, abrir o abdome:
  - – colher o sangue em um recipiente e coar através de uma gaze para remover os coágulos;
  - – limpar a parte superior de uma bolsa de doador de sangue com uma solução anti-séptica e abri-la com uma lâmina esterilizada;
  - – coletar o sangue da mulher na bolsa e reinfundi-lo através de um conjunto para transfusão com sangue filtrado da maneira habitual;
  - – se não houver uma bolsa de doador com anticoagulante disponível, adicionar 10 mL de citrato de sódio para cada 90 mL de sangue.

Manejo subseqüente

- ▶ Antes da alta, proporcionar aconselhamento e recomendações sobre o prognóstico para a fertilidade. Dado o grande risco de futura gestação ectópica, é muito importante o aconselhamento e a providência de um método de planejamento familiar (Tabela S-3, p. S-112).
- ▶ Corrigir a anemia com sulfato ferroso ou fumarato ferroso 60 mg, por VO, diariamente, durante 6 meses.
- ▶ Marcar uma consulta de acompanhamento em 4 semanas.

Gestação molar

A gestação molar é caracterizada por uma proliferação anormal de vilosidades coriônicas.

Manejo imediato

- ▶ Se o diagnóstico de gestação molar for certo, esvaziar o útero:
  - – Se for necessária a dilatação cervical, usar o bloqueio paracervical (p. P-243).

MANEJO DAS COMPLICAÇÕES NA GESTAÇÃO E NO PARTO **115**

- Usar a aspiração a vácuo (p. P-303). A aspiração a vácuo manual é mais segura e está associada à reduzida perda de sangue. É alto o risco de perfuração usando a cureta metálica.
- Ter três seringas preparadas para usar durante a evacuação. O conteúdo uterino é copioso, e, portanto, é importante esvaziá-lo rapidamente.

▶ Infundir 20 unidades de ocitocina em 1 L de líquido IV (soro fisiológico ou Ringer lactato), 60 gotas por minuto, para prevenir a hemorragia, uma vez que o esvaziamento esteja ocorrendo.

Manejo subseqüente

▶ Recomendar um método hormonal de planejamento familiar durante, ao menos, 1 ano para evitar a gestação (Tabela S-3, p. S-112). A ligadura tubária voluntária pode ser oferecida se a mulher já teve os filhos que desejava.

▶ Acompanhar a cada 8 semanas, durante, pelo menos, 1 ano, com testes de urina gestacionais devido ao risco de doença trofoblástica persistente ou de coriocarcinoma. Se o teste de urina não for negativo depois de 8 semanas ou tornar-se positivo novamente no primeiro ano, encaminhar a paciente para um centro de atendimento terciário para acompanhamento e manejo posteriores.

SANGRAMENTO VAGINAL NO FINAL DA GESTAÇÃO E NO TRABALHO DE PARTO

PROBLEMAS

- Sangramento vaginal depois de 22 semanas de gestação.
- Sangramento vaginal no trabalho de parto (antes do parto) (Tabela S-5).

MANEJO GERAL

- PEDIR AJUDA. Mobilizar todo o pessoal disponível com urgência.
- Fazer uma rápida avaliação da condição geral da paciente, incluindo os sinais vitais (pulso, pressão sangüínea, respiração e temperatura).

Não fazer um exame vaginal neste estágio.

- Se houver suspeita de choque, começar imediatamente o tratamento (p. S-101). Mesmo se os sinais de choque não estiverem presentes, manter o choque em mente ao avaliar a gestante, pois seu estado pode piorar rapidamente. Se ocorrer o choque, é importante iniciar o tratamento imediatamente.
- Iniciar uma infusão IV e infundir líquidos IV (p. B-43).

Tabela S-5 Tipos de sangramento

Tipo de sangramento	Diagnóstico provável	Ação
Muco manchado de sangue (sinal)	Início do trabalho de parto	Prosseguir com o manejo do trabalho de parto e do parto normal p. B-75
Qualquer outro sangramento	Hemorragia anteparto	Determinar a causa (Tabela S-6, p. S-118)

Seção 2 SINTOMAS

DIAGNÓSTICO

Ver Diagnóstico de hemorragia anteparto (Tabela S-6).

MANEJO

Descolamento prematuro de placenta

O descolamento prematuro de placenta é a separação de uma placenta normalmente inserida no útero antes do nascimento do feto.

Tabela S-6 Diagnóstico de hemorragia anteparto

Sintomas presentes e outros sinais e sintomas tipicamente presentes	Sinais e sintomas algumas vezes presentes	Diagnóstico provável
▸ Sangramento depois de 22 semanas de gestação (pode estar retido no útero ▸ Dor abdominal intermitente ou constante	▸ Choque ▸ Útero com tônus aumentado/sensível ▸ Movimentos fetais diminuídos/ausentes ▸ Sofrimento fetal ou ausência de batimentos cardíacos fetais	Descolamento prematuro de placenta, p. S-118
▸ Sangramento (intra-abdominal e/ou vaginal) ▸ Dor abdominal grave (pode diminuir após o rompimento)	▸ Choque ▸ Distensão abdominal/líquido livre ▸ Contorno uterino anormal ▸ Abdome sensível ▸ Partes fetais facilmente palpáveis ▸ Ausência de movimentos fetais e de batimentos cardíacos fetais ▸ Pulso materno rápido	Ruptura uterina, p. S-120
▸ Sangramento depois de 22 semanas de gestação	▸ Choque ▸ Sangramento pode ser desencadeado pela relação sexual ▸ Útero relaxado ▸ Apresentação fetal não está na pelve/pólo uterino inferior sente-se vazio ▸ Condição fetal normal	Placenta prévia, p. S-121

MANEJO DAS COMPLICAÇÕES NA GESTAÇÃO E NO PARTO **119**

▶ Investigar o estado coagulatório usando um teste de coagulação à cabeceira (p. S-102). O fracasso em formar um coágulo depois de 7 minutos ou um coágulo macio que se rompe facilmente sugere coagulopatia (p. S-119).

▶ Transfundir, se necessário, preferencialmente sangue fresco (p. B-45).

▶ Se o sangramento for grave (evidente ou oculto), realizar o parto logo que possível:

– se a cérvice estiver completamente dilatada, fazer o parto com extração a vácuo (p. P-267);
– se o parto vaginal não for iminente, fazer uma cesariana (p. P-281).

NOTA: Em todos os casos de descolamento prematuro de placenta, estar preparado para a hemorragia pós-parto (p. S-125).

▶ Se o sangramento for leve a moderado (a mãe não está em perigo imediato), o curso da ação depende dos batimentos cardíacos fetais:

– Se a freqüência cardíaca fetal for normal ou ausente, romper as membranas com o amniótomo ou a pinça de Kocher (p. P-259):
  • se as contrações forem fracas, aumentá-las com ocitocina (p. P-25);
  • se a cérvice for desfavorável (firme, espessa ou fechada), realizar uma cesariana (p. P-281).
– Se a freqüência cardíaca fetal for anormal (menos de 100 ou mais de 180 bpm):
  • realizar um parto vaginal rápido;
  • se o parto vaginal não for possível, realizar uma cesariana imediatamente (p. P-281).

Coagulopatia (falha em coagular)

A coagulopatia é tanto uma causa quanto um resultado da hemorragia obstétrica grave. Pode ser desencadeada pelo descolamento prematuro da placenta, por morte fetal intra-útero, pela eclâmpsia, pela embolia do líquido amniótico e por outras causas. O quadro clínico varia de uma hemorragia importante, com ou sem complicações tromboembólicas, a um estado clinicamente estável, que pode ser detectado apenas por meio dos testes laboratoriais.

NOTA: Em muitos casos de perda aguda de sangue, o desenvolvimento da coagulopatia pode ser prevenido se o volume de sangue for restaurado imediatamente com a infusão de líquidos IV (soro fisiológico ou Ringer lactato).

▶ Tratar a possível causa da falência da coagulação:

– descolamento prematuro de placenta (p. S-118);
– eclâmpsia (p. S-143).

- Usar hemoderivados para ajudar no controle da hemorragia (p. B-45)
  - Dar sangue total fresco, se disponível, para repor os fatores de coagulação e as hemácias.
  - Se não houver sangue total fresco disponível, escolher um dos seguintes produtos com base na disponibilidade:
    - plasma fresco congelado para a reposição dos fatores de coagulação (15 mL/kg de peso);
    - papa de hemácias (ou sedimentado) para a reposição das mesmas;
    - crioprecipitado para repor o fibrinogênio;
    - concentrado de plaquetas (se o sangramento continuar e a contagem de plaquetas estiver abaixo de 20.000).

Ruptura uterina

O sangramento de um útero rompido pode ocorrer vaginalmente, a menos que a cabeça do feto bloqueie a pelve. Tal sangramento também pode ocorrer intra-abdominalmente. O rompimento do segmento uterino inferior para o ligamento largo, no entanto, não libera sangue na cavidade abdominal (Fig. S-2).

- Restaurar o volume de sangue infundindo líquidos IV (soro fisiológico ou Ringer lactato) antes da cirurgia.
- Quando estável, realizar imediatamente uma cesariana e retirar o bebê e a placenta (p. P-281).
- Se o útero puder ser reparado com menos risco operatório do que a histerectomia representa, e as margens da laceração não estiverem necrosadas, suturar o útero (p. P-331). Comparado à histerectomia, este procedimento envolve menos tempo e reduzida perda de sangue.

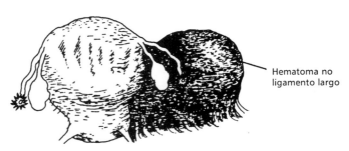

Hematoma no ligamento largo

FIGURA S-2 Rompimento do segmento uterino para o ligamento largo não libera sangue na cavidade abdominal.

> Como há um risco maior de rompimento nas gestações subseqüentes, a opção de contracepção permanente necessita ser discutida com a mulher depois de passada a emergência.

- Se o útero não puder ser suturado, realizar uma histerectomia subtotal (p. P-339). Se a laceração estender-se através da cérvice e da vagina, pode ser exigida uma histerectomia total.

Placenta prévia

A placenta prévia é a implantação da placenta na cérvice ou próxima a ela (Fig. S-3).

AVISO: Não realizar um exame vaginal nesse caso, a menos que tenham sido realizados os preparativos para uma cesariana imediata. Um exame cuidadoso com espéculo pode ser realizado para descartar outras causas de sangramento como a cervicite, o trauma, os pólipos ou a malignidade cervicais. A presença destes, no entanto, não descarta a ocorrência de placenta prévia.

- Restaurar o volume de sangue infundindo líquidos IV (soro fisiológico ou Ringer lactato).
- Investigar o volume do sangramento:
  - Se o sangramento for grave e contínuo, providenciar uma cesariana sem considerar a maturidade fetal (p. P-281).

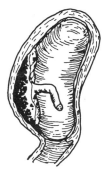 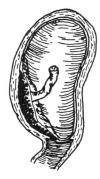 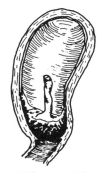

A. Implantação baixa da placenta   B. Placenta prévia parcial   C. Placenta prévia completa

FIGURA S-3 Implantação da placenta na cérvice ou próxima a ela.

122 Seção 2 **SINTOMAS**

– Se o sangramento for leve ou tiver parado e o feto estiver vivo, mas prematuro, considerar um manejo expectante até o parto ou a ocorrência de sangramento grave:
  • manter a mulher no hospital até o parto;
  • corrigir a anemia com sulfato ferroso ou fumarato ferroso 60 mg, VO, diariamente, durante 6 meses;
  • garantir que o sangue esteja disponível para transfusão, se exigido;
  • se o sangramento recorrer, decidir o manejo depois de ponderar os benefícios e os riscos para a gestante e o feto do manejo expectante contra o parto.

Confirmação do diagnóstico

▶ Se puder ser feito um exame confiável de ultra-som, localizar a placenta. Se for confirmada a placenta prévia e o feto estiver maduro, planejar o parto* (p. S-123).

▶ Se não houver ultra-som disponível, ou o resultado não for confiável e a gestação tiver menos de 37 semanas, manejar como placenta prévia até as 37 semanas.

▶ Se não houver ultra-som disponível, ou o resultado não for confiável e a gestação tiver 37 semanas ou mais, examinar cuidadosamente para excluir o diagnóstico de placenta prévia. Requer preparo prévio, armado e indispensável tanto para o parto vaginal quanto para a cesariana, como a seguir:

  – Vias IV estão cateterizadas e com infusão líquida e há sangue tipado disponível.
  – A mulher está na sala de operações com a equipe cirúrgica presente.
  – É usado um espéculo desinfetado em alto nível para ver a cérvice.

▶ Se a cérvice estiver parcialmente dilatada e o tecido placentário for visível, confirmar a placenta prévia e planejar o parto (p. S-123).

▶ Se a cérvice não estiver dilatada, palpar cuidadosamente os fundos-de-saco vaginais:

  – Se for constatado o tecido esponjoso, confirmar a placenta prévia e planejar o parto (p. S-123).
  – Se for sentida uma cabeça fetal firme, descartar a placenta prévia e proceder ao parto por indução (p. P-260).

▶ Se o diagnóstico de placenta prévia ainda não foi confirmado, realizar um exame digital cuidadoso:

  – Se for palpado um tecido macio no interior da cérvice, confirmar a placenta prévia e planejar o parto (a seguir);

---

* N. de R.T. Ou a cesariana.

MANEJO DAS COMPLICAÇÕES NA GESTAÇÃO E NO PARTO · **123**

- Se forem sentidas membranas e partes fetais – tanto central, quanto marginalmente – descartar a placenta prévia e realizar o parto com indução (p. P-259).

Parto
▶ Planejar o parto se:
- o feto estiver maduro;
- o feto estiver morto ou tiver uma anomalia incompatível com a vida (p. ex., anencefalia);
- a vida da gestante estiver em risco devido à excessiva perda de sangue.

▶ Se houver implantação baixa da placenta (Fig. S-3A) e o sangramento for leve, o parto vaginal pode ser possível. Em outros casos, realizar uma cesariana (p. P-281).

NOTA: As mulheres com placenta prévia estão em alto risco de hemorragia pós-parto e de placenta acreta/increta, um achado comum no local de uma cicatriz de cesariana anterior.

▶ Se o parto for por cesariana e houver sangramento no local da placenta:
- passar as suturas por baixo dos locais de sangramento;
- infundir 20 unidades de ocitocina em 1 L de líquido IV (soro fisiológico ou Ringer lactato), 60 gotas por minuto.

▶ Se ocorrer sangramento durante o período pós-parto, iniciar o manejo apropriado (p. S-125). Isto pode incluir a ligadura arterial (p. P-335) ou a histerectomia (p. P-339).

SANGRAMENTO VAGINAL
APÓS O PARTO

Após o parto, o sangramento vaginal excedendo 500 mL é definido como hemorragia pós-parto (HPP). Existem, no entanto, alguns problemas com essa definição:

- As estimativas de perda de sangue são notoriamente baixas, com freqüência correspondem à metade da perda real. O sangue é misturado com o líquido amniótico e, algumas vezes, com urina. Está disperso em compressas, toalhas e lençóis, em baldes ou no chão.
- A importância de um determinado volume de perda de sangue varia com o nível de hemoglobina da mulher. Aquela com um nível normal de hemoglobina tolera uma perda de sangue que seria fatal para a anêmica.

> Mesmo as mulheres saudáveis, não-anêmicas, podem ter perdas significativas de sangue catastróficas.

- O sangramento pode ocorrer lentamente durante várias horas e a condição pode não ser reconhecida até que a mulher entre em choque de maneira repentina.

A investigação dos riscos no período antenatal não prevê efetivamente que mulheres terão HPP. O manejo ativo do terceiro estágio deve ser praticado em todas as mulheres em trabalho de parto, pois reduz a incidência de HPP por atonia uterina (p. B-91). Todas as mulheres no pós-parto devem ser monitoradas de perto para determinar as que têm HPP.

PROBLEMAS

- Aumento do sangramento vaginal nas primeiras 24 horas após o parto (HPP imediata).
- Aumento do sangramento vaginal depois das primeiras 24 horas após o parto (HPP tardia).

> O sangramento lento contínuo ou o sangramento repentino são emergências; o profissional deve intervir precoce e agressivamente.

126 Seção 2 **SINTOMAS**

MANEJO GERAL

- PEDIR AJUDA. Mobilizar urgentemente todo o pessoal disponível.
- Fazer uma rápida avaliação das condições gerais da paciente, incluindo os sinais vitais (pulso, pressão sangüínea, respiração e temperatura).
- Se houver suspeita de choque, começar o tratamento (p. S-101). Mesmo se os sinais de choque não estiverem presentes, mantê-lo em mente ao avaliar a mulher, porque seu estado pode piorar de maneira rápida. Se houver desenvolvimento de choque, é importante iniciar imediatamente o tratamento.
- Massagear o útero para expelir o sangue e os coágulos de sangue. Os coágulos de sangue presos no útero inibirão as contrações uterinas efetivas.
- Dar 10 unidades de ocitocina IM.
- Iniciar uma infusão IV e infundir líquidos IV (p. B-43).
- Cateterizar a bexiga.
- Verificar se a placenta foi expelida e examiná-la para ter certeza de que está completa (Tabela S-7, p. S-127).
- Examinar a cérvice, a vagina e o períneo quanto a lacerações.
- Após o controle do sangramento (24 horas após a interrupção do sangramento), determinar a hemoglobina e o hematócrito a fim de verificar a anemia:
  - Se a hemoglobina estiver abaixo de 7 g/dL ou o hematócrito abaixo de 20% (anemia grave):
    - dar sulfato ferroso ou fumarato ferroso 120 mg, VO, MAIS ácido fólico 400 µg, VO, uma vez por dia, durante 3 meses;
    - depois de 3 meses, continuar a suplementação com sulfato ferroso ou fumarato ferroso 60 mg, VO, MAIS ácido fólico 400 µg, VO, uma vez por dia, durante 6 meses.
  - Se a hemoglobina estiver entre 7 e 11 g/dL dar sulfato ferroso ou fumarato ferroso 60 mg por via oral MAIS ácido fólico 400 µg, VO, uma vez por dia, durante 6 meses.
  - Onde o ancilóstomo duodenal for endêmico (prevalência de 20% ou mais), dar um dos seguintes tratamentos anti-helmínticos:
    - albendazol 400 mg, VO, uma vez;
    - OU mebendazol 500 mg, VO, uma vez ou 100 mg duas vezes por dia, durante 3 dias;
    - OU levamisol 2,5 mg/kg de peso, VO, uma vez por dia durante 3 dias;
    - OU pirantel 10 mg/kg de peso, VO, uma vez por dia, durante 3 dias.
  - Se o ancilóstomo duodenal for altamente endêmico (prevalência de 50% ou mais), repetir o tratamento anti-helmíntico 12 semanas após a primeira dose.

DIAGNÓSTICO

Ver diagnóstico de sangramento vaginal após o parto (Tabela S-7).

Tabela S-7 Diagnóstico de sangramento vaginal após o parto

Sintomas de apresentação e outros sinais e sintomas tipicamente presentes	Sinais e sintomas presentes algumas vezes	Diagnóstico provável
▶ HPP imediata ▶ Útero amolecido e não-contraído	▶ Choque	Atonia uterina, p. S-128
▶ HPP[a] imediata	▶ Placenta completa ▶ Útero contraído	Lacerações da cérvice, vagina ou períneo, p. S-131
▶ Placenta não-expelida nos 30 minutos seguintes ao parto	▶ HPP[a] imediata ▶ Útero contraído	Retenção placentária, p. S-131
▶ Porção da superfície materna da placenta faltando ou membranas rotas com vasos	▶ HPP[a] imediata ▶ Útero contraído	Fragmentos de placenta retidos, p. S-132
▶ Fundo uterino não-sentido na palpação abdominal ▶ Dor leve ou intensa	▶ Útero invertido aparente na vulva ▶ HPP[b] imediata	Inversão uterina, p. S-132
▶ Sangramento ocorre mais do que 24 horas após o parto ▶ Útero mais amolecido e e maior do que o esperado para o tempo transcorrido desde o parto	▶ Sangramento variável (leve ou grave, contínuo ou irregular) e com mau-cheiro ▶ Anemia	HPP retardada, p. S-132
▶ HPP[a] imediata (sangramento é intra-abdominal e/ou vaginal) ▶ Dor abdominal grave (pode diminuir após a ruptura)	▶ Choque ▶ Abdome sensível ▶ Pulso materno rápido	Ruptura uterina, p. S-120

[a] O sangramento pode ser pequeno se um coágulo bloquear a cérvice ou se a mulher estiver deitada de costas.

[b] Pode não haver sangramento com a inversão completa.

128 Seção 2 **SINTOMAS**

MANEJO

Atonia uterina
O útero atônico não se contrai depois do parto.

- Continuar a massagear o útero.
- Usar ocitócicos que podem ser dados juntos ou seqüencialmente (Tabela S-8).

> As prostaglandinas não devem ser dadas intravenosamente, pois podem ser fatais.

- Solicitar, com antecedência, a quantidade necessária de sangue e transfundir quando necessário (p. B-45).
- Se o sangramento continuar:
  - Verificar novamente a placenta quanto a estar completa.
  - Se houver sinais de fragmentos de placenta retidos (ausência de uma porção da superfície materna ou membranas rasgadas com vasos), remover o tecido placentário remanescente (p. S-132).

Tabela S-8 Uso de ocitócicos

	Dose e via	Dose continuada	Dose máxima	Precauções/ contra- indicações
Ocitocina	IV: Infundir 20 unidades em 1 L de líquido IV, 60 gotas por minuto	IV: Infundir 20 unidades em 1 L de líquido IV, 40 gotas por minuto	Não mais de 3 L de líquido IV contendo ocitocina	Não dar em bolo IV
Ergometrina/ metilergome- trina	IM ou IV (lentamente: 0,2 mg)	Repetir 0,2 mg, IM, depois de 15 minutos. Se exigido, dar 0,2 mg, IM ou IV (lentamente), a cada 4 horas	5 doses (total 1,0 mg)	Pré- eclâmpsia, hipertensão, doença cardíaca
15-metilprosta- glandina $F_{2\alpha}$	IM: 0,25 mg	0,25 mg a cada 15 minutos	8 doses (total 2 mg)	Asma

– Investigar o estado coagulatório usando um teste de coagulação à cabeceira (p. S-102). A falha em formar um coágulo depois de 7 minutos ou um coágulo mole que rompe-se facilmente sugere coagulopatia (p. S-119).

▶ Se o sangramento continuar apesar do manejo anteriormente descrito:
  – Realizar a compressão bimanual do útero (Fig. S-4):
    • usando luvas desinfetadas em alto nível, inserir uma mão na vagina e fechar o punho;
    • colocar o punho no fórnice anterior e aplicar pressão contra a parede anterior do útero;
    • com a outra mão, pressionar profundamente o abdome por trás do útero, aplicando pressão contra a parede posterior;
    • manter a compressão até que o sangramento esteja controlado e o útero contraia-se.
  – Alternativamente, comprimir a aorta (Fig. S-5):
    • aplicar pressão para baixo com o punho fechado sobre a aorta abdominal diretamente através da parede abdominal;
    • o ponto de compressão é imediatamente acima do umbigo e ligeiramente para a esquerda;
    • as pulsações aórticas podem ser sentidas através da parede abdominal anterior no período pós-parto imediato.
  – Com a outra mão, palpar o pulso femoral para verificar a adequação da compressão:
    • se o pulso for palpável durante a compressão, a pressão exercida pelo punho é inadequada;
    • se o pulso femoral não for palpável, a pressão exercida é adequada.
  – Manter a compressão até que o sangramento esteja controlado.

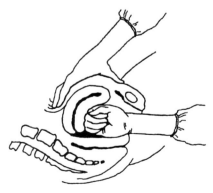

FIGURA S-4 Compressão bimanual do útero.

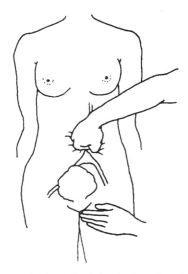

FIGURA S-5 Compressão da aorta abdominal e palpação do pulso femoral.

> O tamponamento do útero é ineficaz e desperdiça muito tempo.

- Se o sangramento continuar apesar da compressão:
  - Realizar a ligadura da artéria uterina e útero-ovariana (p. P-335);
  - Se continuar o sangramento com risco de vida após a ligadura, realizar uma histerectomia subtotal (p. P-339).

Lacerações da cérvice, da vagina ou do períneo

As lacerações do canal do parto são a segunda causa mais freqüente de HPP. As lacerações podem coexistir com o útero atônico. O sangramento pós-parto com o útero contraído ocorre geralmente devido à laceração cervical ou vaginal.

- Examinar a paciente cuidadosamente e reparar as lacerações à cérvice (p. P-317) à vagina ou ao períneo (p. P-319).
- Se o sangramento continuar, investigar o estado coagulatório usando o teste de coagulação à cabeceira (p. S-102). A falha em formar um coágulo depois de 7 minutos ou um coágulo mole que rompe-se facilmente sugere a coagulopatia (p. S-119).

Retenção placentária

> Pode não haver sangramento com a retenção placentária.

- Se a placenta puder ser vista, pedir à mulher que a empurre para fora. Se puder sentir a placenta na vagina, removê-la.
- Garantir que a bexiga esteja vazia. Cateterizar a bexiga, se necessário.
- Se a placenta não for expelida, dar 10 unidades de ocitocina (se a substância não tiver sido ministrada para o manejo ativo do terceiro estágio).

> Não dar ergometrina, porque ela causa a contração tônica do útero, o que pode retardar a expulsão.

- Se a placenta não for expelida depois de 30 minutos de estimulação com ocitocina e o útero estiver contraído, tentar a tração controlada do cordão (p. B-91).

  NOTA: Evitar a tração forçada do cordão e a pressão ao fundo, pois podem provocar a inversão uterina.

- Se a tração controlada do cordão não tiver sucesso, tentar a remoção manual da placenta (p. P-313).

  NOTA: O tecido muito aderente pode ser placenta acreta. Os esforços para extrair a placenta que não se separa facilmente podem resultar em sangramento grave ou em perfuração uterina, o que geralmente exige histerectomia.

- Se o sangramento continuar, investigar o estado coagulatório usando o teste de coagulação à cabeceira (p. S-102). A falha em formar um coágulo depois de 7 minutos ou um coágulo mole que rompe-se facilmente sugere a coagulopatia (p. S-119).
- Se houver sinal de infecção (febre, secreção vaginal com mau cheiro), dar antibióticos como para endomiometrite (p. S-204).

Fragmentos retidos de placenta

> Pode não haver sangramento com fragmentos retidos de placenta.

Quando uma porção da placenta – um ou mais lobos – estiver retida, o útero é impedido de contrair-se efetivamente.

132 Seção 2 **SINTOMAS**

▶ Verificar se existem fragmentos placentários no útero. A exploração manual é similar à técnica descrita para a remoção da placenta retida (p. P-313).

▶ Remover os fragmentos placentários com a mão, pinça de anel ou cureta grande.

NOTA: O tecido muito aderente pode ser placenta acreta. Os esforços para extrair os fragmentos que não se separam facilmente podem resultar em sangramento grave ou em perfuração uterina, o que geralmente exige histerectomia.

▶ Se o sangramento continuar, investigar o estado coagulatório usando o teste de coagulação à cabeceira (p. S-102). A falha em formar um coágulo depois de 7 minutos ou um coágulo mole que rompe-se facilmente sugere a coagulopatia (p. S-119).

Inversão uterina

O útero é denominado invertido se a sua parte interna virar para fora durante a expulsão da placenta. O reposicionamento do útero deve ser realizado imediatamente (p. P-327). Com a passagem do tempo, o anel constritor em torno do útero torna-se mais rígido e o útero mais ingurgitado com sangue.

▶ Se a mulher estiver com dor forte, dar petidina 1 mg/kg de peso (mas não mais de 100 mg), IM ou IV lentamente, ou morfina 0,1 mg/kg de peso, IM.

NOTA: Não dar ocitocina até a inversão ser corrigida.

▶ Se o sangramento continuar, investigar o estado coagulatório usando o teste de coagulação à cabeceira (p. S-102). A falha em formar um coágulo depois de 7 minutos ou um coágulo mole que rompe-se facilmente sugere a coagulopatia (p. S-119).

▶ Dar uma dose única de antibióticos profiláticos após a correção do útero invertido (p. B-55).

– ampicilina 2 g, IV, MAIS metronidazol 500 mg, IV;
– OU cefazolina 1 g, IV, MAIS metronidazol 500 mg, IV.

▶ Se houver sinal de infecção (febre, secreção vaginal com mau cheiro), dar antibióticos como para endomiometrite (p. S-204).

▶ Se houver suspeita de necrose, realizar uma histerectomia vaginal. Tal procedimento pode exigir o encaminhamento a um centro de atendimento terciário.

Hemorragia pós-parto tardia ("secundária")

▶ Se a anemia for grave (hemoglobina abaixo de 7 g/dL ou o hematócrito abaixo de 20%), providenciar uma transfusão (p. B-45) e fornecer ferro oral e ácido fólico (p. S-126).

MANEJO DAS COMPLICAÇÕES NA GESTAÇÃO E NO PARTO **133**

- Se houver sinal de infecção (febre, secreção vaginal com mau cheiro), dar antibióticos como para endomiometrite (p. S-204).

> A HPP prolongada ou tardia pode ser um sinal de endomiometrite.

- Dar fármacos ocitócicos (Tabela S-8, p. S-128).
- Se a cérvice estiver dilatada, explorar com a mão para remover os coágulos grandes e os fragmentos de placenta. A exploração manual é similar à técnica descrita para remover a placenta retida (p. P-313).
- Se a cérvice não estiver dilatada, curetar o útero para remover os fragmentos placentários (p. P-303).
- Raramente, se o sangramento continuar, considerar a ligadura da artéria uterina e útero-ovariana (p. P-335) ou a histerectomia (p. P-339).
- Realizar o exame histológico da amostra da curetagem ou da histerectomia, se possível, para descartar o tumor trofoblástico.

CEFALÉIA, VISÃO BORRADA, CONVULSÕES OU PERDA DE CONSCIÊNCIA, PRESSÃO SANGÜÍNEA ELEVADA

PROBLEMAS

- A gestante ou a mulher que teve um parto recente queixa-se de cefaléia forte ou visão borrada.
- A gestante ou a mulher que teve um parto recente é encontrada inconsciente ou tendo convulsões.
- A gestante tem pressão sangüínea elevada.

MANEJO GERAL

- Se a mulher estiver inconsciente ou com convulsões, PEDIR AJUDA e mobilizar urgentemente todo o pessoal disponível.
- Fazer uma rápida avaliação da condição geral da paciente, incluindo os sinais vitais (pulso, pressão sangüínea, respiração) enquanto descobre simultaneamente a história de doenças passadas e presentes (dela mesma ou de seus parentes).
- Se ela não estiver respirando ou sua respiração estiver deprimida:
  - Verificar as vias aéreas e intubar, se necessário.
  - Se ela não estiver respirando, auxiliar a ventilação com o ambu e a máscara e dar oxigênio 4 a 6 L por minuto, via tubo endotraqueal.
  - Se ela estiver respirando, dar oxigênio 4 a 6 L por minuto, por máscara ou por cânula nasal.
- Se ela estiver inconsciente:
  - Verificar as vias aéreas e a temperatura.
  - Posicioná-la sobre o seu lado esquerdo.
  - Verificar a rigidez da nuca.
- Se ela estiver com convulsões:
  - Posicioná-la sobre o seu lado esquerdo para reduzir o risco de aspiração de secreções, vômito e sangue.
  - Protegê-la contra lesões (queda), mas não tentar contê-la.
  - Proporcionar supervisão constante.
  - Se for diagnosticada eclâmpsia (Tabela S-9, p. S-138), dar sulfato de magnésio (Quadro S-3, p. S-144).

136   Seção 2 **SINTOMAS**

– Se a causa das convulsões não tiver sido determinada, manejar como eclâmpsia e continuar a investigar as outras causas.

DIAGNÓSTICO DE DISTÚRBIOS HIPERTENSIVOS

Os distúrbios hipertensivos da gestação incluem a hipertensão induzida pela gestação e a hipertensão crônica (elevação da pressão sangüínea antes de 20 semanas de gestação). A cefaléia, a visão borrada, as convulsões e a perda de consciência estão freqüentemente associadas à hipertensão na gestação, mas não são necessariamente específicas dela. Outras condições que podem causar convulsões ou coma incluem a epilepsia, a malária complicada, a lesão cerebral, a meninigite, a encefalite, etc. Ver Tabela S-9, p. S-138 para maiores informações sobre o diagnóstico.

> ❱ A pressão sangüínea diastólica é um bom indicador de prognóstico para o manejo dos distúrbios hipertensivos na gestação:
>   – A pressão sangüínea diastólica é tomada no ponto em que os sons arteriais desaparecem:
>   • uma leitura falsamente alta é obtida se o manguito não envolver pelo menos três quartos da circunferência do braço;
>   • um manguito mais largo deve ser usado quando o diâmetro da parte superior do braço for superior a 30 cm;
>   – A pressão sangüínea diastólica mede a resistência periférica e não varia com o estado emocional da mulher, enquanto a sistólica varia.

> ❱ Se a pressão sangüínea diastólica for 90 mmHg ou mais, em duas leituras consecutivas tomadas em intervalos de 4 horas ou mais, diagnosticar hipertensão (se houver necessidade de um parto imediato ou se a pressão sangüínea diastólica for 110 mmHg ou mais, um intervalo de tempo inferior a 4 horas é aceitável):
>   – Se a hipertensão ocorrer após 20 semanas de gestação, durante o trabalho de parto e/ou em 48 horas após o parto é classificada como hipertensão induzida pela gestação.
>   – Se a hipertensão ocorrer antes de 20 semanas de gestação, é classificada como hipertensão crônica.

Proteinúria

A presença de proteinúria muda o diagnóstico de hipertensão induzida pela gestação para pré-eclâmpsia. Outras condições causam a proteinúria e são possíveis resultados falso-positivos. A infecção urinária, a anemia grave, a falência cardíaca e o trabalho de parto prolongado podem causar proteinúria. O sangue na urina devido ao trauma do cateter, a esquistossomose e a contaminação por sangue vaginal podem dar resultados falso-positivos.

A amostragem de urina aleatória com o teste de fita para a proteína é um instrumento de triagem útil. A mudança de negativo para positivo durante a gestação é um sinal de alerta. Se o teste de fita não estiver disponível, uma amostra de urina pode ser fervida em um tubo de ensaio limpo. Adicionar uma gota de ácido acético a 2% para verificar precipitados persistentes que podem ser quantificados como uma porcentagem de proteína para o volume total da amostra. As secreções vaginais ou o líquido amniótico podem contaminar as amostras de urina. Apenas as amostras limpas do jato intermediário devem ser usadas. A cateterização para tal finalidade não se justifica devido ao risco de infecção do trato urinário.

> A pressão sangüínea diastólica isolada é um indicador exato de hipertensão na gestação. A pressão sangüínea elevada e a proteinúria, no entanto, definem a pré-eclâmpsia.

Hipertensão induzida pela gestação

As pacientes com distúrbios de hipertensão induzida pela gestação podem evoluir da doença leve até condições mais sérias. As classes de hipertensão induzida pela gestação são:

- hipertensão sem proteinúria ou edema;
- pré-eclâmpsia leve;
- pré-eclâmpsia grave;
- eclâmpsia.

> Uma pequena proporção de mulheres com eclâmpsia tem pressão sangüínea normal. Tratar todas as que apresentarem convulsões como se tivessem eclâmpsia, até a confirmação de outro diagnóstico.

Lembrar-se de que:

- A pré-eclâmpsia leve em geral não tem sintomas.
- A proteinúria aumentada é um sinal de piora da pré-eclâmpsia.
- O edema dos pés e das extremidades inferiores não é considerado um sinal confiável de pré-eclâmpsia.

> A hipertensão induzida pela gestação pode apresentar apenas a hipertensão como sinal.

- A pré-eclâmpsia leve pode evoluir rapidamente para a grave. O risco de complicações, incluindo a eclâmpsia, aumenta grandemente na pré-eclâmpsia grave.

138 Seção 2 **SINTOMAS**

Tabela S-9 Diagnóstico de cefaléia, visão borrada, convulsões ou perda de consciência, pressão sangüínea elevada

Sintomas de apresentação e outros sinais e sintomas tipicamente presentes	Sinais e sintomas algumas vezes presentes	Diagnóstico provável
▶ Pressão sangüínea diastólica de 90 mmHg ou mais, antes de 20 semanas de gestação		Hipertensão crônica, p. S-148
▶ Pressão sangüínea diatólica de 90 a 110 mmHg, antes de 20 semanas de gestação ▶ Proteinúria acima de 2+		Hipertensão crônica com leve pré-eclâmpsia sobreposta, p. S-142
▶ Duas leituras de pressão sangüínea diastólica de 90 a 110 mmHg, com intervalo de 4 horas, depois de 20 semanas de gestação ▶ Sem proteinúria		Hipertensão induzida pela gestação, p. S-141
▶ Duas leituras de pressão sangüínea diastólica de 90 a 110 mmHg com intervalo de 4 horas, depois de 20 semanas de gestação ▶ Proteinúria acima de 2+		Pré-eclâmpsia leve, p. S-142
▶ Pressão sangüínea diastólica de 110 mmHg ou mais, depois de 20 semanas de gestação ▶ Proteinúria 3+ ou mais	▶ Hiper-reflexia ▶ Cefaléia (freqüência aumentada, não-aliviada por analgésico regular) ▶ Visão borrada ▶ Oligúria (eliminação de menos de 400 mL de urina em 24 horas) ▶ Dor na parte superior do abdome (dor epigástrica ou dor no quadrante superior direito) ▶ Edema pulmonar	Pré-eclâmpsia grave[a], p. S-143

[a] Se a mulher apresentar um desses sinais e sintomas listados sob pré-eclâmpsia grave, diagnosticá-lo como tal.

MANEJO DAS COMPLICAÇÕES NA GESTAÇÃO E NO PARTO **139**

Tabela S-9 Diagnóstico de cefaléia, visão borrada, convulsões ou perda de consciência, pressão sangüínea elevada (*continuação*)

Sintomas de apresentação e outros sinais e sintomas tipicamente presentes	Sinais e sintomas algumas vezes presentes	Diagnóstico provável
▶ Convulsões ▶ Pressão sangüínea diastólica de 90 mmHg ou mais, depois de 20 semanas de gestação ▶ Proteinúria 2+ ou mais	▶ Coma (inconsciência) ▶ Outros sinais e sintomas de pré-eclâmpsia grave	Eclâmpsia, p. S-143
▶ Trismo (dificuldade para abrir a boca e mastigar)	▶ Espasmos da face, pescoço, tronco ▶ Costas arqueadas ▶ Abdome em tábua ▶ Espasmos espontâneos violentos	Tétano, p. S-148
▶ Convulsões ▶ História passada de convulsões ▶ Pressão sangüínea normal		Epilepsia[b], p. S-149
▶ Febre ▶ Calafrios/rigidez ▶ Cefaléia ▶ Dor muscular/articular	▶ Baço aumentado	Malária sem complicações, p. S-197
▶ Sinais e sintomas de malária sem complicações ▶ Coma ▶ Anemia	▶ Convulsões ▶ Icterícia	Malária grave/ complicada, p. S-150
▶ Cefaléia ▶ Rigidez de nuca ▶ Fotofobia ▶ Febre	▶ Convulsão ▶ Confusão ▶ Sonolência ▶ Coma	Meningite[bc], encefalite[bc]
▶ Cefaléia ▶ Visão borrada	▶ Vômitos	Enxaqueca[d]

[b] Se o diagnóstico de eclâmpsia não puder ser descartado, continuar o tratamento.

[c] Examinar o líquido espinal e dar o tratamento apropriado para meningite ou encefalite.

[d] Dar analgésicos (p. ex., paracetamol 500 mg, VO, quando necessário).

140   Seção 2   **SINTOMAS**

- As convulsões com sinais de pré-eclâmpsia indicam eclâmpsia. As convulsões:
  - podem ocorrer independente da gravidade da hipertensão;
  - são difíceis de prever e ocorrem tipicamente na ausência de hiper-reflexia, cefaléia ou mudanças visuais;*
  - ocorrem após o parto em aproximadamente 25% dos casos;
  - são tônico-clônicas e parecem as convulsões do grande mal da epilepsia;
  - podem recorrer em rápida seqüência, como no estado epiléptico, e terminar em morte;
  - não serão observadas se a mulher estiver só;
  - podem ser seguidas pelo coma – que dura minutos ou horas, dependendo da freqüência das convulsões.

Não dar ergometrina para as gestantes com pré-eclâmpsia, eclâmpsia ou pressão sangüínea alta, porque ela aumenta o risco de convulsões e de acidentes vasculares cerebrais.

MANEJO DA HIPERTENSÃO INDUZIDA PELA GESTAÇÃO

Ver prevenção da hipertensão induzida pela gestação (Quadro S-2).

Hipertensão induzida pela gestação

Manejo com base ambulatorial:

- Monitorar semanalmente a pressão sangüínea, a urina (quanto à proteinúria) e a condição fetal.
- Se a pressão sangüínea piorar, manejar como pré-eclâmpsia leve (p. S-142).
- Se houver sinal de restrição grave do crescimento fetal ou de comprometimento fetal, hospitalizar a gestante para investigação e para possível realização de parto imediato.
- Aconselhar a mulher e sua família sobre os sinais de perigo indicando pré-eclâmpsia ou eclâmpsia.
- Se todas as observações permanecerem estáveis, permitir o prosseguimento do trabalho de parto e do parto normais (p. B-75).

---

* N. de R.T. Ou ainda, podem apresentar sinais pré-monitórios: cefaléia, escotomas (visão borrada) ou epigastralgia.

Quadro S-2 Prevenção da hipertensão induzida pela gestação

- Restringir as calorias, os líquidos e a ingesta de sal NÃO previne a hipertensão induzida pela gestação e pode até ser nocivo ao feto.
- Os efeitos benéficos da aspirina, do cálcio e de outros agentes na prevenção da hipertensão induzida pela gestação ainda não foram comprovados.
- A detecção e o manejo precoces nas mulheres com fatores de risco são cruciais no manejo da hipertensão induzida pela gestação e na prevenção de convulsões. Essas mulheres devem ser acompanhadas regularmente e receber instruções claras sobre quando retornar ao profissional de saúde. A educação dos membros mais próximos da família é igualmente importante, não apenas para que entendam a significação da evolução dos sinais de hipertensão induzida pela gestação, mas também para aumentar o apoio social quando forem necessárias a hospitalização e as mudanças nas atividades de trabalho.

Pré-eclâmpsia leve

Gestação com menos de 37 semanas

Se os sinais permanecerem iguais ou normalizarem, acompanhar a saúde da paciente duas vezes por semana, como em casos ambulatoriais:

- Monitorar a pressão sangüínea, a urina (quanto à proteinúria), os reflexos e a condição fetal.
- Aconselhar a mulher e sua família sobre os sinais de perigo da pré-eclâmpsia grave ou da eclâmpsia.
- Recomendar os períodos de repouso adicionais.
- Estimular a paciente a ingerir uma dieta normal (não devem ser feitas restrições ao sal).
- Não dar anticonvulsivantes, anti-hipertensivos, sedativos ou tranqüilizantes.
- Se não for possível o acompanhamento ambulatorial, hospitalizar a mulher:
  - Proporcionar uma dieta normal (não devem ser feitas restrições ao sal).
  - Monitorar a pressão sangüínea (duas vezes por dia) e a urina quanto à proteinúria (diariamente).
  - Não dar anticonvulsivantes, anti-hipertensivos, sedativos ou tranqüilizantes, a não ser que a pressão sangüínea e o nível de proteína urinária aumentem.
  - Não dar diuréticos, pois são prejudiciais e apenas indicados para o uso na pré-eclâmpsia com edema pulmonar ou falência cardíaca congestiva.
  - Se a pressão diastólica diminuir para níveis normais ou a condição permanecer estável, mandar a mulher para casa:

142 Seção 2 **SINTOMAS**

- recomendar repouso e ficar atento para o inchaço ou edema significativo ou os sintomas de pré-eclâmpsia grave;
- vê-la duas vezes por semana para monitorar a pressão sangüínea, a urina (quanto à proteinúria) e a condição fetal e para investigar os sinais e sintomas de pré-eclâmpsia grave;
- se a pressão diastólica elevar-se novamente, hospitalizar a paciente.
- Se os sinais permanecerem sem modificações, manter a gestante no hospital. Continuar o mesmo manejo e monitorar o crescimento fetal pela altura do fundo à sínfise (altura uterina).
- Se houver sinal de restrição do crescimento, considerar o parto antecipado. Caso contrário, continuar a hospitalização até o termo.

▸ Se o nível de proteína urinária aumentar, manejar como pré-eclâmpsia grave (ver a seguir).

NOTA: Os sinais e sintomas de pré-eclâmpsia não desaparecem completamente até depois do final da gestação.

Gestação com mais de 37 semanas

Se houver sinal de comprometimento fetal, investigar a cérvice (p. P-260) e apressar o parto:

▸ Se a cérvice for favorável (mole, fina, parcialmente dilatada), romper as membranas* com o amniótomo ou com uma pinça de Kocher e induzir o trabalho parto de parto usando ocitocina ou prostaglandinas (p. P-259).

▸ Se não for favorável (firme, grossa, fechada), amadurecê-la usando prostaglandinas (p. P-265), ou realizar uma cesariana (p. P-281).

Pré-eclâmpsia grave e eclâmpsia

A pré-eclâmpsia grave e a eclâmpsia são manejadas similarmente, com a exceção de que na eclampsia o parto deve ocorrer em 12 horas do surgimento de convulsões. TODOS os casos de pré-eclâmpsia grave devem ser manejados ativamente. Os sinais e sintomas de "eclâmpsia iminente" (visão borrada, hiper-reflexia) não são confiáveis, e o manejo expectante não é recomendado.

Manejo durante a convulsão

▸ Dar fármacos anticonvulsivantes (p. S-143).

▸ Juntar o equipamento (vias aéreas, sucção, máscara e bolsa, oxigênio) e dar oxigênio 4 a 6 L por minuto.

---

* N. de R.T. Se a apresentação cefálica estiver insinuada e baixa.

MANEJO DAS COMPLICAÇÕES NA GESTAÇÃO E NO PARTO **143**

▶ Proteger a mulher contra lesão, mas não contê-la ativamente.
▶ Colocar a mulher sobre o seu lado esquerdo, a fim de reduzir o risco de aspiração das secreções, do vômito e do sangue.
▶ Depois da convulsão, aspirar a boca e a garganta, quando necessário.

Manejo geral

▶ Se a pressão sangüínea diastólica permanecer acima de 110 mmHg, dar anti-hipertensivos (p. S-145). Reduzir a pressão sangüínea diastólica para menos de 100 mmHg, mas não abaixo de 90 mmHg.
▶ Iniciar uma infusão IV e infundir líquidos IV (p. B-43).
▶ Manter um gráfico rígido do equilíbrio hídrico e monitorar a quantidade de líquidos administrados e a eliminação de urina para garantir que não haja sobrecarga de líquidos.
▶ Cateterizar a bexiga para monitorar a eliminação urinária e a proteinúria.
▶ Se a eliminação urinária for abaixo de 30 mL por hora:

  – Suspender o sulfato de magnésio e infundir líquidos IV (soro fisiológico ou Ringer lactato), 1L em 8 horas.
  – Monitorar o desenvolvimento do edema pulmonar.

▶ Nunca deixar a mulher sozinha. Uma convulsão seguida de aspiração do vômito pode causar a morte da gestante e do feto.
▶ Observar os sinais vitais, os reflexos e a freqüência cardíaca fetal de hora em hora.
▶ Auscultar as bases do pulmão de hora em hora quanto a estertores indicando edema pulmonar. Se forem ouvidos, suspender os líquidos e dar 40 mg de furosemida IV uma vez.
▶ Investigar o estado coagulatório com o teste de coagulação à cabeceira (p. S-102). A não-formação de um coágulo depois de 7 minutos ou um coágulo mole que rompe-se facilmente sugere coagulopatia (p. S-119).

Fármacos anticonvulsivantes

Um fator-chave na terapia anticonvulsiva é a administração adequada de tais fármacos. As convulsões nas mulheres hospitalizadas são causadas mais freqüentemente pela falta de tratamento. O sulfato de magnésio é o fármaco de escolha para a prevenção e o tratamento das convulsões na pré-eclâmpsia grave e na eclâmpsia. A administração é resumida no Quadro S-3, p. S-144.

Se o sulfato de magnésio não estiver disponível, o diazepam pode ser usado – embora haja um risco maior de depressão respiratória neonatal, pois ele atravessa livremente a placenta. Uma única dose de diazepam para abortar uma convulsão raramente causa depressão respiratória neonatal. A administração IV contínua de longa duração aumenta o risco de depressão respiratória nos bebês que podem já estar sofrendo os efeitos da isquemia útero-placentária e da prematuridade. Tais efeitos podem durar vários dias. A administração de diazepam é resumida no Quadro S-4, p. S-145.

144 Seção 2 **SINTOMAS**

Quadro S-3 Esquemas de sulfato de magnésio para a pré-eclâmpsia grave e a eclâmpsia

---

Dose de ataque
- Sulfato de magnésio solução a 20%, 4 g IV durante 5 minutos.
- Acompanhar imediatamente de 10 g de solução de sulfato de magnésio a 50%, 5 g em cada nádega como injeção IM profunda com 1 mL de lidocaína a 2% na mesma seringa. Assegurar que seja praticada a técnica asséptica ao dar a injeção de sulfato de magnésio. Avisar a mulher de que uma sensação de calor será sentida quando o sulfato de magnésio for dado.
- Se a convulsão recorrer depois de 15 minutos, dar 2 mg de sulfato de magnésio (solução a 50%), IV, durante 5 minutos.

Dose de manutenção
- 5 g de sulfato de magnésio (solução a 50%) + 1 mL de lidocaína 2%, IM, a cada 4 horas, alternando as nádegas.
- Continuar o tratamento com sulfato de magnésio durante 24 horas após o parto ou a última convulsão, o que ocorrer por último.

Antes de repetir a administração, assegurar que:
- A freqüência respiratória seja de, no mínimo,16 movimentos por minuto,
- Os reflexos patelares estejam presentes;
- A eliminação urinária seja de, no mínimo, 30 mL por hora durante 4 horas.

Suspender ou adiar o fármaco se:
- A freqüência respiratória cair abaixo de 16 movimentos por minuto;
- Os reflexos patelares estiverem ausentes;
- A eliminação urinária cair abaixo de 30 mL por hora, durante as 4 horas precedentes.

Manter o antídoto pronto
- No caso de parada respiratória:
  - Auxiliar a ventilação (máscara e bolsa, aparelho de anestesia, intubação).
  - Dar gluconato de cálcio 1g (10 mL de solução a 10%) IV lentamente até a respiração começar a antagonizar os efeitos do sulfato de magnésio.

Fármacos anti-hipertensivos

Se a pressão diastólica for de 110 mmHg ou mais, dar fármacos anti-hipertensivos. A meta é manter a pressão diatólica entre 90 mmHg e 100 mm Hg para prevenir a hemorragia cerebral. A hidralazina é o fármaco de escolha.

- Dar hidralazina 5 mg IV lentamente a cada 5 minutos, até que a pressão sangüínea baixe. Repetir de hora em hora, quando necessário, ou dar hidralazina 12,5 mg, IM, a cada 2 horas, quando necessário.
- Se a hidralazina não estiver disponível, dar

MANEJO DAS COMPLICAÇÕES NA GESTAÇÃO E NO PARTO **145**

Quadro S-4 Esquemas de diazepam para pré-eclâmpsia grave e eclâmpsia

Nota: Use diazepam apenas quando o sulfato de magnésio não estiver disponível.

Administração intravenosa

Dose de ataque
▸ Diazepam 10 mg, IV lentamente, durante 2 minutos.
▸ Se as convulsões recorrerem, repetir a dose de ataque.

Dose de manutenção
▸ Diazepam 40 mg em 500 mL de líquido intravenoso (soro fisiológico ou Ringer lactato) titulado para manter a mulher sedada, mas despertável.
▸ A depressão respiratória materna pode ocorrer quando a dose exceder 30 mg em 1 hora
 – Auxiliar a ventilação (máscara e bolsa, aparelho de anestesia, intubação), se necessário.
 – Não dar mais do que 100 mg em 24 horas.

Administração retal
▸ Dar diazepam retalmente quando o acesso IV não for possível. A dose de ataque é 20 mg em uma seringa de 10 mL. Remover a agulha, lubrificar o êmbolo e inserir a seringa no reto até a metade de seu comprimento. Descarregar o conteúdo e deixar a seringa no lugar, segurando as nádegas juntas durante 10 minutos para prevenir a expulsão do fármaco. Alternativamente, o fármaco pode ser instilado no reto através de um cateter.
▸ Se as convulsões não forem controladas em 10 minutos, administrar 10 mg adicionais por hora ou mais, dependendo do tamanho da mulher e de sua resposta clínica.

 – Labetolol 10 mg IV:
 • se a resposta for inadequada (a pressão sangüínea diastólica permanecer acima de 110 mmHg) depois de 10 minutos, dar 20 mg de labetolol IV;
 • aumentar a dose para 40 mg e depois para 80 mg se não for obtida uma resposta satisfatória depois de 10 minutos de cada dose;
 • OU nifedipina 5 mg sob a língua;
 • se a resposta for inadequada (a pressão diatólica permanecer acima de 110 mmHg) depois de 10 minutos, dar 5 mg adicionais sob a língua.

NOTA: Há uma preocupação relativa à possibilidade de uma interação com o sulfato de magnésio, a qual pode levar à hipotensão.

146 Seção 2 **SINTOMAS**

Parto

O parto deve ocorrer logo que a condição da gestante estiver estabilizada. O atraso do parto para aumentar a maturidade fetal colocará em risco a vida de ambos. O parto deve ocorrer independente da idade gestacional.

> Na pré-eclâmpsia grave, o parto deve ocorrer em 24 horas do surgimento dos sintomas. Na eclâmpsia, o parto deve ocorrer em 12 horas a partir do início das convulsões.

- Investigar a cérvice (p. P-260).
- Se a cérvice for favorável (mole, fina, parcialmente dilatada), romper as membranas com o amniótomo ou com uma pinça de Kocher e induzir o trabalho de parto com ocitocina ou prostaglandinas (p. P-259).
- Se não for antecipado um parto vaginal em 12 horas (para a eclâmpsia) ou 24 horas (para a pré-eclâmpsia grave), fazer uma cesariana (p. P-281).
- Se houver anormalidade na freqüência cardíaca fetal (menos de 100 ou mais de 180 bpm), realizar uma cesariana (p. P-281).
- Se a cérvice for desfavorável (firme, grossa, fechada) e o feto estiver vivo, realizar uma cesariana (p. P-281).
- Se não houver anestesia segura disponível para a cesariana ou se o feto estiver morto ou prematuro demais para sobreviver:
  - Dar preferência ao parto vaginal.
  - Se a cérvice for desfavorável (firme, grossa, fechada), amadurecê-la usando misoprostol, prostaglandina ou um cateter de Foley (p. P-265).

NOTA: Se for realizada uma cesariana, garantir que:

- A coagulopatia tenha sido descartada.
- A anestesia geral segura esteja disponível. A raquianestesia está associada ao risco de hipotensão. Tal risco pode ser reduzido se líquidos IV adequados (500 a 1.000 mL) forem infundidos antes da administração do anestésico (p. P-253).

> Não usar anestesia local ou cetamina nas gestantes com pré-eclâmpsia ou eclâmpsia.

Atendimento pós-parto

- A terapia anticonvulsiva deve ser mantida por 24 horas após o parto ou a última convulsão, o que ocorrer por último.

MANEJO DAS COMPLICAÇÕES NA GESTAÇÃO E NO PARTO **147**

- Continuar a terapia anti-hipertensiva enquanto a pressão diastólica for de 110 mmHg ou mais.
- Continuar a monitorar a eliminação de urina.

Encaminhamento ao atendimento de nível terciário

Considerar o encaminhamento das mulheres que têm:

- oligúria persistindo por até 48 horas após o parto;
- falha na coagulação (p. ex., coagulopatia [p. S-119] ou hemólise, enzimas hepáticas elevadas e plaquetas baixas (síndrome HELLP);
- coma persistente durante mais de 24 horas após a convulsão.

COMPLICAÇÕES DA HIPERTENSÃO INDUZIDA PELA GESTAÇÃO

As complicações podem causar resultados perinatais e maternos adversos. Como as complicações são, com freqüência, de difícil tratamento, devem ser feitos esforços para preveni-las (diagnóstico precoce e manejo apropriado). Os profissionais de saúde devem estar conscientes de que o manejo também pode levar a complicações. Manejá-las como a seguir:

- Se a restrição ao crescimento fetal for grave, apressar o parto.
- Se houver o aumento da sonolência ou o coma, suspeitar de hemorragia cerebral:
  – Reduzir a pressão sangüínea lentamente para reduzir o risco de hemorragia cerebral.
  – Proporcionar terapia de apoio.
- Se houver suspeita de falência do coração, rim ou fígado, proporcionar terapia de apoio e observar.
- Se o teste de coagulação mostrar falha na formação do coágulo depois de 7 minutos ou um coágulo mole que se rompe com facilidade, suspeitar de coagulopatia (p. S-119).
- Se a mulher tiver vias IV e cateteres, ela está propensa a infecção. Usar as técnicas apropriadas de prevenção de infecção; (p. B-39) e monitorar de perto os sinais de infecção.
- Se a mulher estiver recebendo líquidos intravenosos, ela está em risco de sobrecarga circulatória. Manter um gráfico rígido do equilíbrio hídrico e monitorar a quantidade de líquidos administrados e a eliminação urinária.

HIPERTENSÃO CRÔNICA

- Estimular períodos de repouso adicionais.
- Os altos níveis da pressão sangüínea mantêm a perfusão renal e placentária em hipertensão crônica; a redução da pressão sangüínea re-

148 Seção 2 **SINTOMAS**

sultará em diminuição da perfusão. A pressão sangüínea não deve ser diminuída abaixo do nível pré-gestacional. Não há evidência de que o tratamento agressivo para baixar a pressão sangüínea aos níveis normais melhore o resultado fetal ou materno:

- Se a mulher usava um medicamento anti-hipertensivo antes da gestação e a doença está bem-controlada, continuar a mesma medicação, se aceitável para a gestante.
- Se a pressão sangüínea diastólica for de 110 mmHg ou mais, ou a pressão sangüínea sistólica for de 160 mmHg ou mais, tratar com fármacos anti-hipertensivos (p. S-145).
- Se a proteinúria ou outros sinais e sintomas estiverem presentes, considerar a pré-eclâmpsia sobreposta e controlar como pré-eclâmpsia leve (p. S-142).

▶ Monitorar o crescimento e a condição fetal.
▶ Se não houver complicações, o parto deve ser a termo.
▶ Se desenvolver-se a pré-eclâmpsia, manejar como pré-eclâmpsia leve (p. S-142) ou pré-eclâmpsia grave (p. S-143).
▶ Se houver anormalidade na freqüência cardíaca fetal (menos de 100 ou mais de 180 bpm), suspeitar de sofrimento fetal (p. S-189).
▶ Se a restrição ao crescimento fetal for grave e a data da gestação for correta, investigar a cérvice (p. P-260) e considerar o parto.

NOTA: A investigação da gestação pelo ultra-som no final da gestação não é acurada:

- Se a cérvice for favorável (mole, fina, parcialmente dilatada), romper as membranas com o amniótomo ou a pinça de Kocher e induzir o trabalho de parto usando ocitocina ou prostaglandinas (p. P-259).
- Se a cérvice for desfavorável (firme, grossa, fechada), amadurecê-la usando prostaglandinas ou um cateter de Foley (p. P-265).

▶ Observar as complicações incluindo o descolamento prematuro de placenta (p. S-118) e a pré-eclâmpsia sobreposta (ver Pré-eclâmpsia leve, p. S-142).

TÉTANO

O *Clostridium tetani* pode penetrar na cavidade uterina por intermédio de instrumentos ou de mãos pouco limpas, principalmente durante os abortos não-profissionais ou os partos fora do hospital. O recém-nascido é geralmente infectado pelos instrumentos contaminados usados no corte do cordão ou das substâncias contaminadas aplicadas como curativos tradicionais ao cordão.

O tratamento deve iniciar assim que possível.

MANEJO DAS COMPLICAÇÕES NA GESTAÇÃO E NO PARTO **149**

Quadro S-5 Imunização do tétano

Quando a mãe tem imunidade ativa, os anticorpos atravessam a placenta, protegendo o recém-nascido. A mulher é considerada protegida quando recebeu duas doses de vacina, com um intervalo de pelo menos 4 semanas e tendo transcorrido, no mínimo, 4 semanas entre a última dose da vacina e o término da gestação. As mulheres que receberam uma série de vacinas (cinco injeções) mais do que 10 anos antes da atual gestação devem receber um reforço. No caso da maioria das mulheres, é recomendado o reforço das doses em cada gestação.

Se uma mulher imunizada teve um aborto séptico ou um parto não-higiênico, dar a ela uma injeção de reforço de toxóide tetânico, 0,5 mL IM. Se ela não foi imunizada antes, dar o soro antitetânico 1.500 unidades, IM, seguido de uma injeção de reforço do toxóide tetânico 0,5 mL depois de 4 semanas.

- Controlar os espasmos com diazepam 10 mg, IV, lentamente, durante 2 minutos. Se os espasmos forem graves, a mulher talvez tenha de ser curarizada e colocada em ventilação. Tal atendimento pode ser possível apenas em um centro de atendimento terciário.
- Proporcionar atendimento geral:
  - Atender em um quarto silencioso, mas monitorar de perto.
  - Evitar os estímulos desnecessários.
  - Manter a hidratação e a nutrição.
  - Tratar a infecção secundária.
- Dar 3.000 unidades de antitoxina tetânica, IM, a fim de neutralizar a toxina absorvida.
- Prevenir a produção posterior de toxina:
  - Remover a causa de sepse (p. ex., remover o tecido infectado da cavidade uterina em caso de aborto séptico).
  - Dar 2 milhões de unidades de benzilpenicilina, IV, a cada 4 horas, durante 48 horas; depois dar ampicilina 500 mg, VO, 3 vezes ao dia, durante 10 dias.

EPILEPSIA

As mulheres com epilepsia podem apresentar convulsões durante a gestação. Como muitas outras doenças crônicas, ela piora em algumas mulheres durante a gestação, e melhora em outras. Na maioria dos casos, no entanto, a epilepsia não é afetada pela gestação.

- Observar a gestante. Em geral, aquelas com epilepsia têm maior risco de:
  - hipertensão induzida pela gestação;
  - trabalho de parto prematuro;
  - infantes com baixo peso ao nascer;

150 Seção 2 **SINTOMAS**

- infantes com malformações congênitas;
- mortalidade perinatal.

❯ Visar ao controle da epilepsia com a menor dose de um único fármaco. Evitar os fármacos associados com malformações congênitas no início da gestação (p. ex., ácido valpróico).

❯ Se a mulher estiver com convulsões, dar 10 mg de diazepam, IV, lentamente, durante 2 minutos. Repetir caso as convulsões recorrerem após 10 minutos.

❯ Se as convulsões continuarem (estado de mal epilético), infundir 1 g de fenitoína (aproximadamente 18 mg/kg de peso) em 50 a 100 mL de soro fisiológico durante 30 minutos (a concentração final não deve exceder 10 mg mL:

NOTA: Apenas o soro fisiológico pode ser usado para infundir fenitoína. Todos os outros líquidos IV causam a cristalização da fenitoína.

- Lavar a via IV com soro fisiológico antes e depois de infundir fenitoína.
- Não infundir a substância em uma velocidade que exceda 50 mg por minuto devido ao risco de batimentos cardíacos irregulares, hipotensão e depressão respiratória.
- Completar a administração em uma hora.

❯ Se for sabido que a mulher é epiléptica, dar a ela a mesma medicação que já tomava. Acompanhá-la regularmente e ajustar a dose de medicamento de acordo com a resposta.

❯ Se for sabido que a mulher é epiléptica, mas ela não recordar os detalhes da sua medicação, dar 100 mg de fenitoína, VO, 3 vezes ao dia. Acompanhá-la regularmente e ajustar a dose do medicamento de acordo com a situação clínica.

❯ A deficiência de ácido fólico pode ser causada pelos fármacos anticonvulsivantes. Dar 600 µg de ácido fólico, VO, diariamente, em conjunto com o tratamento anti-epiléptico na gestação.

❯ A fenitoína pode causar deficiência neonatal de vitamina K-dependente dos fatores de coagulação. Isso pode ser minimizado ministrando 1 mg de vitamina K IM ao recém-nascido.

❯ A avaliação das causas subjacentes de convulsões é indicada se as convulsões forem recentes. Isso só pode ser possível no nível de atendimento terciário.

Malária grave/complicada

A malária grave na gestação pode ser diagnosticada erroneamente como eclâmpsia. Se uma gestante que vive em uma área de malária tiver febre, cefaléia ou convulsões, e o diagnóstico de malária não for excluído, é essencial tratar a grávida tanto para malária quanto para eclâmpsia.

> As gestantes com malária grave são particularmente mais propensas à hipoglicemia, ao edema pulmonar, à anemia e ao coma.

Fármacos antimalária

O quinino continua a ser o tratamento de primeira linha em muitos países e pode ser usado com segurança durante toda a gestação. Quando disponíveis, o artesunato IV ou o artemeter IM são os fármacos de escolha no segundo e no terceiro trimestres. Seu uso no primeiro trimestre deve equilibrar suas vantagens sobre o quinino (melhor tolerabilidade, menos hipoglicemia) com a limitada documentação dos resultados na gestação.

Dicloridrato de quinino

DOSE DE ATAQUE

▶ Infundir dicloridrato de quinino 20 mg/kg de peso em líquidos IV (dextrose a 5%, soro fisiológico ou Ringer lactato) durante 4 horas:
- – Nunca dar uma injeção IV em bolo de quinino.
- – Se for sabido que a mulher tomou uma dose adequada de quinino (1,2 g) nas 12 horas precedentes, não dar a dose de ataque. Prosseguir com a dose de manutenção (ver a seguir).
- – Se a história do tratamento é desconhecida ou pouco clara, dar a dose de ataque de quinino.
- – Usar 100 a 500 mL de líquidos IV dependendo do estado do equilíbrio hídrico.

▶ Esperar 4 horas antes de dar a dose de manutenção.

DOSE DE MANUTENÇÃO

▶ Infundir dicloridrato de quinino 10 mg/kg de peso durante 4 horas. Repetir a cada 8 horas (p. ex., infusão de quinino durante 4 horas, sem quinino durante 4 horas, infusão de quinino durante 4 horas etc.).

NOTA: Monitorar os níveis de glicose sangüínea quanto à hipoglicemia de hora em hora, enquanto a mulher está recebendo quinino IV (p. S-153).

▶ Continuar o esquema de dose de manutenção até a gestante ficar consciente e capaz de deglutir e dar:
- – dicloridrato de quinino ou sulfato de quinino 10 mg/kg de peso, VO, a cada 8 horas até completar 7 dias de tratamento;
- – OU nas áreas onde a sulfadiazina/pirimetamina é efetiva, dar 3 comprimidos em dose única.

152 Seção 2 **SINTOMAS**

Artesunato intravenoso

DOSE DE ATAQUE
- Dar 2,4 mg/kg de peso de artesunato IV em bolo, no primeiro dia do tratamento.

DOSE DE MANUTENÇÃO
- Dar 1,2 mg/kg de peso de artesunato IV em bolo, uma vez por dia, começando no segundo dia do tratamento.
- Continuar o esquema de dose de manutenção até a mulher ficar consciente e capaz de deglutir e dar, então, 2 mg/kg de peso de artesunato, VO, uma vez por dia, até completar 7 dias de tratamento.

Artemeter intramuscular

DOSE DE ATAQUE
- Dar 3,2 mg/kg de peso de artemeter IM, dose única, no primeiro dia do tratamento.

DOSE DE MANUTENÇÃO
- Dar 1,6 mg/kg de peso de artemeter IM, uma vez por dia, iniciando no segundo dia do tratamento.
- Continuar o esquema da dose de manutenção até a mulher ficar consciente e capaz de deglutir e dar, então, 2 mg/kg de peso, VO, uma vez por dia, até completar 7 dias de tratamento.

Convulsões
- Se ocorrer a convulsão, dar 10 mg de diazepam IV lentamente, durante 2 minutos.
- Se for diagnosticada eclâmpsia, prevenir convulsões subseqüentes com sulfato de magnésio (Quadro S-3. p. S-144).
- Se a eclâmpsia for excluída, prevenir convulsões subseqüentes com fenitoína (a seguir).

Fenitoína

DOSE DE ATAQUE
- Infundir 1 g de fenitoína (aproximadamente 18 mg/kg de peso) em 50 a 100 mL de soro fisiológico, durante 30 minutos (a concentração final não deve exceder 10 mg por mL):

NOTA: Apenas o soro fisiológico deve ser usado para infundir fenitoína. Todos os outros líquidos IV causarão a cristalização de tal substância.

  - Lavar a via intravenosa com soro fisiológico antes e depois de infundir fenitoína.

MANEJO DAS COMPLICAÇÕES NA GESTAÇÃO E NO PARTO **153**

– Não infundir o fármaco em velocidade que exceda 50 mg por minuto, devido ao risco de batimentos cardíacos irregulares, hipotensão e depressão respiratória.

– Completar a administração dentro de 1 hora.

DOSE DE MANUTENÇÃO

▶ Dar 100 mg de fenitoína IV lentamente, durante 2 minutos, ou VO a cada 8 horas, começando ao menos 12 horas após a dose de ataque.

Equilíbrio hídrico

▶ Manter um gráfico rígido do equilíbrio hídrico e monitorar a quantidade de líquidos administrados e a eliminação urinária para assegurar que não haja sobrecarga de líquido. Investigar regularmente o estado clínico.

NOTA: As mulheres com malária grave são propensas à sobrecarga de líquidos.

▶ Se o edema pulmonar se desenvolver:

– Levantar a mulher.

– Dar oxigênio 4 L por minuto por meio de máscara ou de cânula nasal.

– Dar 40 mg de furosemida IV em dose única.

▶ Se a eliminação urinária for pequena (menos de 30 mL por hora):

– Medir a creatinina sérica.

– Reidratar com líquidos IV (soro fisiológico, Ringer lactato).

▶ Se a eliminação urinária não melhorar, dar 40 mg de furosemida IV em dose única e monitorar a eliminação urinária.

▶ Se a eliminação urinária ainda for pequena (menos do que 30 mL por hora durante 4 horas) e a creatinina sérica for mais de 2,9 mg/dL, encaminhar a paciente a um centro de atendimento terciário para o manejo da falência renal.

Hipoglicemia

A hipoglicemia é comum e ocorre em qualquer momento da doença, especialmente após o início da terapia com quinino, podendo não apresentar sintomas.

▶ Monitorar os níveis de glicose sangüínea usando o teste de fita a cada 4 horas.

NOTA: Se a mulher estiver recebendo quinino IV, monitorar os níveis de glicose sangüínea de hora em hora.

154 Seção 2 **SINTOMAS**

- Se for detectada hipoglicemia, dar 50 mL de dextrose IV a 50% seguida de 500 mL de dextrose (5 ou 10%) infundida, durante 8 horas.

  NOTA: Monitorar os níveis de glicose sangüínea e ajustar a infusão de acordo com eles.

- Monitorar o equilíbrio hídrico cuidadosamente (p. S-153).

Anemia

A malária complicada é freqüentemente acompanhada de anemia.

- Monitorar os níveis de hemoglobina diariamente.
- Transfundir quando necessário (p. B-45).
- Monitorar o equilíbrio hídrico (p. S-153).
- Dar 20 mg furosemida, IV ou VO, para cada unidade de sangue.
- Dar 60 mg de sulfato ferroso ou fumarato ferroso por via oral MAIS 40 µg de ácido fólico, VO, uma vez por dia após a alta.

EVOLUÇÃO INSATISFATÓRIA DO TRABALHO DE PARTO

PROBLEMAS

- A fase latente ultrapassa as 8 horas.
- A dilatação cervical é para a direita da linha de alerta partograma.
- A mulher está sentindo as dores do trabalho de parto por 12 horas ou mais sem dar à luz (trabalho de parto prolongado).*

MANEJO GERAL

- Fazer uma rápida avaliação da condição da mulher e do feto e proporcionar atendimento de apoio (p. B-75).
- Testar a urina quanto a corpos cetônicos e tratar com líquidos IV, se cetônica.
- Revisar o partograma (p. B-83).

DIAGNÓSTICO

Ver diagnóstico da evolução insatisfatória do trabalho de parto (Tabela S-10).

A Figura S-6 (p. S-157) é um modelo de partograma para a fase ativa prolongada do trabalho de parto:

- A mulher foi admitida em trabalho de parto ativo às 10 horas:
  - Cabeça fetal 5/5 palpável.
  - Cérvice com 4 cm de dilatação.
  - Contrações inadequadas (duas em 10 minutos, cada uma durando menos de 20 segundos).
- Às 14 horas:
  - Cabeça fetal ainda 5/5 palpável.
  - Cérvice dilatada 4 cm e para a direita da linha de alerta.
  - Membrana rompida espontaneamente e líquido amniótico claro.
  - Contrações uterinas inadequadas (uma em 10 minutos, durando menos de 20 segundos).

---

* N. de R.T. Ou fase latente prolongada.

156 Seção 2 **SINTOMAS**

Tabela S-10 Diagnóstico da evolução insatisfatória do trabalho de parto

Achados	Diagnósticos
Cérvice não-dilatada. Contrações não-palpáveis/contrações não-freqüentes	Falso trabalho de parto, p. S-161
Cérvice não-dilatada além dos 4 cm depois de 8 horas de contrações regulares	Fase latente prolongada, p. S-161
Dilatação cervical à direita da linha de alerta no partograma (Fig. S-6, p. S-157)	Fase ativa prolongada p. S-162
❯ Parada secundária da dilatação cervical e descida da parte de apresentação na presença de boas contrações	Desproporção céfalo-pélvica, p. S-162
❯ Parada secundária da dilatação cervical e descida da parte de apresentação com grande edema de couro cabeludo, moldagem de terceiro grau, cérvice mal-aplicada à parte de apresentação, cérvice edemaciada, baloneamento do segmento uterino inferior, formação da faixa de retração, sofrimento materno e fetal (Fig. S-7, p. S-159)	Obstrução, p.S-66
❯ Menos de três contrações em 10 minutos, cada uma durando menos de 40 segundos (Fig. S-8, p. S-160)	Atividade uterina inadequada, p. S-163
❯ Apresentação que não a de vértice com occipital anterior	Má apresentação ou mau posicionamento, p. S-165
❯ Cérvice completamente dilatada e mulher com urgência de empurrar, mas sem descida	Fase expulsiva prolongada, p. S-164

- ❯ Às 18 horas:
  - – Cabeça fetal ainda 5/5 palpável.
  - – Cérvice dilatada 6 cm.
  - – Contrações ainda inadequadas (duas em 10 minutos, cada uma durando menos de 20 segundos).
- ❯ Às 21 horas:
  - – Freqüência cardíaca fetal de 80 bpm.
  - – Líquido amniótico tinto de mecônio.
  - – Nenhuma evolução no trabalho de parto.
- ❯ Cesariana realizada às 21:20 horas devido ao sofrimento fetal.
- ❯ Observar que o partograma não foi adequadamente preenchido. O diagnóstico de trabalho de parto prolongado era evidente às 14 horas e deveria ter sido aumentada a ocitocina nessa ocasião.

MANEJO DAS COMPLICAÇÕES NA GESTAÇÃO E NO PARTO **157**

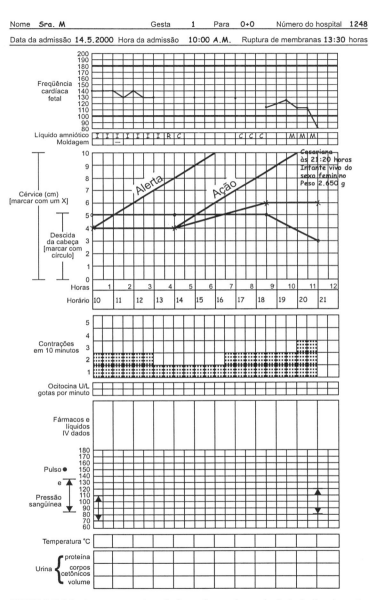

FIGURA S-6 Partograma mostrando fase ativa prolongada do trabalho de parto.

158 Seção 2 **SINTOMAS**

A Figura S-7 (p. S-159) é um modelo de partograma mostrando a parada na dilatação e na descida na fase ativa do trabalho de parto. O sofrimento fetal e a moldagem de terceiro grau, juntamente com a parada da dilatação e da descida na fase ativa do trabalho de parto, na presença de contrações uterinas adequadas, indicam trabalho de parto obstruído.

- A mulher foi admitida em trabalho de parto ativo às 10 horas:
  - Cabeça fetal 3/5 palpável.
  - Cérvice com 4 cm de dilatação.
  - Três contrações em 10 minutos, cada uma durando de 20 a 40 segundos.
  - Moldagem de primeiro grau.
- Às 14:00 horas:
  - Cabeça fetal ainda 3/5 palpável.
  - Cérvice com 6 cm de dilatação e à direita da linha de alerta.
  - Ligeira melhora nas contrações (três em 10 minutos, cada uma durando 40 segundos).
  - Moldagem de segundo grau.
- Às 17:00 horas:
  - Cabeça fetal ainda 3/5 palpável.
  - Cérvice ainda com 6 cm de dilatação.
  - Moldagem de terceiro grau.
  - Freqüência cardíaca fetal de 92 bpm.
- A cesariana foi realizada às 17:30 horas.

A Figura S-8, (p. S-160) é um modelo de gráfico que demonstra pequena evolução do trabalho de parto devido a contrações uterinas inadequadas, corrigidas com ocitocina.

- A mulher foi admitida em trabalho de parto ativo às 10 horas:
  - Cabeça fetal 5/5 palpável.
  - Cérvice dilatada 4 cm.
  - Duas contrações em 10 minutos, cada uma durando menos de 20 segundos.
- Às 12 horas:
  - Cabeça fetal ainda 5/5 palpável.
  - Cérvice ainda dilatada 4 cm e à direita da linha de alerta.
  - Nenhuma melhora nas contrações.
- Às 14 horas:
  - Pequena evolução do trabalho de parto devido a contrações uterinas ineficientes diagnosticadas.
  - Trabalho de parto estimulado com 10 unidades de ocitocina em 1L de líquido IV, 15 gotas por minuto.

MANEJO DAS COMPLICAÇÕES NA GESTAÇÃO E NO PARTO 159

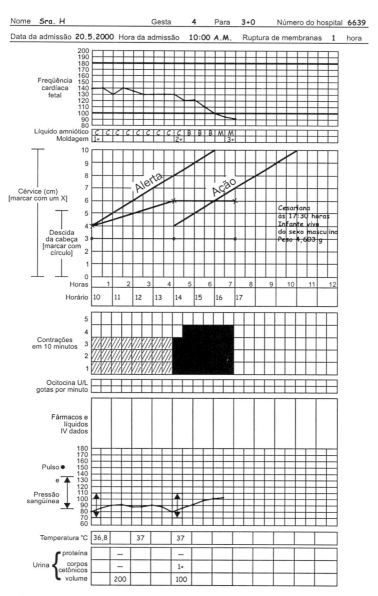

FIGURA S-7 Partograma mostrando trabalho de parto obstruído.

160 Seção 2 SINTOMAS

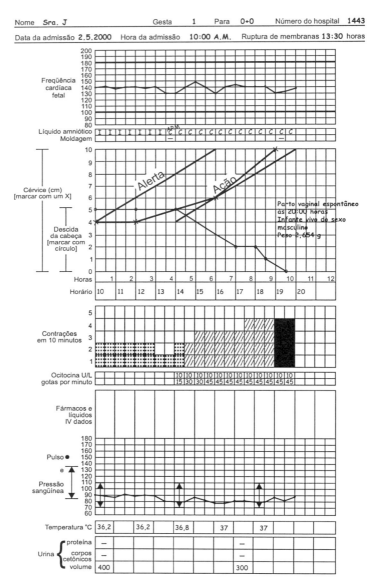

FIGURA S-8 Partograma mostrando contrações uterinas inadequadas corrigidas com ocitocina.

MANEJO DAS COMPLICAÇÕES NA GESTAÇÃO E NO PARTO **161**

- Ocitocina aumentada até ser atingido um bom padrão de contrações.
- Contrações melhoradas e acompanhadas pela descida da parte de apresentação e por dilatação cervical progressiva.

▶ Parto vaginal espontâneo ocorrido às 20:00 horas.

MANEJO

Falso trabalho de parto

Examinar quanto à infecção no trato urinário (ou outra) (Tabela S-13, p. S-194) ou a ruptura de membranas (p.S-135) e tratar de acordo. Se nenhuma das possibilidades estiver presente, dar alta à gestante e estimulá-la a retornar se os sinais de trabalho de parto recorrerem.

Fase latente prolongada

O diagnóstico de fase latente prolongada é feito retrospectivamente. Quando as contrações cessam, diz-se que a mulher teve um falso trabalho de parto. Quando as contrações tornam-se regulares e a dilatação evolui além de 4 cm, diz-se que a mulher esteve na fase latente.

> O diagnóstico errado de falso trabalho de parto ou fase latente prolongada leva à indução ou ao aumento desnecessário, no uso da ocitocina, que podem falhar. Isto pode levar à cesariana e à amnionite desnecessárias.

Se a mulher está na fase latente por mais de 8 horas e existem poucos sinais de evolução, reinvestigar a situação verificando a cérvice:

▶ Se não houver modificação no apagamento ou na dilatação cervical e não houver sofrimento fetal, revisar o diagnóstico. A mulher pode não estar em trabalho de parto.

▶ Se houver uma modificação no apagamento ou na dilatação, romper a bolsa com o amniótomo ou a pinça de Kocher e induzir o trabalho de parto usando ocitocina ou prostaglandinas (p. P-259):
- Reinvestigar a cada 4 horas.
- Se a mulher não entrou na fase ativa depois de 8 horas de infusão de ocitocina, realizar uma cesariana (p. P-281).

▶ Se houver sinal de infecção (febre, secreção vaginal com mau cheiro):
- Aumentar a dinâmica uterina imediatamente com ocitocina (p. P-266).
- Dar uma combinação de antibióticos até o parto (p. B-55):
  - 2 g de ampicilina IV a cada 6 horas;
  - MAIS 5 mg/kg de peso de gentamicina IV a cada 24 horas;

162 Seção 2 **SINTOMAS**

- se a mulher tiver um parto vaginal, interromper os antibióticos pós-parto;
- se a mulher tiver uma cesariana, continuar os antibióticos MAIS 500 mg de metronidazol IV a cada 8 horas, até que a mulher não tenha febre durante 48 horas.

Fase ativa prolongada

▶ Se não houver sinal de desproporção cefalopélvica ou de obstrução e as membranas estão íntegras, romper as membranas com o amnió-tomo ou a pinça de Kocher (p. P-259).

▶ Investigar as contrações uterinas:

- Se são ineficientes (menos de três contrações em 10 minutos, cada uma durando menos de 40 segundos), suspeitar de atividade uterina inadequada (p. S-163).
- Se são eficientes (três contrações em 10 minutos, cada uma durando mais de 40 segundos) suspeitar de desproporção cefalopélvica, obstrução, mau posicionamento ou má apresentação (ver a seguir).

▶ Os métodos gerais de apoio ao trabalho de parto podem melhorar as contrações e acelerar a evolução (p. B-75).

Desproporção cefalopélvica

A desproporção cefalopélvica ocorre porque o feto é grande demais ou a pelve materna é pequena demais. Se o trabalho de parto persistir com a desproporção cefalopélvica, pode tornar-se parado ou obstruído. O melhor teste a ser realizado para determinar se a pelve é adequada ou não é o chamado teste de trabalho de parto. A pelvimetria clínica tem valor limitado.

▶ Se a desproporção cefalopélvica for confirmada (Tabela S-10, p. S-156), realizar uma cesariana (p. P-281).

- Se o feto estiver morto:
  - realizar uma craniotomia (p. P-295);
  - se o operador não for proficiente na craniotomia, realizar uma cesariana (p. P-281).

Obstrução

NOTA: A ruptura de um útero sem cicatrizes é geralmente causada pelo trabalho de parto obstruído.

▶ Se o feto estiver vivo, a cérvice completamente dilatada e a cabeça estiver no plano 0 ou abaixo, realizar uma extração a vácuo (p. P-267).

▶ Se houver indicação para a extração a vácuo e para sinfisiotomia para a obstrução relativa e a cabeça fetal estiver no plano -2:

MANEJO DAS COMPLICAÇÕES NA GESTAÇÃO E NO PARTO **163**

- Realizar a extração a vácuo (p. P-267) e a sinfisiotomia* (p. P-291).
- Se o operador não for proficiente na sinfisiotomia, realizar uma cesariana (p. P-281).

Atividade uterina inadequada

Se as contrações forem ineficientes e a desproporção cefalopélvica e a obstrução forem excluídas, a causa mais provável de trabalho de parto prolongado é a atividade uterina inadequada.

> As contrações ineficientes são menos comuns na multigrávida do que na primigrávida Portanto, antes de aumentar a ocitocina, todos os esforços devem ser feitos para descartar a desproporção na multigrávida.

- ❯ Romper as membranas com um amniótomo ou pinça de Kocher e aumentar o trabalho de parto usando ocitocina (p. P-259).
- ❯ Reinvestigar a evolução por meio de exame vaginal 2 horas após um bom padrão de contrações fortes estabelecidas:
  - Se não houver progresso entre os exames, realizar uma cesariana (p. P-281);
  - Se a evolução continuar, prosseguir a infusão de ocitocina e reexaminar depois de 2 horas. Seguir com atenção a evolução.

Fase expulsiva prolongada

Os esforços expulsivos maternos aumentam o risco fetal ao reduzirem o fornecimento de oxigênio à placenta. Permitir o "empurrar" materno espontâneo, mas não estimular o esforço prolongado e o segurar o fôlego.

- ❯ Se foram excluídas a má apresentação e a obstrução óbvia, aumentar o trabalho de parto com ocitocina (p. P-266).
- ❯ Se não houver descida depois do aumento:
  - Se a cabeça não estiver mais do que 1/5 acima da sínfise pubiana ou a principal margem óssea da cabeça fetal estiver no plano 0, realizar a extração a vácuo (p. P-267) ou com fórceps (p. P-271).
  - Se a cabeça estiver entre 1/5 e 3/5 acima da sínfise pubiana ou a principal margem óssea da cabeça fetal estiver entre o plano 0 e o plano -2:
    • realizar a extração a vácuo (p. P-267) e a sinfisiotomia (p. P-291);
    • se o operador não for proficiente na sinfisiotomia, realizar a cesariana (p. P-281).

---

* N. de R.T. Procedimento empregado apenas em algumas regiões da África.

164 Seção 2 **SINTOMAS**

- Se a cabeça estiver mais do que 3/5 acima da sínfise pubiana ou a principal margem óssea da cabeça fetal estiver acima do plano -2, realizar uma cesariana (p. P-281).

MAU POSICIONAMENTO
E MÁ APRESENTAÇÃO

O mau posicionamento é a posição anormal do vértice da cabeça fetal (com o occipital como ponto de referência) em relação à pelve materna. A má apresentação é toda a apresentação do feto que não seja a de vértice.

PROBLEMA

▶ O feto está em uma posição ou uma apresentação anormal que pode resultar em trabalho de parto prolongado ou obstruído.

MANEJO GERAL

▶ Fazer uma rápida avaliação da condição geral da mulher incluindo os sinais vitais (pulso, pressão sangüínea, respiração, temperatura).
▶ Investigar a condição fetal:
  - Ouvir a freqüência cardíaca fetal imediatamente após a contração:
    • contar a freqüência cardíaca fetal durante um minuto completo, pelo menos uma vez a cada 30 minutos durante a fase ativa, e a cada 5 minutos durante o segundo estágio;
    • se houver anormalidade na freqüência cardíaca fetal (menos de 100 ou mais de 180 bpm), suspeitar de sofrimento fetal (p. S-189).
  - Se as membranas estiverem rompidas, observar a cor do líquido amniótico que drena:
    • a presença de mecônio espesso indica a necessidade de monitoramento e de uma possível intervenção para o manejo do sofrimento fetal (p.S-95);
    • a ausência de líquido drenando após ruptura de membranas é uma indicação de volume reduzido de líquido amniótico, que pode estar associado ao sofrimento fetal.
▶ Proporcionar encorajamento e atendimento de apoio (p. B-75).
▶ Revisar a evolução do trabalho de parto usando um partograma (p. B-83).

NOTA: Observar a gestante. A má apresentação aumenta o risco de ruptura uterina devido ao potencial trabalho de parto obstruído.

DIAGNÓSTICO

Determinar a parte de apresentação
- A apresentação mais comum é o vértice da cabeça fetal. Se o vértice não for a parte de apresentação, ver Tabela S-12, p. S-169.
- Se o vértice for a parte de apresentação, usar regiões do crânio fetal para determinar a posição da cabeça fetal (Fig. S-9).

Determinar a posição da cabeça fetal
- A cabeça fetal normalmente encaixa-se na pelve materna na posição occipital transversa, com o occipital do feto transverso na pelve materna (Fig. S-10).
- Com a descida, a cabeça do feto rota de forma que o occipital fetal está anterior à pelve materna (Fig. S-11). A falha na rotação da posição occipital transversa para a occipital anterior deve ser manejada como uma posição occipital posterior (p. S-171).

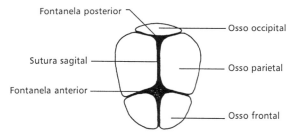

FIGURA S-9 Pontos de referência do crânio fetal.

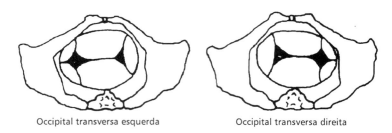

Occipital transversa esquerda   Occipital transversa direita

FIGURA S-10 Posições occipitais transversas.

MANEJO DAS COMPLICAÇÕES NA GESTAÇÃO E NO PARTO **167**

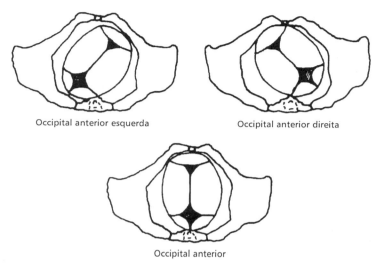

FIGURA S-11 Posições occipitais anteriores.

- Uma característica adicional da apresentação normal é o vértice bem-flexionado (Fig. S-12), com o occipital fetal mais baixo na vagina do que a fronte.
- Se a cabeça fetal estiver bem-flexionada com o occipital anterior ou o transverso (no início do trabalho de parto), realizar o parto (p. B-89).
- Se a cabeça fetal não estiver com o occipital anterior, identificar e manejar o mau posicionamento (Tabela S-11, p. S-168).

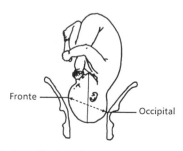

FIGURA S-12 Vértice bem-flexionado.

168 Seção 2 **SINTOMAS**

Tabela S-11 Diagnóstico de mau posicionamento

Sinais e sintomas	Figura
A posição occipital posterior ocorre quando o occipital fetal está posterior em relação à pelve materna (Fig. S-13 e Fig. S-14). No exame abdominal, a parte inferior do abdome está achatada, os membros do feto são palpáveis anteriormente e o coração fetal pode ser ouvido no flanco.	**Figura S-13** 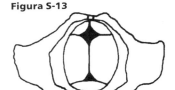 Occipital posterior
No exame vaginal, a fontanela posterior está em direção ao sacro e a anterior pode ser facilmente sentida se a cabeça não estiver flexionada. Para o manejo, ver p. S-171.	**Figura S-14** 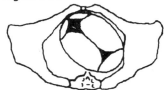 Occipital posterior esquerdo
A posição occipital transversa ocorre quando o occipital do feto está transverso à pelve materna (Fig. S-15). Se a posição occipital transversa persistir no final do primeiro estágio do trabalho de parto, deve ser manejada como uma posição occipital posterior (p. S-171).	**Figura S-15** 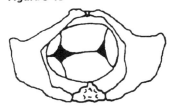 Occipital transversa esquerda

MANEJO DAS COMPLICAÇÕES NA GESTAÇÃO E NO PARTO **169**

Tabela S-12 Diagnósticos de má apresentação

Sinais e sintomas	Figura
A apresentação de fronte é causada pela extensão parcial da cabeça fetal de forma que o occipital está mais alto do que a fronte (Fig. S-16). No exame abdominal, mais da metade da cabeça fetal está acima da sínfise pubiana, e o occipital é palpável em um nível mais alto do que a fronte. No exame vaginal, a fontanela anterior e as órbitas são sentidas. Para o manejo, ver p. S-172.	**Figura S-16** 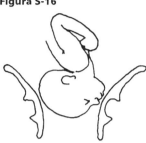
A apresentação de face é causada pela hiperextensão da cabeça fetal de forma que nem o occipital nem a fronte são palpáveis no exame vaginal (Fig. S-17 e Fig. S-18). No exame abdominal, pode ser sentido um sulco entre o occipital e as costas. No exame vaginal, a face é palpada, os dedos do examinador entram facilmente na boca, e mandíbula e maxilar ósseos são sentidos. Para o manejo, ver p. S-173 continuação da Tabela S-12	**Figura S-17** 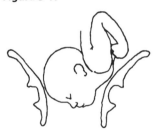 **Figura S-18** 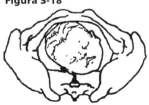

170 Seção 2 **SINTOMAS**

Tabela S-12 Diagnósticos de má apresentação (*continuação*)

Sinais e sintomas	Figura
A apresentação composta ocorre quando um braço prolapsa ao longo da parte de apresentação. Tanto o braço prolapsado quanto a cabeça fetal se apresentam na pelve simultaneamente (Fig. S-19). Para o manejo, ver p. S-174.	**Figura S-19** 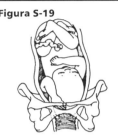
A apresentação pélvica ocorre quando as nádegas e/ou os pés são a parte de apresentação. No exame abdominal, a cabeça é sentida na altura do abdome superior, e as nádegas, na da margem pélvica. A ausculta localiza o coração fetal mais alto do que o esperado com a apresentação de vértice. No exame vaginal durante o trabalho de parto, as nádegas e/ou os pés são sentidos; é normal o mecônio grosso, escuro. Para o manejo, ver p. S-175. A apresentação pélvica completa (flexionada) ocorre quando as duas pernas estão flexionadas nos quadris e joelhos (Fig. S-20). A apresentação pélvica estendida ocorre quando as duas pernas estão flexionadas nos quadris e estendidas nos joelhos (Fig. S-21). A apresentação pélvica podálica ocorre quando uma perna está estendida no quadril e no joelho (Fig. S-22).	**Figura S-20** 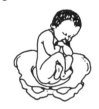 **Figura S-21** 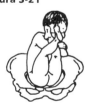 **Figura S-22** 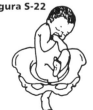

MANEJO DAS COMPLICAÇÕES NA GESTAÇÃO E NO PARTO **171**

Tabela S-12 Diagnósticos de má apresentação (*continuação*)

Sinais e sintomas	Figura
A apresentação transversa e de espáduas ocorre quando o eixo longo do feto está transverso (Fig. S-23). As espáduas são, tipicamente, a parte de apresentação. No exame abdominal, nem a cabeça nem as nádegas podem ser sentidas na sínfise pubiana, e a cabeça é geralmente sentida no flanco. No exame vaginal, uma espádua pode ser sentida, porém nem sempre. O braço pode prolapsar, e o cotovelo, o braço ou a mão podem ser sentidos na vagina.	**Figura S-23**

Para o manejo, ver p. S-177.

▶ Se a cabeça fetal não for a parte de apresentação ou se não estiver bem-flexionada, identificar e manejar a má apresentação (Tabela S-12, p. S-169).

MANEJO

Posições occipitais posteriores

A rotação espontânea para a posição anterior ocorre em 90% dos casos. A parada do trabalho de parto pode ocorrer quando a cabeça não rota e/ou desce. O parto pode ser complicado por lacerações do períneo ou pela extensão da episiotomia.

▶ Se houver sinal de obstrução ou se a freqüência cardíaca fetal for anormal (menos do que 100 ou mais de 180 bpm) em qualquer estágio, realizar uma cesariana (p. P-281).

▶ Se as membranas estiverem íntegras, rompê-las com o amniótomo ou a pinça de Kocher (p. P-259).

▶ Se a cérvice não estiver completamente dilatada e não houver sinal de obstrução, aumentar o trabalho de parto com ocitocina (p. P-266).

▶ Se a cérvice estiver completamente dilatada, mas não há descida na fase expulsiva, investigar os sinais de obstrução (Tabela S-10, p. S-57):

172 Seção 2 **SINTOMAS**

- Se não houver sinal de obstrução, aumentar o trabalho de parto* com ocitocina (p. P-266).

▶ Se a cérvice estiver completamente dilatada e se:

- A cabeça fetal está mais de 3/5 palpável acima da sínfise pubiana ou a principal margem óssea da cabeça está acima do plano -2, realizar uma cesariana (p. P-281).
- A cabeça fetal está entre 1/5 e 3/5 acima da sínfise pubiana ou a principal margem óssea da cabeça está entre o plano 0 e o plano -2:
  • realizar o parto com extração a vácuo (p. P-267) e sinfisiotomia (p. P-291);
  • se o operador não for proficiente na sinfisiotomia, realizar uma cesariana (p. P-281).
- Se a cabeça não estiver mais do que 1/5 acima da sínfise pubiana ou a principal margem óssea da cabeça fetal estiver no plano 0**, realizar o parto com extração a vácuo (p. P-267) ou com fórceps (p. P-271).

APRESENTAÇÃO DE FRONTE

Na apresentação de fronte, o encaixamento é geralmente impossível, e é comum a parada do trabalho de parto. A conversão espontânea para qualquer apresentação de vértice ou de face pode ocorrer raramente, principalmente quando o feto é pequeno ou quando há morte fetal com maceração. É rara a conversão espontânea com os fetos vivos de tamanho médio, uma vez rompidas as membranas.

▶ Se o feto estiver vivo, realizar uma cesariana (p. P-281).

▶ Se o feto estiver morto e:

- A cérvice não está completamente dilatada, realizar uma cesariana (p. P-281);
- A cérvice está completamente dilatada:
  • realizar uma craniotomia (p. P-295);
  • se o operador não for proficiente na craniotomia, realizar uma cesariana (p. P-281).

> Não realizar o parto com apresentação de fronte por extração a vácuo, fórceps ou sinfisiotomia.

---

* N. de R.T. Ou a dinâmica uterina.
** N. de R.T. Ao plano 0 de instrumentação com fórceps, há como opção a cesariana.

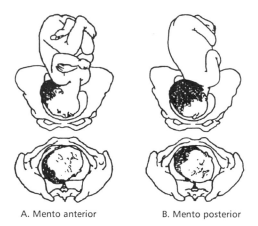

A. Mento anterior   B. Mento posterior

FIGURA S-24 Apresentações de face.

Apresentação de face

O mento serve como ponto de referência na descrição da posição da cabeça. É necessário distinguir apenas a posição mento anterior, na qual a mandíbula está anterior em relação à pelve materna (Fig. S-24A) das posições mento posteriores (Fig. S-24B).

O trabalho de parto prolongado é comum. A descida e a liberação da cabeça por flexão podem ocorrer na posição de mento anterior. Na posição de mento posterior, no entanto, a cabeça completamente estendida é bloqueada pelo sacro, o que impede a descida, e o trabalho de parto é parado.

Posição mento anterior

- Se a cérvice estiver completamente dilatada:
  - Permitir o prosseguimento do parto normal (p. B-89).
  - Se houver uma evolução lenta e nenhum sinal de obstrução (Tabela S-10, p. S-156), aumentar o trabalho de parto com ocitocina (p. P-266).
  - Se a descida for insatisfatória, realizar o parto com fórceps* (p. P-33).

- Se a cérvice não estiver completamente dilatada e não houver sinal de obstrução, aumentar o trabalho de parto com ocitocina (p. P-266). Revisar a evolução com a apresentação de vértice.

---

* N. de R.T. Pela infreqüência desta apresentação, a cesariana é opção razoável.

Posição mento posterior

- Se a cérvice estiver completamente dilatada, realizar uma cesariana (p. P-281).
- Se a cérvice não estiver completamente dilatada, monitorar a descida, a rotação e a evolução. Se houver sinal de obstrução, realizar uma cesariana (p. P-281).
- Se o feto estiver morto:
  - Realizar uma craniotomia (p. P-295).
  - Se o operador não for proficiente na craniotomia, realizar uma cesariana (p. P-281).

> Não realizar a extração a vácuo na apresentação de face.

Apresentação composta

O parto espontâneo pode ocorrer apenas quando o feto é muito pequeno ou morto e macerado. A parada no trabalho de parto ocorre no período expulsivo.

- O reposicionamento do braço prolapsado é possível, às vezes:
  - Auxiliar a mulher a assumir a posição de joelhos e peito (Fig. S-25).
  - Empurrar o braço acima da margem pélvica e segurá-lo até que a contração empurre a cabeça para o interior da pelve.
  - Prosseguir com o manejo para o parto normal (p. B-89).
- Se o procedimento falhar ou houver prolapso do cordão, realizar uma cesariana (p. P-281).

Apresentação pélvica

O trabalho de parto prolongado com a apresentação pélvica é uma indicação para a cesariana urgente. O fracasso na evolução do trabalho de parto deve ser considerado um sinal de possível desprorporção (Tabela S-10, p. S-156).

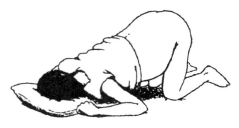

FIGURA S-25 Posição de joelhos e peito.

> A freqüência da apresentação pélvica é alta no trabalho de parto prematuro.

Início do trabalho de parto

Idealmente, todo o parto pélvico deve ocorrer em um hospital com capacidade cirúrgica.

▶ Tentar a versão externa (p. P-257) se:

- A apresentação pélvica estiver presente a partir da 37ª semana (antes de 37 semanas, uma versão bem-sucedida é mais provável, porém, tem maior probabilidade de reverter, espontaneamente, para a apresentação pélvica).
- O parto vaginal for possível.
- As membranas estiverem íntegras e o líquido amniótico for adequado.
- Não houver complicação (p. ex., restrição do crescimento fetal, sangramento uterino, parto cesáreo anterior, anormalidades fetais, gestação de gêmeos, hipertensão, morte fetal).

▶ Se a versão externa for bem-sucedida, prosseguir com o parto normal (p. B-89).

▶ Se a versão externa falhar, prosseguir com o parto pélvico vaginal (ver a seguir) ou com a cesariana (p. P-281).

Parto pélvico vaginal

▶ O parto pélvico vaginal* (p. P-275), quando realizado por um profissional de saúde habilitado, é seguro e viável sob as seguintes condições:

- Pélvico completo (Fig. S-20, p. S-170) ou pélvico franco (Fig. S-21, p. S-170).
- Pelvimetria clínica adequada.
- O feto não é grande demais.
- Não houve cesariana anterior por desproporção cefalopélvica.
- A cabeça está flexionada.

▶ Examinar a mulher regularmente e registrar a evolução no partograma (p. B-83).

▶ Se houver o rompimento da bolsa, examinar a mulher imediatamente para excluir o prolapso do cordão.

NOTA: Não romper as membranas.

▶ Se houver prolapso de cordão e o parto não for iminente, realizar uma cesariana (p. P-281).

---

* N. de R.T. A cesariana pode ser preferível ao parto pélvico.

176 Seção 2 **SINTOMAS**

- Se houver anormalidade na freqüência cardíaca fetal (menos de 100 ou mais de 180 bpm) ou no trabalho de parto prolongado, realizar uma cesariana (p. P-281).

NOTA: O mecônio é comum com o trabalho de parto pélvico e não é um sinal de sofrimento fetal se a freqüência cardíaca fetal for normal.

A mulher não deve empurrar até que a cérvice esteja completamente dilatada. A dilatação completa deve ser confirmada pelo exame vaginal.

Cesariana para a apresentação pélvica

- A cesariana (p. P-281) é mais segura do que o parto pélvico vaginal e é recomendada nos casos de:
  - Pélvico podálico duplo.
  - Pelve pequena ou malformada.
  - Feto muito grande.
  - Cesariana anterior por desproporção cefalopélvica.
  - Cabeça hiperextendida ou não-flexionada.

NOTA: A cesariana eletiva não melhora o resultado no parto pélvico prematuro.

Complicações
As complicações fetais da apresentação pélvica incluem:

- Prolapso de cordão.
- Trauma de parto resultante do braço ou cabeça estendida, dilatação incompleta da cérvice ou desproporção cefalopélvica.
- Asfixia pelo prolapso de cordão, compressão de cordão, descolamento prematuro de placenta ou cabeça derradeira.
- Dano aos órgãos abdominais.
- Fratura da coluna cervical.

Posição transversa e apresentação de espáduas

- Se a mulher estiver no início do trabalho de parto e as membranas estão íntegras, tentar a versão externa (p. P-257):
  - Se a versão externa for bem sucedida, prosseguir com o parto normal (p. B-89).
  - Se a versão externa falhar ou não for recomendável, realizar a cesariana (p. P-281).
- Monitorar os sinais de prolapso de cordão. Se houver prolapso e o parto não for iminente, realizar uma cesariana (p. P-281).

MANEJO DAS COMPLICAÇÕES NA GESTAÇÃO E NO PARTO **177**

NOTA: Pode ocorrer o rompimento do útero se a mulher for deixada sem assistência (p. S-120).

Na prática moderna, a posição transversa persistente no trabalho de parto é indicação de cesariana, esteja o feto vivo ou morto.

DISTOCIA DE OMBROS (OMBROS PRESOS)

PROBLEMA

- A cabeça fetal foi liberada, mas os ombros estão presos e não podem ser liberados.

MANEJO GERAL

- Estar preparado para a distocia de ombros em todos os partos, especialmente se se tratar de um bebê grande.
- Ter várias pessoas disponíveis para ajudar.

A distocia de ombros não pode ser prevista.

DIAGNÓSTICO

- A cabeça fetal é liberada, mas permanece aplicada justamente à vulva.
- O mento se retrai e deprime o períneo.
- A tração sobre a cabeça fracassa em liberar o ombro, que fica preso atrás da sínfise pubiana.

MANEJO

- Fazer uma episiotomia adequada (p. P-309) para reduzir a obstrução do tecido mole e permitir espaço suficiente para a manipulação.
- Com a mulher em decúbito dorsal, solicitar que ela flexione as coxas, trazendo os joelhos o mais próximo possível ao tórax (Fig. S-26, p. S-180). Solicitar a dois assistentes que empurrem os joelhos flexionados firmemente em direção ao tórax.
- Usar luvas desinfetadas de alto nível:
  - Aplicar sobre a cabeça fetal tração firme e contínua a fim de mover o ombro que está anterior sob a sínfise pubiana.

  NOTA: Evitar a tração excessiva sobre a cabeça, pois pode ocasionar uma lesão ao plexo braquial.

  - Ter um auxiliar aplicando pressão suprapúbica para baixo simultaneamente para permitir a liberação do ombro.

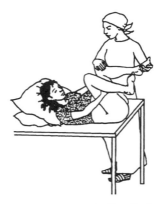

FIGURA S-26 Auxiliando a empurrar os joelhos flexionados firmemente em direção ao tórax.

NOTA: Não aplicar pressão ao fundo. Tal movimento irá impactar ainda mais o ombro e pode resultar em ruptura uterina.

- Se o ombro ainda não estiver liberado:
  - Usando as luvas desinfetadas de alto nível, inserir uma mão na vagina.
  - Aplicar pressão ao ombro que está anterior na direção do esterno do bebê para rotar o ombro e diminuir o diâmetro dos ombros.
  - Se necessário, aplicar pressão ao ombro posterior na direção do esterno.
- Se o ombro ainda não estiver liberado apesar das medidas já citadas:
  - Inserir uma mão na vagina.
  - Segurar o úmero do braço posterior e, mantendo o braço flexionado no cotovelo, arrastá-lo sobre o tórax. Isso proporcionará lugar para o ombro anterior movimentar-se sob a sínfise pubiana (Fig. S-27).

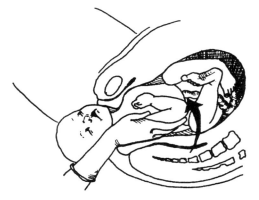

FIGURA S-26 Segurando o úmero do braço que está posterior e arrastando-o sobre o tórax.

- Se todas as medidas acima fracassarem na liberação do ombro, outras opções incluem:
  - Fraturar a clavícula para diminuir a largura dos ombros e liberar o ombro anterior.
  - Aplicar tração com um instrumento na axila para extrair o braço que está posterior.*

---

* N. de R.T. A opção preferencial deve ser a cesariana.

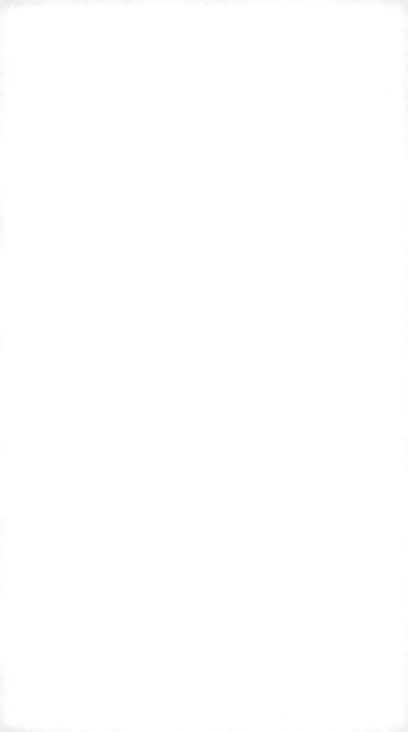

TRABALHO DE PARTO COM ÚTERO SUPERDISTENDIDO

PROBLEMA

A mulher em trabalho de parto tem o útero superdistendido ou a altura sínfise-fundal maior do que a esperada para o período da gestação.

DIAGNÓSTICO

- Se for sentido apenas um feto no exame abdominal, considerar erro na data, um único feto grande (p. S-184) ou excesso de líquido amniótico (p. S-184).
- Se forem sentidos pólos e partes fetais múltiplas no exame abdominal, suspeitar de gestação múltipla. Outros sinais de gestação múltipla incluem:
  - cabeça fetal pequena em relação ao útero;
  - útero maior do que o esperado para a gestação;
  - ouvir mais do que um coração fetal com o estetoscópio fetal Doppler.

  NOTA: O estetoscópio acústico fetal não pode ser usado para confirmar o diagnóstico, pois um mesmo coração pode ser ouvido em diferentes áreas.

- Usar o ultra-som, se disponível, para:
  - identificar o número, as apresentações e os tamanhos dos fetos;
  - investigar o volume de líquido amniótico.
- Se o ultra-som não estiver disponível, realizar um exame radiológico (incidência ântero-posterior) para verificar o número de fetos e as apresentações.

MANEJO

Único feto grande

- Manejar como parto normal (p. B-75).
- Antecipar e preparar-se para um trabalho de parto prolongado e obstruído (p. S-156, uma distocia de ombros (p. S-179) e hemorragia pós-parto (p. S-125).

Excesso de líquido amniótico

- Permitir que o trabalho de parto evolua e monitorar a evolução usando um partograma (p. B-64).

184 Seção 2 **SINTOMAS**

▶ Se a mulher sentir-se dispnéica devido à distensão uterina, aspirar o excesso de líquido amniótico:

– Palpar e estabelecer a situação e a apresentação do feto.
– Preparar a pele com um anti-séptico (p. B-44).
– Sob condições assépticas, inserir uma agulha raquidiana de calibre 20 através das paredes abdominal e uterina e retirar o estilete.
– Aspirar o líquido usando uma seringa grande. Alternativamente, fixar um conjunto de infusão à agulha e permitir que o líquido drene lentamente em um recipiente.
– Quando a mulher não estiver mais incomodada com a distensão excessiva, repor o estilete e remover a agulha.

▶ Se for indicada ruptura de membranas por outros motivos, rompê-las com o amniótomo ou a pinça de Kocher (p. P-259).

▶ Verificar a possibilidade de prolapso de cordão quando romperem as membranas. Se o cordão prolapsar e o parto não for iminente, realizar uma cesariana (p. P-281).

Gestação múltipla

Primeiro bebê

▶ Iniciar uma infusão de líquidos IV (p. B-43).

▶ Monitorar os fetos com ausculta intermitente das freqüências cardíacas fetais. Se houver anormalidade na freqüência cardíaca fetal (menos de 100 ou mais de 180 bpm), suspeitar de sofrimento fetal (p. S-189).

▶ Verificar a apresentação:

– Se for de vértice, permitir que o trabalho de parto evolua como em uma apresentação de vértice única (p. B-75) e monitorar a evolução do trabalho de parto usando um gráfico de parto (p. B-83).
– Se for pélvica, aplicar as mesmas diretrizes da apresentação pélvica única (p. S-175) e monitorar a evolução do parto normal usando o partograma (p. B-83).
– Se a posição for transversa, realizar uma cesariana (p. P-281).

Deixar uma pinça na extremidade materna do cordão umbilical e não tentar liberar a placenta até que o último bebê tenha nascido.

Segundo bebê ou bebês adicionais

▶ Imediatamente após o nascimento do primeiro bebê:

– Palpar o abdome para determinar a posição do bebê adicional.
– Corrigir para a posição longitudinal por versão externa (p. P-257).
– Verificar a freqüência cardíaca fetal.

MANEJO DAS COMPLICAÇÕES NA GESTAÇÃO E NO PARTO **185**

- ❯ Realizar um exame vaginal para determinar se:
  - existe prolapso de cordão (p. S-191);
  - as membranas estão íntegras ou rompidas.

Apresentação de vértice

- ❯ Se a cabeça não estiver encaixada, manobrá-la para a pelve manualmente (mãos sobre o abdome), se possível.
- ❯ Se as membranas estiverem íntegras, rompê-las com o amniótomo ou a pinça de Kocher.
- ❯ Verificar a freqüência cardíaca fetal entre as contrações. Se forem inadequadas após o nascimento do primeiro bebê, aumentar o trabalho de parto com ocitocina, usando uma concentração maior rapidamente (Tabela P-8, p. P-264) para produzir boas contrações (três em 10 minutos, cada uma durando mais de 40 segundos).
- ❯ Se o nascimento espontâneo não ocorrer em 2 horas de contrações boas ou se houver anormalidade na freqüência cardíaca fetal (menos de 100 ou mais de 180 bpm), realizar uma cesariana (p. P-281).

Apresentação pélvica

- ❯ Se o bebê não for considerado maior que o primeiro e a cérvice não se contraiu, considerar o parto vaginal (p. B-89):
  - Se houver contrações inadequadas ou a ausência de contrações após o nascimento do primeiro bebê, aumentar a infusão de ocitocina rapidamente (Tabela P-8, p. P-264) a fim de produzir boas contrações (três contrações em 10 minutos, cada uma durando mais de 40 segundos).
  - Se as membranas estiverem íntegras e as nádegas descerem, romper as membranas com o amniótomo ou a pinça de Kocher (p. P-259).
  - Verificar a freqüência cardíaca fetal entre as contrações. Se houver anormalidade (menos de 100 ou mais de 180 bpm), realizar uma extração pélvica (p. P-279).
- ❯ Se o parto vaginal não for possível, realizar uma cesariana (p. P-281).

Posição transversa

- ❯ Se as membranas estiverem íntegras, tentar a versão externa (p. P-257).
- ❯ Se a versão externa falhar e a cérvice estiver totalmente dilatada e as membranas ainda íntegras, tentar a versão podálica interna:

  NOTA: Não tentar a versão podálica interna se o profissional não for treinado, as membranas estiverem rompidas e o líquido amniótico já eliminado, ou se o útero tiver cicatriz. Não insistir se o bebê não virar com facilidade.

186 Seção 2 **SINTOMAS**

- Usar luvas desinfetadas de alto nível, inserir uma das mãos no útero e apreender o pé do bebê.
- Puxar delicadamente o bebê para baixo.
- Proceder a extração pélvica.

▶ Verificar a freqüência cardíaca fetal entre as contrações.

▶ Se a versão externa falhar e a versão podálica interna não for recomendável ou falhar, realizar uma cesariana (p. P-281).

▶ Dar 10 unidades de ocitocina IM ou dar 0,2 mg de ergometrina IM um minuto após o parto do último bebê e continuar o manejo ativo do terceiro estágio a fim de reduzir a perda de sangue pós-parto (p. B-91).

Complicações

▶ As complicações maternas da gestação múltipla incluem:

- Anemia.
- Aborto.
- Hipertensão induzida pela gestação e pré-eclâmpsia.
- Excesso de líquido amniótico.
- Contrações fracas durante o trabalho de parto.
- Retenção placentária.
- Hemorragia pós-parto.

▶ As complicações placentárias/fetais incluem:

- Placenta prévia.
- Descolamento prematuro de placenta.
- Insuficiência placentária.
- Parto prematuro.
- Baixo peso ao nascer.
- Má apresentação.
- Prolapso de cordão.
- Anomalias congênitas.

TRABALHO DE PARTO COM ÚTERO COM CICATRIZ

PROBLEMA
- A mulher em trabalho de parto possui, no útero, uma cicatriz proveniente de uma cirurgia uterina anterior.

MANEJO GERAL
- Iniciar uma infusão IV (p. B-43).
- Se possível, identificar os motivos da cicatriz uterina. A cesariana e outras cirurgias uterinas (p. ex., a reparação de uma ruptura uterina anterior, a excisão de uma gestação ectópica implantada nos cornos) deixam uma cicatriz na parede uterina. Tal cicatriz pode enfraquecer o útero, levando à ruptura uterina durante o trabalho de parto (Quadro S-6).

MANEJO ESPECÍFICO
Os estudos demonstram que aproximadamente 50% dos casos com cicatriz de cesariana transversal baixa podem ter parto vaginal. A freqüência do rompimento das cicatrizes transversais baixas durante um teste cuidadoso de trabalho de parto é inferior a 1%.

Teste de trabalho de parto
- Assegurar que as condições sejam favoráveis para o teste de trabalho de parto, isto é:
  - A cirurgia prévia foi uma incisão de cesariana transversa baixa.
  - O feto está em apresentação normal de vértice.

Quadro S-6 Rompimento das cicatrizes uterinas

- As cicatrizes verticais de uma cesariana anterior podem romper antes mesmo do trabalho de parto ou durante a fase latente.
- As cicatrizes transversas rompem tipicamente durante o trabalho de parto ativo ou durante a fase expulsiva.
- O rompimento pode estender-se em uma pequena distância no miométrio com pouca dor ou sangramento. O feto e a placenta podem permanecer no útero e o feto pode sobreviver por minutos ou horas.

188   Seção 2   **SINTOMAS**

- Uma cesariana de emergência pode ser realizada imediatamente, se necessário.

▶ Se tais condições não forem preenchidas ou se a mulher tiver uma história de duas cesarianas no segmento uterino inferior ou o útero rompido, realizar uma cesariana (p. P-281).

▶ Monitorar a evolução do trabalho de parto usando um partograma (p. B-83).

▶ Se o trabalho de parto passar da linha de alerta do partograma, diagnosticar a causa da evolução lenta e tomar a atitude apropriada:

- Se houver uma evolução lenta no trabalho de parto devido a contrações uterinas ineficientes (Tabela S-10, p. S-156), romper as membranas com o amniótomo ou a pinça de Kocher e aumentar o trabalho de parto com ocitocina (p. P-259).
- Se houver sinal de desproporção cefalopélvica ou de obstrução (Tabela S-10), realizar imediatamente uma cesariana (p. P-281).

▶ Se houver sinal de iminente ruptura uterina (pulso materno rápido, dor abdominal persistente e sensibilidade suprapúbica, sofrimento fetal), realizar imediatamente uma cesariana (p. P-281).

▶ Se houver suspeita de ruptura uterina, realizar imediatamente uma cesariana (p. P-281) e suturar o útero (p. P-331) ou realizar uma histerectomia (p. P-339).

SOFRIMENTO FETAL NO TRABALHO DE PARTO

PROBLEMAS

- Freqüência cardíaca fetal anormal (menos de 100 ou mais de 180 bpm).
- Líquido amniótico espesso manchado de mecônio.

MANEJO GERAL

- Amparar a mulher ou colocá-la sobre seu lado esquerdo.
- Interromper a ocitocina, se estiver sendo administrada.

FREQÜÊNCIA CARDÍACA FETAL ANORMAL

- Se for identificada uma causa materna (p. ex., febre materna, fármacos), iniciar o manejo apropriado.
- Se uma causa materna não for identificada e a freqüência cardíaca fetal permanecer anormal durante ao menos três contrações, realizar um exame vaginal para verificar os sinais explicativos de sofrimento:
  - Se houver um sangramento com dor intermitente ou constante, suspeitar de descolamento prematuro de placenta (p. S-118).
  - Se houver sinal de infecção (febre, secreção vaginal com mau cheiro), dar antibiótico como para tratar infecção ovular (p. S-230).
  - Se o cordão estiver abaixo da apresentação ou na vagina, manejar como sendo prolapso de cordão (p. S-191).
- Se a freqüência cardíaca fetal anormal persistir ou surgirem sinais adicionais de sofrimento (líquido espesso com mecônio), planejar o parto:

Quadro S-7 Freqüência cardíaca fetal anormal

- A freqüência cardíaca fetal normal pode ficar lenta durante a contração, mas geralmente recupera-se assim que o útero relaxa.
- Uma freqüência cardíaca fetal muito lenta na ausência de contrações ou persistindo após as mesmas é sugestiva de sofrimento fetal.
- A freqüência cardíaca fetal muito rápida pode ser uma resposta à febre materna, aos fármacos que aumentam a freqüência cardíaca materna (p. ex., os fármacos tocolíticos), à hipertensão ou à amnionite. Na ausência de freqüência cardíaca materna rápida, a fetal rápida deve ser considerada um sinal de sofrimento fetal.

190 Seção 2 **SINTOMAS**

- Se a cérvice estiver completamente dilatada e a cabeça fetal não estiver mais do que 1/5 acima da sínfise pubiana ou a principal margem óssea da cabeça estiver no plano 0, realizar o parto com extração a vácuo (p. P-267) ou fórceps (p. P-271).*
- Se a cérvice não estiver completamente dilatada ou a cabeça fetal estiver mais do que 1/5 acima da sínfise pubiana ou a principal margem óssea da cabeça estiver acima do plano 0, realizar uma cesariana (p. P-281).

MECÔNIO

▶ O mecônio tingindo o líquido amniótico é visto freqüentemente à medida que o feto amadurece e, por si mesmo, não é um indicador de sofrimento fetal. Um ligeiro grau de mecônio sem anormalidades da freqüência cardíaca fetal é um aviso para a necessidade de vigilância.

▶ O mecônio espesso sugere a passagem de mecônio no líquido amniótico reduzido e pode indicar a necessidade de parto imediato, com a aspiração de mecônio das vias aéreas superiores do neonato para prevenir a sua complicação (p. S-233).

▶ Na apresentação pélvica, o mecônio é eliminado no trabalho de parto devido à compressão do abdome fetal durante o parto. Isso não é um sinal de sofrimento, a não ser que ocorra no início do trabalho de parto.

---

* N. de R.T. Opção à instrumentação em plano 0 deve ser a cesariana.

PROLAPSO DE CORDÃO

PROBLEMAS

- O cordão umbilical localiza-se no canal de parto, abaixo da parte de apresentação do feto.
- O cordão umbilical é visível na vagina depois da ruptura de membranas.

MANEJO GERAL

- Dar oxigênio 4 a 6 L por minuto via máscara ou cânula nasal.

MANEJO ESPECÍFICO

Cordão pulsante

Se o cordão estiver pulsando, o feto está vivo.

- Diagnosticar o estágio do trabalho de parto por meio de um exame vaginal imediato (Tabela C-8, p. B-78).
- Se a mulher estiver no primeiro estágio do trabalho de parto, em todos os casos:
  - Usar luvas desinfetadas de alto nível, inserir uma mão na vagina e empurrar a parte de apresentação para cima a fim de diminuir a pressão sobre o cordão e deslocar a parte de apresentação da pelve.
  - Colocar a outra mão sobre o abdome na região suprapúbica para manter a parte de apresentação fora da pelve.
  - Uma vez que a parte de apresentação estiver firmemente segura acima da margem pélvica, remover a outra mão da vagina. Manter a mão sobre o abdome até realizar a cesariana.
  - Se disponível, dar 0,5 mg de salbutamol, IV, lentamente durante 2 minutos, para reduzir as contrações.
  - Realizar imediatamente a cesariana (p. P-281).
- Se a mulher estiver no segundo estágio do trabalho de parto:
  - Apressar o parto com a episiotomia (p. P-309) e com a extração a vácuo (p. P-267) ou com o fórceps (p. P-271).
  - Se for apresentação pélvica, realizar a extração de nádegas (p. P-42) e aplicar o fórceps de Piper ou longo para a cabeça (cabeça derradeira), que virá depois (p. P-280).
  - Preparar a ressuscitação do recém-nascido (p. S-232).

Cordão não-pulsante

Se o cordão não estiver pulsando, o feto está morto. Fazer o parto da maneira mais segura para a mulher.

FEBRE DURANTE A GESTAÇÃO E O TRABALHO DE PARTO

PROBLEMA

- A mulher tem febre (temperatura de 38°C ou mais) durante a gestação ou o trabalho de parto.

MANEJO GERAL

- Encorajar o repouso ao leito.
- Estimular o aumento da ingesta de líquido VO.
- Usar um ventilador ou uma compressa morna para diminuir a temperatura.

DIAGNÓSTICO

Ver diagnóstico de febre durante a gestação e o trabalho de parto (Tabela S-13).

MANEJO

Infecções do trato urinário

> Presumir que a infecção do trato urinário envolve todos os níveis do trato, dos cálices renais ao meato uretral.

Testes

O uso de fita, a microscopia e a cultura de urina podem ser usadas para determinar se a infecção do trato urinário está presente, mas não irá diferenciar entre a cistite e a pielonefrite aguda.

- O teste de fita leucócito/estearase pode ser usado para detectar glóbulos brancos, e o teste nitrato/redutase, para detectar nitritos.
- A microscopia da amostra de urina pode mostrar glóbulos brancos acumulados, bactérias e, algumas vezes, hemácias.
- A cultura de urina e os testes de sensibilidade devem ser feitos, se disponíveis, para identificar o organismo e sua sensibilidade ao antibiótico.

NOTA: O exame de urina exige uma amostra limpa do jato médio para minimizar a possibilidade de contaminação.

194 Seção 2 **SINTOMAS**

Tabela S-13 Diagnóstico de febre durante a gestação e o trabalho de parto

Sintomas de apresentação e outros sinais e sintomas tipicamente presentes	Sinais e sintomas algumas vezes presentes	Diagnóstico provável
▸ Disúria ▸ Aumento da freqüência e da urgência urinária	▸ Dor retropúbica/suprapúbica ▸ Dor abdominal	Cistite, p. S-195
▸ Disúria ▸ Febre alta/calafrios ▸ Aumento da freqüência e da urgência urinária ▸ Dor abdominal	▸ Dor retropúbica/suprapúbica ▸ Dor/sensibilidade lombar ▸ Dor ventilatório-dependente ▸ Anorexia ▸ Náusea/vômito	Pielonefrite aguda, p. S-196
▸ Secreção vaginal com mau cheiro nas primeiras 22 semanas ▸ Febre ▸ Útero sensível	▸ Dor abdominal baixa ▸ Sensibilidade à descompressão súbita ▸ Sangramento prolongado ▸ Secreção cervical purulenta	Aborto séptico, Tabela S-2, p. S-109
▸ Febre/calafrios ▸ Secreção aquosa com mau cheiro depois das 22 semanas ▸ Dor abdominal	▸ História de perda de líquido ▸ Sensibilidade uterina ▸ Taquicardia fetal ▸ Sangramento vaginal pequeno	Infecção ovular, p. S-230
▸ Febre ▸ Dificuldade para respirar ▸ Tosse com expectoração ▸ Dor no peito	▸ Focos de consolidação pulmonar ▸ Garganta congestionada ▸ Respiração rápida ▸ Roncos/estertores	Pneumonia, p. S-222
▸ Febre ▸ Calafrios/tremores ▸ Cefaléia ▸ Dor muscular/articular	▸ Baço aumentado	Malária sem complicações, p. S-197
▸ Sinais e sintomas de malária sem complicações ▸ Coma ▸ Anemia	▸ Convulsões ▸ Icterícia	Malária grave/complicada, p. S-150

MANEJO DAS COMPLICAÇÕES NA GESTAÇÃO E NO PARTO **195**

Tabela S-13 Diagnóstico de febre durante a gestação e o trabalho de parto

Sintomas de apresentação e outros sinais e sintomas tipicamente presentes	Sinais e sintomas algumas vezes presentes	Diagnóstico provável
▶ Febre ▶ Cefaléia ▶ Tosse seca ▶ Mal-estar ▶ Anorexia ▶ Baço aumentado	▶ Confusão ▶ Estupor	Tifo[a]
▶ Febre ▶ Mal-estar ▶ Anorexia ▶ Náusea ▶ Urina escura e fezes claras ▶ Icterícia ▶ Fígado aumentado	▶ Dor muscular/articular ▶ Urticária ▶ Baço aumentado	Hepatite[b]

[a] Dar 1 g de ampicilina, VO, quatro vezes por dia, OU dar amoxicilina 1 g, VO, três vezes por dia, durante 14 dias. A terapia alternativa dependerá dos padrões de sensibilidade locais.

[b] Proporcionar terapia de apoio e observar.

Cistite

A cistite é a infecção da bexiga.

▶ Tratar com antibióticos (p. B-55):
- 500 mg de amoxicilina, VO, três vezes por dia, durante 3 dias;
- OU 1 comprimido de trimetoprima/sulfametoxazol (160 a 800 mg), VO, duas vezes por dia, durante 3 dias.

▶ Se o tratamento falhar, verificar a cultura de urina e a sensibilidade, se disponível, e tratar com um antibiótico apropriado para o organismo.

▶ Se a infecção recorrer duas vezes ou mais:
- Verificar a cultura de urina e a sensibilidade, se disponível, e tratar com um antibiótico apropriado para o organismo.
- Para a profilaxia contra novas infecções, dar antibióticos, VO, uma vez por dia (ao deitar), durante o restante da gestação* e duas semanas no pós-parto. Dar:

---

* N. de R.T. Suspender 4 semanas antes da data provável de parto, ou se ameaça ou trabalho de parto prematuro.

196 Seção 2 **SINTOMAS**

- 1 comprimido de trimetoprima/sulfametoxazol (160 a 800 mg);
- OU 250 mg de amoxicilina.

NOTA: A profilaxia é apenas indicada após a infecção recorrente e não após um episódio.

Pielonefrite aguda
A pielonefrite aguda é uma infecção do trato urinário superior, principalmente da pelve renal, que pode também envolver o parênquima renal.

- Se houver a suspeita ou a presença de choque, iniciar o tratamento imediato (p. S-101).
- Verificar a cultura de urina e a sensibilidade, se disponível, e tratar com um antibiótico apropriado para o organismo.
- Se a cultura de urina não estiver disponível, tratar com antibióticos até que a mulher não apresente febre durante 48 horas (p. B-55):
  - 2 g de ampicilina, IV, a cada 6 horas;
  - MAIS 5 mg/kg de peso de gentamicina, IV, a cada 24 horas.
- Uma vez que a mulher esteja sem febre durante 48 horas, dar 1 g de amoxicilina por via oral três vezes por dia para completar 14 dias de tratamento.

NOTA: A resposta clínica é esperada em 48 horas; mas se isso não ocorrer em 72 horas, reavaliar os resultados e a cobertura dos antibióticos.

- Para a profilaxia contra novas infecções, dar antibióticos, VO, uma vez por dia (ao deitar), durante o restante da gestação* e duas semanas no pós-parto. Dar:
  - 1 comprimido de trimetoprima/sulfametoxazol (160 a 800 mg);
  - OU amoxicilina 250 mg.
- Assegurar a hidratação adequada, VO ou IV.
- Dar 500 mg de paracetamol, VO, quando necessário, para a dor e para diminuir a temperatura.
- Se houver contrações palpáveis e secreção mucosa sanguinolenta, suspeitar de trabalho de parto prematuro (p. S-216).

Malária sem complicações
Duas espécies de parasitas da malária, *P. falciparum* e *P. vivax*, são responsáveis pela maioria dos casos. A falciparum sintomática pode causar doença grave e morte nas gestantes se não reconhecida e tratada precocemente. Quando a malária se apresenta como uma doença aguda acompanhada de febre,

---

* N. de R.T. Ver observação sobre o mesmo tratamento de manutenção para cistite.

MANEJO DAS COMPLICAÇÕES NA GESTAÇÃO E NO PARTO **197**

não pode ser confiavelmente distinguida de muitas outras causas de febre com base clínica. A malária, no caso de gestantes com febre que tenham sido expostas à doença, deve ser considerada o diagnóstico mais provável.

> As mulheres sem imunidade pré-existente a tal doença (vivendo em áreas sem malária) são suscetíveis às complicações mais graves (p. S-52).

> As mulheres com imunidade adquirida à malária estão em alto risco para o desenvolvimento de anemia grave e para o nascimento de bebês com baixo peso.

Testes

> Se instalações adequadas para a realização dos testes não estiverem disponíveis, iniciar a terapia com fármacos antimalária, com base na suspeita clínica (p. ex., cefaléia, febre, dor articular).

> Quando disponíveis, os seguintes testes confirmarão o diagnóstico:
> – Microscopia de película de sangue espessa e fina:
>   • a película espessa de sangue é mais sensível na detecção de parasitas (a ausência de parasitas não descarta a malária);
>   • a película fina de sangue ajuda a identificar as espécies de parasitas.
> – Testes de detecção rápida de antígenos.

Malária falciparum

Malária falciparum aguda, sem complicações

A malária falciparum resistente à cloroquina é amplamente disseminada. A resistência a outros fármacos (p. ex., quinino, sulfadoxina/pirimetamina, mefloquina) também ocorre. É importante, portanto, observar as diretrizes nacionais recomendadas para o tratamento. Os fármacos contra-indicados na gestação incluem a primaquina, a tetraciclina, a doxiciclina e a halofantrina. Atualmente, existem dados insuficientes sobre o uso de atovoquona/proguanil e de artemeter/lumefantrina na gestação, a ponto de recomendar seu consumo em tal período.

Área de parasitas P. falciparum sensíveis à cloroquina

> Dar 10 mg/kg de peso de cloroquina base, VO, uma vez por dia, durante 2 dias seguida por 5 mg/kg de peso no terceiro dia.

NOTA: A cloroquina é considerada segura nos três trimestres da gestação.

Área de parasitas P. falciparum resistentes à cloroquina

A sulfamida/pirimetamina oral ou o sal de quinino (cloridrato ou sulfato) podem ser usados para tratar a malária resistente à cloroquina ao longo da gestação. As opções de tratamento incluem:

198 Seção 2 **SINTOMAS**

> 3 comprimidos de sulfamida/pirimetamina, VO, em dose única;

NOTA: A sulfamida/pirimetamina não devem ser usadas se a mulher for alérgica a sulfonamidas.

> OU 10 mg/kg de peso de sal de quinino, VO, três vezes por dia, durante 7 dias.

NOTA: Se o regime de 7 dias de quinino não for possível ou os efeitos colaterais forem graves, dar 3 dias de quinino (no mínimo) MAIS 3 comprimidos de sulfamida/pirimetamina, VO, em dose única, no primeiro dia do tratamento (desde que a sulfamida/pirimetamina sejam eficazes; consultar as diretrizes nacionais).

A mefloquina também pode ser usada para o tratamento de *P. falciparum* sintomática na gestação se o tratamento com quinino ou sulfamida/pirimetamina for inadequado devido à resistência ao fármaco ou a contraindicações individuais.

NOTA: Os clínicos devem considerar cuidadosamento o uso de mefloquina no início da gestação devido à segurança limitada no primeiro trimestre:

> Nas áreas de parasitas sensíveis à mefloquina, dar 15 mg/kg de peso de mefloquina, VO, em dose única.
> Nas áreas de resistência emergente à mefloquina, dar 15 mg/kg de peso de mefloquina, VO, seguidas por 10 mg/kg de peso 24 horas depois.

Área de malária P. falciparum *resistente a múltiplos fármacos*

A malária *P. falciparum* resistente a múltiplos fármacos (resistente à cloroquina e à sulfamida/pirimetamina e ao quinino ou à mefloquina) está presente em determinadas áreas, limitando as opções de tratamento. Consultar as diretrizes nacionais de tratamento. As opções de tratamento incluem:

> 10 mg/kg de peso de sal de quinino (cloridrato ou sulfato), VO, três vezes ao dia, durante 7 dias;
> OU 10 mg/kg de peso de sal de quinino, VO, 3 vezes ao dia, durante 7 dias, MAIS 300 mg de clindamicina 4 vezes ao dia, durante 5 dias;

NOTA: A combinação de quinino/clindamicina pode ser usada nas áreas de resistência ao quinino.

> OU 4 mg/kg de peso de artesunato, VO, em uma dose de ataque dividida no primeiro dia, seguida por 2 mg/kg de peso, VO, uma vez por dia, durante seis dias.

MANEJO DAS COMPLICAÇÕES NA GESTAÇÃO E NO PARTO **199**

NOTA: O artesunato pode ser usado no segundo e no terceiro trimestres para o tratamento da malária sem complicações, mas não existem dados suficientes para recomendar o seu uso no primeiro trimestre. O artesunato pode ser receitado, no entanto, se não houver outra alternativa.

Malária vivax

Área de parasitas P. vivax sensíveis à cloroquina

A cloroquina isolada é o tratamento de escolha para as áreas com malária vivax sensível à cloroquina e para as com malária vivax e falciparum sensíveis à cloroquina. Onde existir *P. falciparum* resistente à cloroquina, manejar como uma infecção mista (p. S-200).

- Dar 10 mg/kg de peso de cloroquina base, VO, uma vez por dia, durante 2 dias, seguida por 5 mg/kg de peso, VO, no terceiro dia.

Área de parasitas P. vivax resistentes à cloroquina

O *P. vivax* resistente à cloroquina tem sido relatado em vários países, e existem dados limitados disponíveis para determinar o tratamento ideal. Antes de considerar os fármacos de segunda linha para o tratamento fracassado com cloroquina, deve-se excluir o mau comprometimento do paciente e uma nova infecção com *P. falciparum*. Se os testes diagnósticos não estiverem disponíveis, manejar como uma infecção mista (ver abaixo). As opções de tratamento para a malária vivax confirmadamente resistente à cloroquina incluem:

- 10 mg/kg de peso de sal de quinino (cloridrato ou sulfato), VO, duas vezes por dia, durante 7 dias;

  NOTA: A dose de quinino é menor que a usada para a malária falciparum; (é essencial o diagnóstico da espécie).

- OU 15mg/kg de peso de mefloquina, VO, em dose única;
- OU 3 comprimidos de sulfamida/pirimetamina, VO, em dose única;

  NOTA: A sulfamida/pirimetamina geralmente não é recomendada, porque age de maneira lenta para remover os parasitas vivax.

- OU 4 mg/kg de peso de artesunato, VO, em uma dose de ataque dividida no primeiro dia, seguida de 2 mg/kg de peso, diariamente, durante 6 dias.

Tratamento dos estágios da malária vivax no fígado

A malária vivax pode permanecer latente no fígado. De tempos em tempos, esses estágios latentes são liberados no sangue para causar uma nova infecção vivax sintomática. A primaquina pode ser usada para tratar os estágios

200 Seção 2 **SINTOMAS**

do fígado, mas seu uso não é aceitável durante a gestação. Tal substância deve ser usada somente após o parto. Os regimes de dosagens variam em cada região geográfica; usar a dose recomendada nas diretrizes nacionais.

Áreas de malária falciparum-vivax mista

Nas áreas de transmissão mista, as proporções das espécies de malária e o seu padrão de sensibilidade aos fármacos variam. É essencial a consulta às diretrizes nacionais de tratamento. Se o diagnóstico microscópico estiver disponível, o tratamento específico pode ser prescrito. Quando não, as opções incluem:

- presumir que a infecção é devida a *P. falciparum* e tratar de acordo (seguir as diretrizes nacionais);
- nas áreas de *P. falciparum* resistente à cloroquina, mas sensível à sulfamida/pirimetamina, e de *P. vivax* sensível à cloroquina, tratar com a dose padronizada de cloroquina e a de sulfamida/pirimetamina.

FEBRE APÓS O PARTO

PROBLEMA
- A mulher apresenta febre (temperatura de 38°C ou mais) depois de 24 horas após o parto.

MANEJO GERAL
- Estimular o repouso ao leito.
- Assegurar a hidratação adequada, VO ou IV.
- Usar um ventilador ou uma compressa morna para ajudar a diminuir a temperatura.
- Se houver suspeita de choque, começar imediatamente o tratamento (p. S-101). Mesmo se os sinais de choque não estiverem presentes, manter a alternativa em mente ao avaliar a mulher, pois seu estado pode piorar rapidamente. Se o choque ocorrer, é importante iniciar o tratamento imediatamente.

DIAGNÓSTICO
Ver diagnóstico de febre pós-parto (Tabela S-14).

MANEJO

Endomiometrite
A endomiometrite é uma infecção do útero após o parto e uma importante causa de morte materna. O tratamento retardado ou inadequado pode resultar em abscesso pélvico, peritonite, choque séptico, trombose de veia profunda, embolia pulmonar, infecção pélvica crônica com dor pélvica recorrente e dispareunia, obstrução tubária e infertilidade.

- Transfundir quando necessário. Usar papa de hemácias, se disponível (p. B-45).
- Dar uma combinação de antibióticos até que a mulher esteja sem febre durante 48 horas (p. B-55):
  - 2 g de ampicilina, IV, a cada 6 horas;
  - MAIS 5 mg/kg de peso de gentamicina, IV, a cada 24 horas;
  - MAIS 500 mg de metronidazol, IV, a cada 8 horas;
  - Se a febre ainda estiver presente 72 horas após o início dos antibióticos, reavaliar e reestudar o diagnóstico.

202 Seção 2 **SINTOMAS**

Tabela S-14 Diagnóstico de febre pós-parto

Sintomas de apresentação e outros sinais e sintomas tipicamente presentes	Sinais e sintomas algumas vezes presentes	Diagnóstico provável
▶ Febre/calafrios ▶ Dor abdominal baixa ▶ Lóquios purulentos, com mau cheiro ▶ Útero sensível	▶ Sangramento vaginal pequeno[a] ▶ Choque	Endomiometrite, p. S-204
▶ Dor abdominal baixa e distensão ▶ Picos de febre persistentes/calafrios ▶ Útero sensível	▶ Resposta pequena aos antibióticos ▶ Edema nos anexos ou no fundo-de-saco posterior ▶ Pus obtido na culdocentese	Abscesso pélvico, p. S-204
▶ Febre baixa/calafrios ▶ Dor abdominal baixa ▶ Peristaltismo ausente	▶ Dor à descompressão súbita ▶ Distensão abdominal ▶ Anorexia ▶ Náusea/vômito ▶ Choque	Peritonite, p. S-205
▶ Dor e sensibilidade nas mamas 3 a 5 dias após o parto	▶ Mamas aumentadas e duras ▶ As duas mamas são afetadas	Ingurgitamento das mamas, p. S-205
▶ Dor e sensibilidade nas mamas ▶ Vermelhidão, área em forma de cunha na mama 3 a 4 dias após o parto	▶ Inflamação precedida pelo ingurgitamento ▶ Geralmente apenas uma mama é afetada	Mastite, p. S-206
▶ Mama firme, muito sensível ▶ Eritema subjacente	▶ Inchaço flutuante na mama ▶ Drenagem de pus	Abscesso de mama, p. S-207
▶ Sensibilidade incomum na ferida operatória com secreção sanguinolenta ou serosa	▶ Eritema leve estendendo-se além da margem da incisão	Abscesso na ferida, seroma na ferida ou hematoma na ferida, p. S-207
▶ Ferida dolorosa e sensível ▶ Eritema e edema além da margem da incisão	▶ Ferida endurecida ▶ Secreção purulenta ▶ Área avermelhada em torno da ferida	Celulite da ferida, p. S-207
▶ Disúria ▶ Aumento da freqüência e da urgência urinária	▶ Dor retropúbica/ suprapúbica ▶ Dor abdominal	Cistite, p. S-195

[a] Sangramento pequeno: Leva mais que 5 minutos para encharcar um absorvente ou uma compressa limpa.

MANEJO DAS COMPLICAÇÕES NA GESTAÇÃO E NO PARTO 203

Tabela S-14 Diagnóstico de febre pós-parto (continuação)

Sintomas de apresentação e outros sinais e sintomas tipicamente presentes	Sinais e sintomas algumas vezes presentes	Diagnóstico provável
• Disúria • Picos de febre/calafrios • Aumento da freqüência e da urgência urinária • Dor abdominal	• Dor retropúbica/ suprapúbica • Dor e sensibilidade lombar • Dor ventilatório-dependente • Anorexia • Náusea/vômito	Pielonefrite aguda, p. S-196
• Picos de febre, apesar dos antibióticos	• Sensibilidade no músculo da panturrilha	Trombose de veia profunda[a]
• Febre • Dificuldade na respiração • Tosse com expectoração • Dor no peito	• Focos de consolidação • Garganta congestionada • Respiração rápida • Roncos/estertores	Pneumonia, p. S-222
• Febre • Murmúrio vesicular diminuído	• Ocorre tipicamente no pós-operatório	Atelectasia[b]
• Febre • Calafrios/tremores • Cefaléia • Dor muscular/articular	• Baço aumentado	Malária sem complicações, p. S-197
• Sinais e sintomas de malária sem complicações • Coma • Anemia	• Convulsões • Icterícia	Malária grave/ complicada, p. S-150
• Febre • Cefaléia • Tosse seca • Mal-estar • Anorexia • Baço aumentado	• Confusão • Estupor	Tifo[c]
• Febre • Mal-estar • Anorexia • Náusea • Urina escura e fezes claras • Icterícia • Fígado aumentado	• Dor muscular/articular • Urticária • Baço aumentado	Hepatite[d]

[a] Dar heparina.
[b] Recomendar a deambulação e a respiração profunda. Não são necessários antibióticos.
[c] Dar 1 g de ampicilina, VO, quatro vezes por dia, OU 1 g de amoxicilina, VO, três vezes por dia, durante 14 dias. A terapia alternativa dependerá dos padrões de sensibilidade local.
[d] Proporcionar terapia de apoio e observar.

NOTA: Os antibióticos orais não são necessários depois dos intravenosos.

▶ Se houver suspeita de restos placentários, realizar uma exploração digital do útero para remover os coágulos e os pedaços grandes. Usar uma pinça de anel ou uma cureta grande, se necessário.

▶ Se não houver melhora com as medidas conservadoras e houver sinais de peritonite (febre, dor à descompressão súbita, dor abdominal), realizar uma laparotomia para drenar o pus.

▶ Se o útero estiver necrótico e séptico, realizar uma histerectomia subtotal (p. P-339).

Abscesso pélvico

▶ Dar uma combinação de antibióticos antes de drenar o abscesso e continuar até que a mulher esteja sem febre durante 48 horas (p. B-55):

– 2 g de ampicilina, IV, a cada 6 horas;
– MAIS 5 mg/kg de peso de gentamicina, IV, a cada 24 horas;
– MAIS 500 mg de metronidazol, IV, a cada 8 horas.

▶ Se o abscesso for flutuante no fundo-de-saco, drenar o pus através do fundo-de-saco (p. P-307). Se os picos de febre continuarem, realizar uma laparotomia.

Peritonite

▶ Realizar aspiração nasogástrica.
▶ Infundir líquidos IV (p. B-43).
▶ Dar uma combinação de antibióticos até que a mulher esteja sem febre durante 48 horas (p. B-55):

– Ampicilina 2 g, IV, a cada 6 horas;
– MAIS 5 mg/kg de peso de gentamicina, IV, a cada 24 horas;
– MAIS 500 mg de metronidazol, IV, a cada 8 horas.

▶ Se necessário, realizar uma laparotomia para a lavagem peritoneal (drenar).

Ingurgitamento da mama

O ingurgitamento da mama é um exagero do ingurgitamento linfático e venoso, que ocorre antes da lactação, e não um resultado da distensão excessiva da mama com o leite.

Amamentação

▶ Se a mulher estiver amamentando e o bebê não for capaz de sugar, estimulá-la a retirar o leite com a mão ou com uma bomba.

> Se ela estiver amamentando e o bebê for capaz de sugar:
> - Estimular a mulher a amamentar com mais freqüência, preferencialmente usando ambas mamas em cada mamada.
> - Mostrar à mulher como segurar o bebê e ajudá-lo a pegar o seio.
> - As medidas de alívio antes da amamentação podem incluir:
>   - aplicar compressas quentes às mamas (antes do aleitamento), ou estimular a mulher a tomar um banho quente;
>   - massagear o pescoço e as costas dela;
>   - fazer com que ela retire alguma quantidade de leite manualmente antes de amamentar e molhe a área do mamilo para ajudar o bebê a pegar o seio com facilidade e de maneira apropriada;
> - As medidas de alívio após a amamentação podem incluir:
>   - apoiar as mamas com uma atadura ou um sutiã especial;
>   - aplicar compressas frias às mamas, entre as mamadas, para reduzir o inchaço e a dor;
>   - dar 500 mg de paracetamol, VO, se necessário;
> - Acompanhar 3 dias após o início do manejo, a fim de garantir a resposta.

Não-amamentação

> Se a mulher não estiver amamentando:
> - Apoiar as mamas com uma atadura ou um sutiã especial.
> - Aplicar compressas frias às mamas para reduzir o inchaço e a dor.
> - Evitar as massagens ou a aplicação de calor às mamas.
> - Evitar a estimulação dos mamilos.
> - Dar 500 mg de paracetamol, VO, quando necessário.
> - Acompanhar 3 dias após o início do manejo, a fim de garantir a resposta.

Infecção da mama

Mastite

> Tratar com antibióticos (p. C-35):
> - 500 mg de cloxacilina*, VO, 4 vezes por dia, durante 10 dias;
> - OU 250 mg de eritromicina, VO, 3 vezes por dia, durante 10 dias.

> Estimular a mulher a:
> - Continuar a amamentar.
> - Apoiar as mamas com uma atadura ou um sutiã especial.

---

* N. de R.T. Também conhecida como oxacilina.

206 Seção 2 **SINTOMAS**

- – Aplicar compressas frias às mamas entre as mamadas para reduzir o inchaço e a dor.
- ▸ Dar 500 mg de paracetamol, VO, como necessário.
- ▸ Acompanhar 3 dias após o início do manejo, a fim de garantir a resposta.

Abscesso de mama
- ▸ Tratar com antibióticos (p. B-55):
  - – 500 mg de cloxacilina, VO, 3 vezes por dia, durante 10 dias;
  - – OU 250 mg de eritromicina, VO, 3 vezes por dia, durante 10 dias.
- ▸ Drenar o abscesso:
  - – Geralmente é exigida a anestesia geral (p. ex., cetamina, p. P-256).
  - – Fazer a incisão radialmente, partindo de perto da margem alveolar em direção à periferia da mama para evitar lesão aos ductos de leite.
  - – Usar luvas desinfetadas de alto nível, usar um dedo ou uma pinça de tecido para romper as bolsas de pus.
  - – Tamponar a cavidade, frouxamente, com gaze.
  - – Remover a gaze depois de 24 horas e substituí-la por outra menor.
- ▸ Se ainda houver pus na cavidade, colocar uma pequena compressa de gaze e deixar a beirada para fora da ferida, como uma mecha, a fim de facilitar a drenagem de qualquer pus remanescente.
- ▸ Estimular a mulher a:
  - – Continuar amamentando, mesmo quando houver uma coleta de pus.
  - – Apoiar as mamas com uma atadura ou um sutiã especial.
  - – Aplicar compressas frias às mamas, entre as mamadas, a fim de reduzir o inchaço e a dor.
- ▸ Dar 500 mg de paracetamol, VO, quando necessário.
- ▸ Acompanhar 3 dias após o início do manejo, a fim de garantir a resposta.

Infecção das feridas perineais e abdominais

Abscesso, seroma e hematoma da ferida
- ▸ Se houver pus ou fluido, abrir e drenar a ferida.
- ▸ Remover a pele infectada ou as suturas subcutâneas e desbridar a ferida. Não remover as suturas fasciais.
- ▸ Se houver um abscesso sem celulite, os antibióticos não são exigidos.
- ▸ Colocar um curativo úmido sobre a ferida e solicitar que a mulher retorne a cada 24 horas para trocá-lo.
- ▸ Recomendar à mulher a necessidade de boa higiene e do uso de absorventes ou de compressas limpas trocadas freqüentemente.

MANEJO DAS COMPLICAÇÕES NA GESTAÇÃO E NO PARTO **207**

Celulite da ferida e necrose da fáscia superficial

- Se houver líquido ou pus, abrir e drenar a ferida.
- Remover a pele infectada ou as suturas subcutâneas e desbridar a ferida. Não remover as suturas fasciais.
- Se a infecção for superficial e não envolver os tecidos profundos, monitorar o desenvolvimento de um abscesso e dar uma combinação de antibióticos (p. B-55):
  - 500 mg de ampicilina, VO, quatro vezes por dia durante 5 dias;
  - MAIS 400 mg de metronidazol, VO, 3 vezes por dia, durante 5 dias.
- Se a infecção for profunda, envolver músculos e estiver causando necrose da fáscia superficial, dar uma combinação de antibióticos até que o tecido necrótico tenha sido removido e a mulher esteja sem febre durante 48 horas (p. B-55):
  - 2 milhões de unidades de penicilina G, IV, a cada 6 horas;
  - MAIS 5 mg/kg de peso de gentamicina, IV, a cada 24 horas;
  - MAIS 500 mg de metronidazol, IV, a cada 8 horas;
  - uma vez que a mulher esteja sem febre durante 48 horas, dar:
    - 500 mg de ampicilina, VO, quatro vezes por dia, durante 5 dias;
    - MAIS 400 mg de metronidazol, VO, três vezes por dia, durante 5 dias.

NOTA: A necrose da fáscia superficial exige um desbridamento cirúrgico amplo. Realizar o fechamento secundário 2 a 4 semanas mais tarde, dependendo da resolução da infecção.

- Se a mulher tiver uma infecção grave ou uma necrose da fáscia superficial, admiti-la ao hospital para o manejo e a troca de curativo da ferida duas vezes por dia.

DOR ABDOMINAL NO INÍCIO DA GESTAÇÃO

PROBLEMA

▶ A mulher queixa-se de dor abdominal nas primeiras 22 semanas de gestação. A dor pode representar o primeiro sinal de complicações sérias, como o aborto ou a gestação ectópica.

MANEJO GERAL

▶ Fazer uma rápida avaliação da condição geral da gestante, incluindo os sinais vitais (pulso, pressão sangüínea, respiração, temperatura).

▶ Se houver suspeita de choque, começar imediatamente o tratamento (p. S-101). Mesmo se os sinais de choque não estiverem presentes, mantê-lo em mente ao avaliar a paciente, pois seu estado pode piorar rapidamente. Se o choque desenvolver-se, é importante começar o tratamento imediatamente.

NOTA: Deve-se suspeitar de apendicite em qualquer mulher que apresente dor abdominal. Tal inflamação pode ser confundida com outros problemas mais comuns da gestação, que causam dor abdominal (p. ex., gestação ectópica, descolamento prematuro de placenta, cistos ovarianos torcidos, pielonefrite).

DIAGNÓSTICO

Ver diagnóstico da dor abdominal no início da gestação (Tabela S-15).

MANEJO

Cistos ovarianos

Os cistos ovarianos podem causar dor abdominal devido à torção ou à ruptura – que ocorrem, mais comumente, durante o primeiro trimestre da gravidez.

▶ Se a mulher estiver com dor forte, suspeitar de torção ou de ruptura. Realizar uma laparotomia imediatamente.

NOTA: Se os achados na laparotomia forem sugestivos de malignidade (áreas sólidas no tumor, crescimento estendendo-se para fora da parede do cisto), a amostra deve ser enviada para o exame histológico

210 Seção 2 **SINTOMAS**

Tabela S-15 Diagnóstico da dor abdominal no início da gestação

Sintomas de apresentação e outros sinais e sintomas tipicamente presentes	Sinais e sintomas algumas vezes presentes	Diagnóstico provável
▸ Dor abdominal ▸ Massa anexial no exame vaginal	▸ Massa palpável, sensível diferenciada no abdome inferior ▸ Sangramento vaginal pequeno[b]	Cisto ovariano[a], p. S-211
▸ Dor abdominal baixa ▸ Febre baixa ▸ Dor à descompressão súbita	▸ Distensão abdominal ▸ Anorexia ▸ Náusea/vômito ▸ Íleo paralítico ▸ Aumento dos leucócitos ▸ Sem massa no abdome inferior ▸ Local da dor mais alto do que o esperado	Apendicite, p. S-211
▸ Disúria ▸ Aumento da freqüência e da urgência urinária ▸ Dor abdominal	▸ Dor retropúbica/suprapúbica	Cistite, p. S-195
▸ Disúria ▸ Picos de febre/calafrios ▸ Aumento da freqüência e da urgência urinária ▸ Dor abdominal	▸ Dor retropúbica/suprapúbica ▸ Dor/sensibilidade lombar ▸ Dor ventilatório-dependente ▸ Anorexia ▸ Náusea/vômito	Pielonefrite aguda, p. S-196
▸ Febre baixa/calafrios ▸ Dor abdominal baixa ▸ Ausência de peristaltismo	▸ Dor à descompressão súbita ▸ Distensão abdominal ▸ Anorexia ▸ Náusea/vômito ▸ Choque	Peritonite, p. S-205
▸ Dor abdominal ▸ Sangramento pequeno ▸ Cérvice fechada ▸ Útero ligeiramente maior que o normal ▸ Útero mais amolecido que o normal	▸ Desmaio ▸ Massa anexial sensível ▸ Amenorréia ▸ Sensibilidade na movimentação cervical	Gestação ectópica, p. S-112

[a] Os cistos de ovário podem ser assintomáticos e são algumas vezes detectados pela primeira vez no exame físico.
[b] Sangramento pequeno: leva mais do que 5 minutos para encharcar um absorvente ou uma compressa limpa.

MANEJO DAS COMPLICAÇÕES NA GESTAÇÃO E NO PARTO **211**

imediato, e a mulher deve ser encaminhada a um centro de atendimento terciário para avaliação e manejo.

▶ Se o cisto tiver mais do que 10 cm e for assintomático:

- Se for detectado durante o primeiro trimestre, observar quanto ao crescimento ou às complicações.
- Se for detectado durante o segundo trimestre, remover por laparotomia para prevenir as complicações.

▶ Se o cisto tiver entre 5 e 10 cm, acompanhar. A laparotomia pode ser exigida se o cisto aumentar de tamanho ou não regredir.

▶ Se o cisto tiver menos de 5 cm, geralmente regredirá por si mesmo, não exigindo tratamento.

Apendicite

▶ Dar uma combinação de antibióticos antes da cirurgia e continuar até que a mulher esteja no pós-operatório e sem febre durante 48 horas (p. B-55):

- 2 g de ampicilina, IV, a cada 6 horas;
- MAIS 5 mg/kg de peso de gentamicina, IV, a cada 24 horas;
- MAIS 500 mg de metronidazol, IV, a cada 8 horas.

▶ Realizar uma exploração cirúrgica imediata (independentemente do estágio da gestação) e uma apendicectomia, se exigida.

NOTA: A demora no diagnóstico e no tratamento podem resultar no rompimento do apêndice, o que pode levar à peritonite generalizada.

▶ Se houver sinais de peritonite (febre, dor à descompressão súbita, dor abdominal), dar antibióticos como para peritonite (p. S-205).

NOTA: A presença de peritonite aumenta a probabilidade de aborto ou de trabalho de parto prematuro.

▶ Se a mulher estiver com dor forte, dar 1 mg/kg de peso de petidina (mas não mais do que 100 mg), IM ou IV, lentamente ou dar morfina 0,1 mg/kg de peso, IM.

▶ Os fármacos tocolíticos podem ser necessários para prevenir o trabalho de parto prematuro (Tabela S-17, p. S-217).

DOR ABDOMINAL NO FINAL DA GESTAÇÃO E APÓS O PARTO

PROBLEMAS

- A mulher apresenta dor abdominal depois de 22 semanas de gestação.
- A mulher apresenta dor abdominal durante as primeiras 6 semanas após o parto.

MANEJO GERAL

- Fazer uma rápida avaliação das condições gerais da mulher, incluindo os sinais vitais (pulso, pressão sangüínea, respiração, temperatura).
- Se houver suspeita de choque, começar imediatamente o tratamento (p. S-101). Mesmo se os sinais de choque não estiverem presentes, tê-lo em mente ao avaliar a paciente, pois seu estado pode piorar rapidamente. Se o choque se desenvolver, é importante iniciar o tratamento imediatamente.

NOTA: Deve-se suspeitar de apendicite em qualquer mulher que apresente dor abdominal. Tal inflamação pode ser confundida com problemas comuns da gestação que causam dor abdominal. Se ocorrer uma apendicite no final da gestação, a infecção pode ser isolada pelo útero gravídico. O tamanho do órgão diminui rapidamente depois do parto, permitindo que a infecção invada a cavidade peritoneal. Nesses casos, a apendicite apresenta-se como peritonite generalizada.

Trabalho de parto prematuro

O parto prematuro está associado à maior morbidade e à mortalidade perinatal. O manejo do parto prematuro consiste em tocólise (tentar interromper as contrações uterinas) ou em permitir que o trabalho de parto evolua. Os problemas maternos são principalmente relacionados às intervenções realizadas para interromper as contrações (ver a seguir).

> Fazer todos os esforços para confirmar a idade gestacional do feto.

Tocólise

Tal intervenção visa a retardar o parto até que o efeito dos corticosteróides tenha sido atingido (ver a seguir).

214 Seção 2 **SINTOMAS**

Tabela S-16 Diagnóstico de dor abdominal no final da gestação e após o parto

Sintomas de apresentação e outros sinais e sintomas tipicamente presentes	Sinais e sintomas algumas vezes presentes	Diagnóstico provável
▶ Contrações palpáveis ▶ Secreção mucóide manchada de sangue (sinal) ou secreção aquosa antes das 37 semanas	▶ Dilatação cervical e apagamento ▶ Sangramento vaginal pequeno[a]	Possível trabalho de parto prematuro, p. S-216
▶ Contrações palpáveis ▶ Secreção mucóide manchada de sangue (sinal) ou secreção aquosa antes das 37 semanas	▶ Dilatação cervical e apagamento ▶ Sangramento vaginal pequeno	Possível trabalho de de parto a termo, p. B-75
▶ Dor abdominal intermitente ou constante ▶ Sangramento depois de 22 semanas de gestação (pode ficar retido no útero)	▶ Choque ▶ Útero doloroso/sensível ▶ Movimentos fetais diminuídos/ausentes ▶ Sofrimento fetal ou ausência de batimentos cardíacos fetais	Descolamento prematuro de placenta, p. S-118
▶ Dor abdominal forte (pode diminuir depois da ruptura) ▶ Sangramento (intra-abdominal e/ou vaginal)	▶ Choque ▶ Distensão abdominal/ líquido livre ▶ Contorno uterino anormal ▶ Abdome sensível ▶ Partes fetais facilmente palpáveis ▶ Ausência de movimentos fetais e de batimentos cardíacos fetais ▶ Pulso materno rápido	Ruptura uterina, p. S-120
▶ Dor abdominal ▶ Secreção vaginal aquosa 22 semanas de gestação ▶ Febre/calafrios	▶ História de perda de líquido ▶ Útero sensível ▶ Taquicardia fetal ▶ Sangramento vaginal pequeno	Infecção ovular, p. S-230
▶ Dor abdominal ▶ Disúria ▶ Aumento da freqüência urinária	▶ Dor retropúbica/ suprapúbica	Cistite, p. S-195

[a] Sangramento pequeno: leva mais que 5 minutos para encharcar um absorvente ou uma compressa limpa.

MANEJO DAS COMPLICAÇÕES NA GESTAÇÃO E NO PARTO **215**

Tabela S-16 Diagnóstico de dor abdominal no final da gestação e após o parto (*continuação*)

Sintomas de apresentação e outros sinais e sintomas tipicamente presentes	Sinais e sintomas algumas vezes presentes	Diagnóstico provável
▸ Disúria ▸ Dor abdominal ▸ Picos de febre/calafrios ▸ Aumento da freqüência/urgência urinária	▸ Dor retropúbica/ suprapúbica ▸ Dor/sensibilidade lombar ▸ Dor ventilatório-dependente ▸ Anorexia ▸ Náusea/vômito	Pielonefrite aguda, p. S-196
▸ Dor abdominal baixa ▸ Febre baixa ▸ Dor à descompressão súbita	▸ Distensão abdominal ▸ Anorexia ▸ Náusea/vômito ▸ Íleo paralítico ▸ Aumento dos leucócitos ▸ Sem massa no abdome inferior ▸ Local da dor mais alto que o esperado	Apendicite, p. S-211
▸ Dor abdominal baixa ▸ Febre/calafrios ▸ Lóquios purulentos, com mau cheiro	▸ Sangramento vaginal pequeno ▸ Choque ▸ Útero sensível	Endomiometrite, p. S-204
▸ Dor abdominal baixa e distensão ▸ Picos de febre persistentes/ calafrios ▸ Útero sensível	▸ Má resposta aos antibióticos ▸ Massa nos anexos ou no fundo-de-saco posterior Douglas ▸ Pus obtido na culdocentese	Abscesso pélvico, p. S-204
▸ Dor abdominal baixa ▸ Febre baixa/ calafrios ▸ Peristaltismo ausente	▸ Dor à descompressão súbita ▸ Distensão abdominal ▸ Anorexia ▸ Náusea/vômito ▸ Choque	Peritonite, p. S-205
▸ Dor abdominal ▸ Massa anexial no exame vaginal	▸ Massa palpável, sensível diferenciada no abdome inferior ▸ Sangramento vaginal pequeno	Cisto ovariano[b], p. S-211

[b] Os cistos de ovário podem ser assintomáticos e são algumas vezes detectados primeiramente no exame físico.

216 Seção 2 **SINTOMAS**

▸ Tentar a tocólise se:

– a gestação tiver menos de 37 semanas;
– a cérvice tiver menos de 3 cm de dilatação;
– não houver infecção ovular, pré-eclâmpsia ou sangramento ativo;
– não houver sofrimento fetal.

▸ Confirmar o diagnóstico de trabalho de parto prematuro documentando o apagamento cervical ou a dilatação durante duas horas.

▸ Se tiver menos de 37 semanas, dar corticosteróides para a mãe*, para melhorar a maturidade do pulmão fetal e as chances de sobrevida neonatal:

– 12 mg de betametasona, IM, duas doses com 12 horas de intervalo cada;
– OU 6 mg de dexatesona, IM, quatro doses com intervalos de 6 horas cada.

NOTA: Não usar corticosteróides na presença de infecção franca.

▸ Dar um fármaco tocolítico (Tabela S-17) e monitorar as condições materna e fetal (pulso, pressão sangüínea, sinais de disfunção respiratória, contrações uterinas, perda de líquido amniótico ou sangue, freqüência cardíaca fetal, equilíbrio hídrico, glicose sangüínea, etc.).

NOTA: Não dar fármacos tocolíticos durante mais de 48 horas.

Se o trabalho de parto prematuro continuar, apesar do uso de fármacos tocolíticos, providenciar o atendimento do bebê com instalações neonatais mais apropriadas.

Permissão da evolução do trabalho de parto

▸ Permitir que o trabalho de parto evolua se:

– A gestação tiver mais que 37 semanas.
– A cérvice tiver mais de 3 cm de dilatação.
– Houver sangramento ativo.
– O feto estiver em sofrimento, morto ou possuir uma anomalia incompatível com a sobreviência.
– Houver infecção ovular ou pré-eclâmpsia.

---

* N. de R.T. A idade gestacional adequada situa-se entre 28 e 34 semanas para efeito dos corticosteróides na aceleração da maturidade pulmonar fetal.

MANEJO DAS COMPLICAÇÕES NA GESTAÇÃO E NO PARTO **217**

Tabela S-17 Fármacos tocolíticos[a] para interromper as contrações uterinas

Fármaco	Dose inicial	Dose subseqüente	Efeitos colaterais e precauções
Salbutamol	10 mg em 1 L de líquido IV. Iniciar a infusão IV com 10 gotas por minuto.	Se as contrações persistirem, aumentar a velocidade da infusão em 10 gotas por minuto a cada 30 minutos, até que as contrações parem ou o pulso materno exceda 120 bpm.	Se a freqüência cardíaca materna aumentar (mais do que 120 bpm), reduzir a velocidade da infusão. Se a mulher estiver anêmica, usar com cautela.
		Se as contrações pararem, manter a mesma velocidade de infusão durante, ao menos, 12 horas após a última contração.	Se forem usados esteróides e salbutamol, pode ocorrer o edema pulmonar materno. Restringir os líquidos, manter o equilíbrio hídrico e interromper o fármaco.
Indometacina	100 mg de dose de ataque VO, ou via retal	25 mg a cada 6 horas, durante 48 horas	Se a gestação tiver mais de 32 semanas, evitar o uso da substância para prevenir o fechamento prematuro do ductus arteriosus fetal. Não usar por mais de 48 horas.

[a] Os fármacos alternativos incluem a terbutalina, a nifedipina e a ritodrina.

▶ Monitorar o progresso do trabalho de parto usando o partograma (p. B-83).

NOTA: Evitar o parto por extração a vácuo, pois os riscos de hemorragia intracraniana no bebê prematuro são altos.

▶ Preparar o manejo do prematuro ou do bebê com baixo peso ao nascer, e antecipar a necessidade de ressuscitação (p. S-231).

DIFICULDADE NA RESPIRAÇÃO

PROBLEMA
▶ A mulher tem falta de ar durante a gestação, o trabalho de parto ou depois do parto.

MANEJO GERAL
▶ Fazer uma rápida avaliação das condições gerais da mulher, incluindo os sinais vitais (pulso, pressão sangüínea, respiração, temperatura).
▶ Levantar a mulher sobre seu lado esquerdo.
▶ Iniciar uma infusão IV (p. B-43).
▶ Dar oxigênio 4 a 6 L por minuto por máscara ou cânula nasal.
▶ Obter estimativas de hemoglobina usando o hemoglobinômetro ou outro método simples.

DIAGNÓSTICO
Ver diagnóstico de dificuldade na respiração (Tabela S-18).

MANEJO

Anemia grave
▶ Transfundir quando necessário (p. B-45):
  – Usar papa de hemácias.
  – Se o sangue não puder ser centrifugado, deixá-lo suspenso até que as células se acomodem. Infundir as células e dispor do soro remanescente.
  – Dar 40 mg de furosemida IV com cada unidade de papa de hemácias.
▶ Se houver suspeita da malária *Plasmodium falciparum*, manejar como malária grave (p. S-150).
▶ Dar 120 mg de sulfato ferroso ou fumarato ferroso, VO, MAIS 400 µg de ácido fólico, VO, uma vez ao dia, durante 6 meses na gestação. Continuar nos 3 meses pós-parto.
▶ Onde os ancilóstomos são endêmicos (prevalência de 20% ou mais), dar um dos seguintes tratamentos anti-helmínticos:
  – 400 mg de albendazol, VO, em uma dose;
  – OU 500 mg de mebendazol, VO, em uma dose diária, durante 3 dias;

Tabela S-18 Diagnóstico de disfunção respiratória

Sintomas de apresentação e outros sinais e sintomas tipicamente presentes	Sinais e sintomas algumas vezes presentes	Diagnóstico provável
• Dificuldade na respiração • Palidez da conjuntiva, da língua, dos leitos das unhas e/ou das palmas • Hemoglobina 7 g/dL ou menos • Hematócrito 20% ou menos	• Letargia e fadiga • Unhas achatadas ou côncavas	Anemia grave, p-127
• Sinais e sintomas de anemia grave	• Edema • Tosse • Estertores • Edema das pernas • Fígado aumentado • Veias do pescoço proeminentes	Falência cardíaca devido à anemia, p. S-221
• Dificuldade na respiração • Murmúrio diastólico e/ou sistólico grave com frêmito palpável	• Batimento cardíaco irregular • Coração aumentado • Estertores • Cianose (cor azulada) • Tosse • Edema das pernas • Fígado aumentado • Veias do pescoço proeminentes	Falência cardíaca devido à doença cardíaca, p. S-222
• Dificuldade na respiração • Febre • Tosse com expectoração • Dor no peito	• Consolidação • Garganta congestionada • Respiração rápida • Roncos/estertores	Pneumonia, p. S-222
• Dificuldade na respiração • Sibilo	• Tosse com expectoração • Roncos/estertores	Asma brônquica, p. S-222
• Dificuldade na respiração • Hipertensão • Proteinúria	• Estertores • Tosse espumante	Edema pulmonar associado à pré-eclâmpsia[a]

[a] Suspender os líquidos e dar 40 mg de furosemida IV em uma dose (p. S-143).

MANEJO DAS COMPLICAÇÕES NA GESTAÇÃO E NO PARTO **221**

- OU 2,5 mg/kg de peso de levamisol, VO, em uma dose diária, durante 3 dias;
- OU 10 mg/kg de peso de pirantel, VO, uma vez por dia, durante 3 dias.
▶ Se o ancilóstomo for altamente endêmico (prevalência de 50% ou mais), repetir o tratamento anti-helmíntico 12 semanas após a primeira dose.

Falência cardíaca

Falência cardíaca devido à anemia
▶ A transfusão é geralmente necessária na falência cardíaca devido à anemia (p. B-45):
  - Usar papa de hemácias ou hemácias sedimentadas, como as descritas para anemia grave (acima).
  - Dar 40 mg de furosemida, IV, para cada unidade de papa de hemácias.

Falência cardíaca devido à doença cardíaca
▶ Tratar a falência cardíaca aguda. Os fármacos usados podem incluir:
  - 10 mg de morfina, IM, em uma única dose;
  - OU 40 mg de furosemida, IV, repetida como necessário;
  - OU 0,5 mg de digoxina, IM, em uma única dose;
  - OU nitroglicerina 0,3 mg sob a língua, repetida em 15 minutos, se necessário.
▶ Encaminhar para um nível terciário, se necessário.

Manejo da falência cardíaca durante o trabalho de parto
▶ Levantar a mulher sobre seu lado esquerdo.
▶ Limitar a infusão de líquidos IV para diminuir o risco de sobrecarga circulatória e manter um gráfico rígido do equilíbrio hídrico.
▶ Assegurar a analgesia adequada (p. B-57).
▶ Se a infusão de ocitocina for exigida, usar uma concentração mais alta em uma velocidade menor enquanto mantém um gráfico do equilíbrio hídrico (p. ex., a concentração pode ser dobrada se as gotas por minuto forem diminuídas pela metade, Tabela P-7, p. P-263).

NOTA: Não dar ergometrina.

▶ Fazer com que a mulher evite os esforços sustentados de dar à luz durante o estágio expulsivo, se possível.
▶ Se for necessário diminuir a tarefa da gestante durante o parto, realizar uma episiotomia (p. P-309) e auxiliar o parto com extração a vácuo (p. P-267) ou com fórceps (p. P-271).
▶ Assegurar o manejo ativo do terceiro estágio (p. B-91).

> A falência cardíaca não é uma indicação para a cesariana.

Manejo da falência cardíaca durante a cesariana
- Usar anestesia de infiltração local com sedação consciente (p. P-249), uma vez que se recomenda evitar a raquianestesia.
- Remover o bebê e a placenta (p. P-281).

Pneumonia
A inflamação na pneumonia afeta o parênquima pulmonar e envolve os bronquíolos e os alvéolos respiratórios. Existe a perda da capacidade pulmonar, que é menos tolerada pelas gestantes.

- Uma radiografia do pulmão pode ser exigida para confirmar o diagnóstico de pneumonia.
- Dar 500 mg de eritromicina base, VO, quatro vezes por dia, durante 7 dias.
- Fazer inalação de vapor.

Considerar a possibilidade de tuberculose nas áreas em que é prevalente.

Asma brônquica
A asma brônquica complica 3 a 4% das gestações. A gestação está associada ao agravamento dos sintomas em um terço das mulheres afetadas.

- Se ocorrer um broncoespasmo, dar broncodilatadores (p. ex., 4 mg de salbutamol, VO, a cada 4 horas ou 250 µg de aerosol a cada 15 minutos, em 3 doses).
- Se não houver resposta ao broncodilatador, dar corticosteróides, como a hidrocortisona IV, 2 mg/kg de peso a cada 4 horas, quando necessário.
- Se houver sinais de infecção (bronquite), dar 2 g de ampicilina, IV, a cada 6 horas.
- Evitar o uso de prostaglandinas. Para a prevenção e o tratamento da hemorragia pós-parto, dar 10 unidades de ocitocina, IM, ou 0,2 mg de ergometrina, IM.
- Após a exacerbação aguda ter sido manejada, continuar o tratamento com broncodilatadores e corticosteróides inalados para prevenir os episódios agudos recorrentes.

PARADA DOS MOVIMENTOS FETAIS

PROBLEMA
- Os movimentos fetais não são sentidos depois de 22 semanas de gestação ou durante o trabalho de parto.

MANEJO GERAL
- Tranqüilizar a mulher e proporcionar apoio emocional (p. B-29).
- Verificar a freqüência cardíaca fetal:
  - Se a mãe recebeu sedativos, esperar que o efeito dos fármacos desapareça e, então, verificar novamente.
  - Se o coração fetal não pode ser ouvido, pedir para outras pessoas escutarem ou usar um estetoscópio Doppler, se disponível.

DIAGNÓSTICO
Ver diagnóstico de parada dos movimentos fetais (Tabela S-19).

MORTE FETAL
A morte intra-uterina pode ser o resultado de restrição do crescimento fetal, infecção fetal, acidente com o cordão umbilical ou anomalias congênitas. Onde a sífilis é prevalente, uma grande proporção de mortes fetais são devidas a essa doença.

- Se o raio X estiver disponível, confirmar a morte fetal depois de 5 dias. Os sinais incluem a sobreposição dos ossos do crânio, a coluna vertebral hiperflexionada, bolhas de ar no coração e nos grandes vasos e o edema do escalpo.
- Alternativamente, se o ultra-som estiver disponível, confirmar a morte fetal. Os sinais incluem a ausência da atividade cardíaca fetal, o formato anormal da cabeça fetal, o líquido amniótico reduzido ou ausente e o feto dobrado.
- Explicar o problema para a mulher e sua família (p. B-29).
- Discutir com eles as opções de manejo expectante ou ativo.
- Se for planejado o manejo expectante:
  - Esperar o início espontâneo do trabalho de parto durante as 4 semanas seguintes.
  - Tranqüilizar a mulher de que em 90% dos casos o feto é expelido espontaneamente durante o período de espera sem complicações.

224 Seção 2 **SINTOMAS**

Tabela S-19 Diagnóstico de parada dos movimentos fetais

Sintomas de apresentação e outros sinais e sintomas tipicamente presentes	Sinais e sintomas algumas vezes presentes	Diagnóstico provável
▸ Movimentos fetais ausentes/diminuídos ▸ Dor abdominal constante/intermitente ▸ Sangramento posterior às 22 semanas de gestação (pode ficar retido no útero)	▸ Choque ▸ Útero com tônus aumentado ▸ Sofrimento fetal ou batimentos cardíacos fetais ausentes	Descolamento prematuro de placenta, p. S-118
▸ Ausência de movimentos e de batimentos cardíacos fetais ▸ Sangramento (intra-abdominal e/ou vaginal) ▸ Dor abdominal forte (pode diminuir depois do rompimento)	▸ Choque ▸ Distensão abdominal/líquido livre ▸ Contorno uterino anormal ▸ Abdome sensível ▸ Partes fetais facilmente palpáveis ▸ Pulso materno acelerado	Ruptura uterina, p. S-120
▸ Movimentos fetais diminuídos/ausentes ▸ Freqüência cardíaca anormal (menos de 100 ou mais de 180 bpm)	▸ Líquido amniótico espesso com mecônio	Sofrimento fetal, p. S-189
▸ Movimentos e batimentos cardíacos fetais ausentes	▸ Sintomas de gestação cessam ▸ Diminui a altura sínfise-fundo uterino ▸ Diminui o crescimento uterino	Morte fetal, p. S-224

▸ Se as plaquetas estiverem diminuindo ou 4 semanas tenham passado sem trabalho de parto espontâneo, considerar o manejo ativo.

▸ Se for planejado o manejo ativo, investigar a cérvice (p. P-260):

– Se a cérvice for favorável (mole, fina, parcialmente dilatada), induzir o trabalho de parto usando ocitocina ou prostaglandinas (p. P-260);

– Se for desfavorável (firme, grossa, fechada), amadurecê-la usando prostaglandinas ou um cateter de Foley (p. P-265);

NOTA: Não romper as membranas devido ao risco de infecção.

– Realizar a cesariana apenas como último recurso.

MANEJO DAS COMPLICAÇÕES NA GESTAÇÃO E NO PARTO **225**

- Se o trabalho de parto não ocorrer em 4 semanas, as plaquetas estive-rem diminuindo e a cérvice for desfavorável (firme, grossa, fechada), amadurecê-la usando misoprostol:
  - Colocar 25 µg de misoprostol na parte superior da vagina. Repetir depois de 6 horas, se exigido.
  - Se não houver resposta depois de duas doses de 25 µg, aumentar para 50 µg a cada 6 horas.

  NOTA: Não usar mais do que 50 µg de uma vez e não exceder a quatro doses.

Não usar ocitocina nas oito horas seguintes ao uso de misoprostol. Moni-torar as contrações uterinas e a freqüência cardíaca fetal de todas as mulheres submetidas à indução do trabalho de parto com prostaglandinas.

- Se houver sinais de infecção (febre, secreção vaginal com mau cheiro), dar antibióticos como para endomiometrite (p. S-204).
- Se o teste de coagulação não mostrar a formação de um coágulo depois de 7 minutos ou houver um coágulo mole que se rompe facilmente, suspeitar de coagulopatia (p. S-119).

RUPTURA PREMATURA DE MEMBRANAS

PROBLEMA

- Secreção vaginal aquosa depois de 22 semanas de gestação.

MANEJO GERAL

- Confirmar a exatidão da idade gestacional calculada, se possível.
- Usar um espéculo desinfetado em alto nível para investigar a secreção vaginal (quantidade, cor, odor) e excluir a incontinência urinária.

> Se a mulher queixar-se de sangramento no final da gestação (depois de 22 semanas), não realizar um exame vaginal digital.

DIAGNÓSTICO

Ver diagnóstico da secreção vaginal (Tabela S-20).

MANEJO

Ruptura de membranas antes do trabalho de parto

A ruptura de membranas antes do trabalho de parto parto pode ocorrer tanto quando o feto está imaturo (prematuro ou antes de 37 semanas) quanto com o feto maduro (a termo).

Confirmação do diagnóstico

O odor típico do líquido amniótico confirma o diagnóstico.

Se a ruptura de membranas não for recente ou quando o vazamento for gradual, pode ser difícil a confirmação do diagnóstico:

- Colocar um absorvente na vulva e examiná-lo visualmente e pelo odor uma hora depois.
- Usar um espéculo desinfetado de alto nível para o exame vaginal:
  - O líquido pode ser visto vindo da cérvice ou formando um depósito no fundo da vagina.
  - Solicitar que a mulher tussa; tal esforço pode causar uma golfada de líquido.

228 Seção 2 **SINTOMAS**

Tabela S-20 Diagnóstico da secreção vaginal

Sintomas de apresentação e outros sinais e sintomas tipicamente presentes	Sinais e sintomas algumas vezes presentes	Diagnóstico provável
▶ Secreção vaginal aquosa	▶ Súbita golfada ou vazamento intermitente de líquido ▶ Líquido visto no intróito vaginal ▶ Ausência de contrações em uma hora	Ruptura prematura de membranas, p. S-228
▶ Secreção vaginal aquosa, com mau cheiro depois de 22 semanas ▶ Febre/calafrios ▶ Dor abdominal	▶ História de perda de líquido ▶ Útero sensível ▶ Taquicardia fetal ▶ Sangramento vaginal pequeno[a]	Infecção ovular, p. S-230
▶ Secreção vaginal com mau cheiro ▶ Sem história de perda de líquido	▶ Prurido ▶ Secreção espumosa/grumosa ▶ Dor abdominal ▶ Disúria	Vaginite/cervicite[b]
▶ Secreção vaginal sanguinolenta	▶ Dor abdominal ▶ Parada dos movimentos fetais ▶ Sangramento vaginal grande e prolongado	Hemorragia anteparto, p. S-117
▶ Muco manchado de sangue ou secreção vaginal aquosa (sinal)	▶ Dilatação cervical e apagamento ▶ Contrações	Possível trabalho de parto a termo, (p. B-75) ou prematuro, (p. S-216)

[a] Sangramento pequeno: leva mais do que 5 minutos para encharcar um absorvente ou uma compressa limpa.
[b] Determinar a causa e tratar de acordo.

> Não realizar um exame vaginal digital, pois ele não ajuda a estabelecer o diagnóstico e pode introduzir infecção.

▶ Se disponíveis, realizar testes:
  – O teste de nitrazina depende do fato de as secreções vaginais e a urina serem ácidas, enquanto que o líquido amniótico é alcalino.

MANEJO DAS COMPLICAÇÕES NA GESTAÇÃO E NO PARTO **229**

Prender um pedaço de papel de nitrazina em uma pinça e tocar no líquido depositado na lâmina do espéculo. A mudança de amarelo para azul indica a alcalinidade (presença de líquido amniótico). O sangue e algumas infecções vaginais dão resultados falso-positivos.

– Para o teste de samambaia, espalhar um pouco do líquido vaginal em uma lâmina e deixá-lo secar. Examinar ao microscópio. O líquido amniótico cristaliza e pode apresentar um padrão semelhante ao da samambaia. São freqüentes os resultados falso-negativos.

Manejo

▶ Se houver sangramento vaginal com dor abdominal intermitente ou constante, suspeitar de descolamento prematuro de placenta (p. S-118).

▶ Se houver sinais de infecção (febre, secreção vaginal com mau cheiro), dar antibióticos como para amnionite (p. S-230).

▶ Se não houver sinais de infecção e a gestação tiver menos de 37 semanas (quando os pulmões fetais provavelmente estarão imaturos):

– Dar antibióticos para reduzir a morbidade infecciosa materna e neonatal e retardar o parto (p. B-55):
  • 250 mg de eritromicina base, VO, três vezes por dia, durante 7 dias;
  • MAIS 500 mg de amoxicilina, VO, três vezes por dia, durante 7 dias.

– Para o atendimento do recém-nascido, considerar a transfrência para um serviço mais apropriado, se possível.

– Dar corticosteróides para a mãe para melhorar a maturidade do pulmão fetal:
  • 12 mg de betametasona, IM, duas doses com intervalo de 12 horas;
  • OU 6 mg de dexametasona, IM, quatro doses com intervalo de 6 horas.

NOTA: Os corticosteróides não devem ser usados na presença de infecção franca.

– Realizar o parto com 37 semanas.
– Se houver contrações palpáveis e secreção mucosa manchada de sangue, suspeitar de trabalho de parto prematuro (p. S-216).

▶ Se não houver sinais de infecção, e a gestação tiver 37 semanas ou mais:

– Se as membranas estiverem rompidas por mais de 18 horas, dar antibióticos profiláticos (p. B-55) para ajudar a reduzir a infecção por estreptococos do Grupo B no neonato:

230   Seção 2   **SINTOMAS**

- 2 g de ampicilina, IV, a cada 6 horas;
- OU 2 milhões de unidades de penicilina G, IV, a cada 6 horas, até o parto*.

– Se não houver sinais de infecção após o parto, interromper os antibióticos.

– Investigar a cérvice (p. P-260):
  - se for favorável (mole, fina, parcialmente dilatada), induzir o trabalho de parto usando ocitocina (p. P-259);
  - se for desfavorável (firme, grossa, fechada), amadurecê-la usando prostaglandinas e infundir ocitocina (p. P-265), ou realizar uma cesariana (p. P-281).

Infecção ovular

▶ Dar uma combinação de antibióticos até o parto (p. C-35):

– 2 g de ampicilina, IV, a cada 6 horas.

– MAIS 5 mg/kg de peso de gentamicina, IV, a cada 24 horas.

– Se a mulher tiver um parto vaginal, interromper os antibióticos pós-parto.

– Se tiver uma cesariana, continuar os antibióticos e dar 500 mg de metronidazol, IV, a cada 8 horas, até que a mulher esteja sem febre durante 48 horas.

▶ Investigar a cérvice (p. P-260):

– Se for favorável (mole, fina, parcialmente dilatada), induzir o trabalho de parto usando ocitocina (p. P-259).

– Se for desfavorável (firme, grossa, fechada), amadurecê-la usando prostaglandinas e infundir ocitocina (p. P-265), ou realizar uma cesariana (p. P-281).

▶ Se houver suspeita de endomiometrite (febre, secreção vaginal com mau cheiro), dar antibióticos (p. S-204).

▶ Se houver suspeita de sepse no recém-nascido, providenciar uma cultura de sangue e antibióticos (p. S-239).

---

* N. de R.T. Ou segundo o CDC/Atlanta: 5 milhões de unidades de penicilina G, IV, dose inicial, e 2,5 milhões de 4/4 horas.

CONDIÇÕES OU PROBLEMAS IMEDIATOS DO RECÉM-NASCIDO

PROBLEMAS

▶ O recém-nascido tem situações críticas ou problemas:

- Não está respirando ou está com falta de ar.
- Respira com dificuldade (menos de 30 ou mais de 60 respirações por minuto, afundamento do tórax ou gemidos).
- Cianose (cor azulada).
- Prematuro ou peso muito baixo ao nascer (menos de 32 semanas de gestação ou menos de 1.500 g).
- Letargia.
- Hipotermia.
- Convulsões.

▶ O recém-nascido tem outras condições ou problemas que exigem atenção na sala de parto:

- Baixo peso ao nascer (1.500 a 2.500 g).
- Possível infecção bacteriana em um recém-nascido aparentemente normal cuja mãe teve pré-trabalho de parto ou ruptura prolongada das membranas.
- Possível sífilis congênita no recém-nascido cuja mãe tem um teste sorológico positivo para sífilis ou é sintomática.

MANEJO IMEDIATO

Três situações exigem o manejo imediato: sem respiração (ou com falta de ar, a seguir), cianose (cor azulada) ou respirando com dificuldade (p. S-237).

Sem respiração ou com falta de ar

Manejo geral

▶ Secar a criança, remover o lençol molhado e enrolá-la em um tecido seco e quente.
▶ Pinçar e cortar o cordão imediatamente, se isso ainda não tiver sido feito.
▶ Transferir o bebê para uma superfície firme, quente, sob um aquecedor irradiante para a ressuscitação.
▶ Observar as práticas padronizadas de prevenção de infecção ao atender e ressuscitar o recém-nascido (p. B-39).

232 Seção 2 **SINTOMAS**

Ressuscitação
Ver equipamento de ressuscitação (Quadro S-8).

Abertura da via aérea
▶ Posicionar o recém-nascido (Fig. S-28):
- Deitá-lo de costas.
- Posicionar a cabeça em uma posição ligeiramente estendida a fim de abrir a via aérea.
- Mantê-lo enrolado ou coberto, exceto rosto e a parte superior do tórax.

▶ Liberar a via aérea aspirando primeiramente a boca e depois as narinas. Se houver sangue ou mecônio na boca e no nariz do bebê, succionar imediatamente para prevenir a aspiração.

NOTA: Não succionar profundamente a garganta, pois isso pode tornar lento o coração do bebê ou ele pode parar de respirar.

▶ Reinvestigar o bebê:
- Se ele começar a chorar ou a respirar, não é necessária nenhuma ação imediata. Prosseguir com o atendimento inicial do recém-nascido (p. B-93).
- Se ele ainda não estiver respirando, iniciar a ventilação (ver a seguir).

Ventilação do recém-nascido
▶ Verificar novamente a posição do recém-nascido. O pescoço deve estar ligeiramente estendido (Fig. S-2, p. S-232).
▶ Posicionar a máscara e verificar a vedação (Fig. S-29):
- Colocá-la sobre a face do recém-nascido. Ela deve cobrir o queixo, a boca e o nariz.

Quadro S-8 Equipamento de ressuscitação

Para evitar atrasos durante uma situação de emergência, é vital assegurar que o equipamento esteja em boas condições antes de ser necessária a ressuscitação:

▶ Ter máscaras de tamanho apropriado, disponíveis de acordo com o tamanho esperado do recém-nascido (tamanho 1 para o recém-nascido de peso normal e tamanho 0 para um recém-nascido pequeno);

▶ Bloquear a máscara fazendo uma vedação justa com a palma da sua mão e apertar a bolsa:
- se sentir pressão contra sua mão, a bolsa está gerando a pressão adequada;
- se a bolsa reinflar quando você soltar a pressão, a bolsa está funcionando apropriadamente.

MANEJO DAS COMPLICAÇÕES NA GESTAÇÃO E NO PARTO **233**

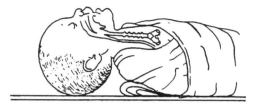

FIGURA S-28 Posição correta da cabeça para ventilação; observar que o pescoço está menos estendido do que o do adulto.

- Formar uma vedação entre a máscara e a face.
- Apertar a bolsa com dois dedos apenas ou com toda a mão, dependendo do tamanho da bolsa.
- Verificar a vedação ventilando duas vezes e observando a elevação do tórax.
▸ Uma vez assegurada a vedação e o movimento do tórax estando presente, ventilar o recém-nascido. Manter a velocidade correta (aproximadamente 40 respirações por minuto) e a pressão correta (observar o tórax quanto à elevação e à descida fáceis):
  - Se o tórax estiver elevando-se, a pressão da ventilação é provavelmente adequada.

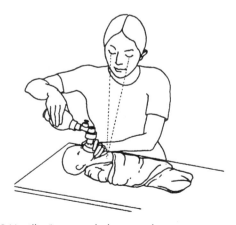

FIGURA S-29 Ventilação com a bolsa e a máscara.

234 Seção 2 **SINTOMAS**

– Se o tórax não estiver elevando-se:
- verificar novamente e corrigir, se necessário, a posição do recém-nascido (Fig. S-28, p. S-232);
- reposicionar a máscara sobre a face do bebê para melhorar a vedação entre a máscara e a face;
- apertar a bolsa com mais força para aumentar a pressão da ventilação;
- repetir a aspiração da boca e do nariz para remover o muco, o sangue ou o mecônio da via aérea.

▶ Se a mãe dessa criança recebeu petidina ou morfina antes do parto, considerar a administração de naloxona após os sinais vitais terem sido estabelecidos (Quadro S-9, p. S-234).

▶ Ventilar por 1 minuto e depois parar e verificar rapidamente se o recém-nascido está respirando espontaneamente:

– se a respiração for normal (30 a 60 respirações por minuto) e não há retração do tórax ou gemidos durante 1 minuto, não é necessária nenhuma ressuscitação. Prosseguir com o atendimento inicial do recém-nascido (p. B-93);
– se o bebê não estiver respirando, ou a respiração estiver deprimida, continuar a ventilação até que a respiração espontânea comece.

▶ Se ele começar a chorar, parar a ventilação e observar a respiração durante 5 minutos. Depois que o choro parar:

Quadro S-9 Combate da depressão respiratória causada pelos fármacos narcóticos no recém-nascido

Se a mãe recebeu petidina ou morfina, a naloxona é o antídoto de escolha para combater a depressão respiratória causada por esses fármacos.

NOTA: Não administrar naloxona aos recém-nascidos cujas mães são suspeitas de terem abusado de narcóticos recentemente.

▶ Se houver sinais de depressão respiratória, começar a ressuscitação imediatamente:
– Após os sinais vitais estarem estabelecidos, dar 0,1 mg/kg de peso de naloxona IV para o recém-nascido.
– A naloxona pode ser dada IM após a ressuscitação bem-sucedida, se o infante tiver circulação periférica adequada. Doses repetidas podem ser exigidas para prevenir a depressão respiratória recorrente.

▶ Se não houver sinais de depressão respiratória, mas petidina ou morfina foram dadas nas 4 horas anteriores ao parto, observar o bebê com atitude expectante quanto a sinais de depressão respiratória e tratar como descrito anteriormente, se ocorrerem.

MANEJO DAS COMPLICAÇÕES NA GESTAÇÃO E NO PARTO **235**

- Se a respiração for normal (30 a 60 respirações por minuto) e não há retração do tórax ou gemidos durante 1 minuto, não é necessária nenhuma ressuscitação. Prosseguir com o atendimento inicial do recém-nascido (p. B-93).
- Se a freqüência da respiração for inferior a 30 respirações por minuto, continuar a ventilar.
- Se houver retração grave do tórax, ventilar com oxigênio, se disponível (Quadro S-10, p. S-235). Providenciar a transferência do bebê para o serviço de atendimento de recém-nascidos doentes.

▶ Se o bebê não estiver respirando regularmente depois de 20 minutos de ventilação:

- Transferi-lo para o serviço de atendimento de recém-nascidos doentes.
- Durante a transferência, mantê-lo aquecido e ventilado, se necessário.

▶ Se não houver falta de ar ou respiração depois de 20 minutos de ventilação, interrompê-la, pois trata-se de um natimorto. Proporcionar apoio emocional para à família (p. B-29).

Atendimento depois da ressuscitação bem-sucedida

▶ Prevenir a perda de calor:

- Colocar o bebê pele-a-pele sobre o peito da mãe e cobrir o seu corpo e a sua cabeça.
- Alternativamente, colocar o bebê sob um aquecedor irradiante.

▶ Examinar o recém-nascido e contar o número de respirações por minuto:

- Se o bebê estiver cianótico (azulado) ou com dificuldade respiratória (menos de 30 ou mais de 60 respirações por minuto, retração do tórax ou gemidos), dar oxigênio por cateter nasal ou outro equipamento intermediário (a seguir).

Quadro S-10 Uso de oxigênio

Ao usar oxigênio, lembrar de que:

▶ O oxigênio suplementar deve ser usado apenas para a dificuldade respiratória ou cianose;
▶ Se o bebê apresentar retração grave do tórax, falta de ar ou cianose, aumentar a concentração de oxigênio via cateter nasal, ou outro intermediário nasal ou capuz de oxigênio.

NOTA: O uso indiscriminado de oxigênio suplementar para infantes prematuros está associado ao risco de cegueira.

236 Seção 2 **SINTOMAS**

▶ Medir a temperatura axilar do bebê:
  – Se a temperatura for de 36°C ou mais, mantê-lo pele-a-pele sobre o peito da mãe e estimular a amamentação.
  – se a temperatura for abaixo de 36°C, reaquecê-lo (p. S-238).

▶ Estimular a mãe a amamentar. O recém-nascido que exigiu ressuscitação tem maior risco de desenvolver hipoglicemia:
  – Se a amamentação for boa, é sinal de que o recém-nascido está se recuperando bem.
  – Se a amamentação não for boa, transferi-lo para o serviço de atendimento do recém-nascido doente.

▶ Assegurar o monitoramento freqüente do recém-nascido durante as 24 horas seguintes. Se recorrerem os sinais de dificuldades respiratórias, providenciar a transferência da criança.

Cianose ou dificuldade respiratória

▶ Se o bebê estiver cianótico (azulado) ou com dificuldade respiratória (menos de 30 ou mais de 60 respirações por minuto, retração do tórax ou gemidos) dar oxigênio por cateter nasal ou outro intermediário:
  – Aspirar a boca e o nariz para assegurar que as vias aéreas estejam liberadas.
  – Dar oxigênio 0,5 L por minuto via cateter nasal ou outro intermediário nasal (Quadro S-10, p. S-235).
  – Transferir o bebê para o serviço de atendimento a recém-nascidos doentes.

▶ Assegurar que o bebê seja mantido aquecido. Enrolá-lo em um tecido macio, seco, cobrir com um cobertor e garantir que a cabeça esteja coberta para prevenir a perda de calor.

INVESTIGAÇÃO

Muitas condições sérias nos recém-nascidos – infecções bacterianas, malformações, asfixia grave e doença da membrana hialina devida ao nascimento prematuro – apresentam-se de maneira similar, com dificuldade respiratória, letargia e pouca ou nenhuma alimentação.

É difícil distinguir entre as condições sem os métodos diagnósticos. Apesar disso, o tratamento deve iniciar imediatamente, mesmo sem um diagnóstico claro de uma causa específica. Os bebês com qualquer desses problemas devem ser suspeitos de apresentar uma condição séria e devem ser transferidos sem demora para o serviço apropriado de atendimento aos recém-nascidos doentes.

MANEJO DAS COMPLICAÇÕES NA GESTAÇÃO E NO PARTO **237**

MANEJO

Bebê de peso muito baixo ao nascer ou muito prematuro

Se o bebê for muito pequeno (menos de 1.500 g ou menos de 32 semanas), graves problemas de saúde são prováveis e incluem a dificuldade respiratória, a incapacidade de alimentar-se, a icterícia grave e a infecção. O bebê é suscetível à hipotermia sem uma proteção térmica especial (p. ex., a incubadora). Os recém-nascidos muito pequenos exigem atendimento especial. Eles devem ser transferidos para o serviço apropriado de atendimento a bebês doentes e pequenos tão logo quanto possível. Antes e durante a transferência:

▶ Assegurar que o bebê seja mantido aquecido. Enrolá-lo em um tecido macio e seco, cobrir com um cobertor e garantir que a cabeça esteja coberta para prevenir a perda de calor.

▶ Se a história materna indicar possível infecção bacteriana, dar a primeira dose de antibióticos:

  – 4 mg/kg de peso de gentamicina IM (ou dar canamicina);
  – MAIS 100 mg/kg de peso de ampicilina IM (ou dar benzilpenicilina).

▶ Se o bebê estiver cianótico (azulado) ou com dificuldade respiratória (menos de 30 ou mais de 60 respirações por minuto, retração do tórax ou gemidos), dar oxigênio por cateter nasal ou outro intermediário (p. S-237).

Letargia

Se a criança estiver letárgica (baixo tono muscular, sem movimentação), é muito provável que ela tenha uma doença grave e deva ser transferida para o serviço apropriado de atendimento aos recém-nascidos doentes.

Hipotermia

A hipotermia pode ocorrer em um bebê muito pequeno ou em um ressuscitado ou separado da mãe. Nesses casos, a temperatura pode cair rapidamente abaixo de 35°C. Reaquecer a criança logo que possível:

▶ Se estiver muito doente ou muito hipotérmica (temperatura axilar abaixo de 35°C):

  – Usar os métodos disponíveis para começar o aquecimento (incubadora, aquecedor irradiante, quarto aquecido, cama aquecida).
  – Transferir a criança tão rápido quanto possível para o serviço apropriado de atendimento aos recém-nascidos prematuros ou doentes:
  – Se estiver cianótica (azulada) ou com dificuldade respiratória (menos de 30 ou mais de 60 respirações por minuto, retração do tórax ou gemidos), dar oxigênio por cateter nasal ou outro intermediário (p. S-237).

238 Seção 2 **SINTOMAS**

▸ Se não estiver muito doente e a temperatura axilar for de 35°C ou mais:
  – Garantir que o bebê seja mantido aquecido. Enrolá-lo em um tecido macio e seco, cobri-lo com o cobertor e garantir que a cabeça esteja coberta para prevenir a perda de calor.
  – Estimular a mãe à amamentação assim que o bebê esteja pronto.
  – Monitorar a temperatura axilar de hora em hora, até normalizar.
  – Alternativamente, o bebê pode ser colocado em uma incubadora ou sob o aquecedor irradiante.

Convulsões

Na primeira hora de vida, as convulsões são raras. Elas podem ser causadas pela meningite, pelas encefalopatias ou por hipoglicemia grave.

▸ Garantir que o bebê seja mantido aquecido. Enrolá-lo em um tecido macio e seco, cobri-lo com o cobertor e garantir que a cabeça esteja coberta para prevenir a perda de calor.

▸ Transferir o bebê tão rápido quanto possível para o serviço apropriado de atendimento aos recém-nascidos prematuros ou doentes.

Bebê moderadamente prematuro ou de baixo peso ao nascer

Os bebês moderadamente prematuros (33 a 36 semanas) ou de baixo peso ao nascer (1.500 a 2.500 g) podem começar a apresentar problemas logo após o nascimento.

▸ Se o bebê não tiver dificuldade respiratória e permanecer adequadamente aquecido enquanto estiver em contato pele-a-pele com a mãe:
  – Mantê-lo com a mãe.
  – Estimular a mãe à amamentação na primeira hora, se possível.

▸ Se o bebê estiver cianótico (azulado) ou com dificuldade respiratória (menos de 30 ou mais de 60 respirações por minuto), retração do tórax ou gemidos, dar oxigênio por cateter nasal ou outro intermediário (p. S-237).

▸ Se a temperatura axilar cair abaixo de 35°C, reaquecer o bebê (p. S-238).

Ruptura prematura e/ou prolongada de membranas e recém-nascido assintomático

A seguir, diretrizes sugeridas que podem ser modificadas de acordo com as situações locais:

▸ Se a mãe tiver sinais clínicos de infecção bacteriana, ou se as membranas estiverem rotas por mais de 18 horas antes do parto, mesmo que a mãe não tenha sinais clínicos de infecção:

MANEJO DAS COMPLICAÇÕES NA GESTAÇÃO E NO PARTO **239**

- Manter o bebê com a mãe e estimulá-la a continuar amamentando.
- Providenciar para que o serviço apropriado que cuida dos recém-nascidos doentes faça uma cultura de sangue e inicie os antibióticos.

▶ Se essas condições não forem preenchidas, não tratar com antibióticos. Observar o bebê, quanto aos sinais de infecção, durante 3 dias:

- Mantê-lo com a mãe e encorajá-la a continuar amamentando.
- Se ocorrerem sinais de infecção em 3 dias, providenciar para que o serviço de atendimento aos recém-nascidos doentes faça uma cultura de sangue e inicie os antibióticos de tratamento.

Sífilis congênita

▶ Se o recém-nascido apresentar sinais de sífilis, providenciar a sua transferência ao serviço de atendimento aos recém-nascidos doentes. Os sinais de sífilis incluem:

- edema generalizado;
- erupção na pele;
- bolhas nas palmas das mãos e nas solas dos pés;
- rinite;
- condiloma anal;
- fígado/baço aumentado;
- paralisia de um membro;
- icterícia;
- palidez;
- espiroquetas vistas no exame de campo escuro da lesão, líquido corporal ou líquido cerebrospinal.

▶ Se a mãe tiver um teste sorológico positivo para sífilis ou for sintomática, mas o recém-nascido não apresentar sinais da doença, tenha a mãe sido tratada ou não, dar penicilina benzatina 50.000 U/kg de peso, IM, em uma única dose.

SEÇÃO 3

PROCEDIMENTOS

BLOQUEIO PARACERVICAL

▶ Revisar os princípios de atendimento geral (p. B-39).
▶ Preparar 20 mL de solução de lidocaína 0,5%, sem adrenalina (p. B-59).
▶ Usar uma agulha de 3,5 cm, calibre 22 ou 25, para injetar a solução.
▶ Se estiver usando uma pinça para prender a cérvice, injetar primeiramente 1 mL de solução de lidocaína 0,5% no lábio anterior ou posterior da cérvice que foi exposto pelo espéculo (a posição de 10 ou 12 horas é a mais usada).

NOTA: No aborto incompleto, é preferível uma pinça de colo na cérvice, verticalmente (um dente no orifício externo e o outro na face oposta da cérvice), usar uma leve tração e um movimento para ajudar a identificar a área entre o epitélio liso cervical e o tecido vaginal. Este é o local ideal para a inserção da agulha: em torno da cérvice.

▶ Inserir a agulha imediatamente sob o epitélio.

INDICAÇÃO: Alguns profissionais sugerem o seguinte passo para distrair a atenção da mulher no momento da inserção da agulha: colocar a ponta do objeto sobre o local selecionado para a inserção e pedir para a mulher tossir; isto fará com que a agulha penetre imediatamente sob a superfície do tecido.

NOTA: Aspirar (puxar o êmbolo de volta) para garantir que não houve penetração no vaso. Se o sangue retornar na seringa com a aspiração, remover a agulha. Verificar cuidadosamente a posição e tentar outra vez. Nunca injetar se for aspirado sangue. A mulher pode sofrer convulsões e morte se ocorrer uma injeção IV de lidocaína.

▶ Injetar 2 mL de solução de lidocaína imediatamente sob o epitélio, com no máximo 3 mm de profundidade, na posição das 3, 5, 7 e 9

Tabela P-1 Indicações e precauções para o bloqueio paracervical

Indicações	Precauções
▶ Dilatação e curetagem ▶ Aspiração a vácuo manual	▶ Garantir que não haja alergias conhecidas à lidocaína ou aos fármacos relacionados. ▶ Não injetar em um vaso. ▶ As complicações maternas são raras, mas podem incluir o hematoma.

244 Seção 3 **PROCEDIMENTOS**

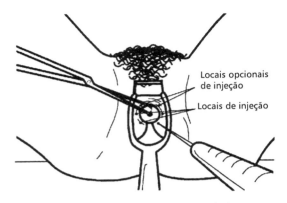

FIGURA P-1 Locais de injeção do bloqueio paracervical.

horas (Fig. p-1). Os locais opcionais de injeção são na posição de 2 e 10 horas. Quando colocada corretamente, podem ser notados o inchaço e o branqueamento do tecido.
- Na conclusão do conjunto de injeções, esperar 2 minutos e depois beliscar a cérvice com a pinça. Se a mulher sentir o beliscão, esperar mais 2 minutos e testar novamente.

> Anestesiar cedo para permitir tempo suficiente para o efeito.

BLOQUEIO PUDENDO

- Revisar os princípios do atendimento geral (p. B-39).
- Preparar 40 mL de solução de lidocaína 0,5%, sem adrenalina (p. B-59).

   NOTA: É melhor limitar o bloqueio pudendo a 30 mL de solução para que um máximo de 10 mL de solução adicional possa ser injetado ao períneo durante a reparação de lacerações, quando necessário.

- Usar uma agulha de 15 cm, calibre 22, para injetar a lidocaína.

   O alvo é o nervo pudendo ao passar através da pequena incisura ciática. Existem duas abordagens:

- através do períneo;
- através da vagina.

   A abordagem perineal não exige instrumento especial. Para a vaginal, um guia especial para a agulha (corneta), se disponível, proporciona proteção para os dedos do profissional.

ABORDAGEM PERINEAL

- Infiltrar a pele perineal de ambos os lados da vagina usando 1 mL de solução de lidocaína.

   NOTA: Aspirar (puxar o êmbolo de volta) para garantir que não houve penetração no vaso. Se o sangue retornar na seringa com a aspiração, remover a agulha. Verificar cuidadosamente a posição e tentar outra vez. Nunca injetar se for aspirado sangue. A mulher pode sofrer convulsões e morte se ocorrer uma injeção IV de lidocaína.

- Usando luvas desinfetadas de alto nível, colocar dois dedos na vagina e guiar a agulha através do tecido perineal para a ponta da espinha ciática esquerda da mulher (Fig. P-2, p. P-246).

Tabela P-2 Indicações e precauções para o bloqueio pudendo

Indicações	Precauções
• Parto instrumental ou pélvico	• Garantir que não haja alergias
• Episiotomia e reparação das lacerações perineais	conhecidas à lidocaína ou aos fármacos relacionados.
• Remoção manual da placenta	• Não injetar no vaso.

246 Seção 3 PROCEDIMENTOS

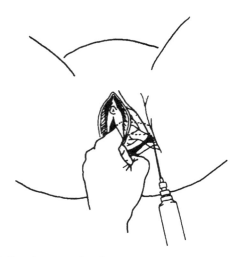

FIGURA P-2 Abordagem perineal.

- Injetar 10 mL de solução de lidocaína no ângulo entre a espinha e a tuberosidade ciática.
- Passar a agulha através do ligamento sacroespinal e injetar outros 10 mL de solução.
- Repetir o procedimento no lado oposto.
- Se for realizada uma episiotomia, infiltrar o local de maneira habitual nessa ocasião (p. P-309).
- Na conclusão do conjunto de injeções, esperar 2 minutos e, então, beliscar a área com a pinça. Se a mulher ainda sentir algo, esperar mais 2 minutos e testar novamente.

Anestesiar cedo para proporcionar tempo suficiente para o efeito.

ABORDAGEM VAGINAL

- Usando luvas desinfetadas de alto nível, usar o dedo indicador esquerdo para palpar a espinha ciática esquerda da mulher através da parede vaginal (Fig. P-3).
- Usar a mão direita para inserir o guia da agulha (corneta) em direção à espinha esquerda, mantendo a ponta do dedo esquerdo na extremidade do guia da agulha.

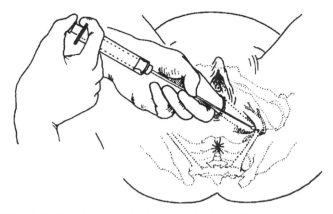

FIGURA P-3 Abordagem vaginal sem o guia da agulha.

- Colocar o guia da agulha imediatamente abaixo da ponta da espinha ciática.

> Lembrar de manter a ponta do dedo próxima à extremidade do guia da agulha. Não colocar a ponta do dedo além da extremidade do guia, pois é possível que ocorra uma lesão pela picada da agulha.

- Inserir uma agulha de 15 cm, calibre 22, com a seringa fixada através do guia.
- Penetrar na mucosa vaginal até que a agulha perfure o ligamento sacroespinal.

- **NOTA:** Aspirar (puxar o êmbolo de volta) para garantir que não houve penetração no vaso. Se o sangue retornar na seringa com a aspiração, remover a agulha. Verificar cuidadosamente a posição e tentar outra vez. Nunca injetar se for aspirado sangue. A mulher pode sofrer convulsões e morte se ocorrer uma injeção IV de lidocaína.

- Injetar 10 mL de solução de lidocaína.
- Retirar a agulha no guia e reposicionar o guia imediatamente acima da espinha ciática.
- Penetrar na mucosa vaginal e aspirar novamente para garantir que não tenha sido penetrado o vaso.
- Injetar outros 5 mL de solução de lidocaína.

248 Seção 3 **PROCEDIMENTOS**

- Repetir o procedimento no outro lado palpando a espinha ciática esquerda da paciente com o dedo indicador direito. Usar a mão esquerda para inserir a agulha e o guia e injetar a solução.
- Se for realizada uma episiotomia, infiltrar o local de maneira habitual nessa ocasião (p. P-309).
- Na conclusão do conjunto de injeções, esperar 2 minutos e, então, beliscar a área com a pinça. Se a mulher sentir o beliscão, esperar mais 2 minutos e testar novamente.

> Anestesiar cedo para proporcionar tempo suficiente para o efeito.

ANESTESIA LOCAL PARA CESARIANA

A anestesia local é uma alternativa segura à anestesia geral, cetamina ou raquianestesia quando esses anestésicos (ou as pessoas treinadas em seu uso) não estiverem disponíveis.

O uso de anestesia local para a cesariana exige que o profissional aconselhe a mulher e a tranqüilize ao longo do procedimento. O profissional deve ter em mente que ela está acordada e alerta, devendo usar os instrumentos e manipular os tecidos com tanta delicadeza quanto possível.

- Revisar os princípios do atendimento geral (p. B-39) e iniciar uma infusão IV (p. B-43).
- Preparar 200 mL de lidocaína 0,5% com 1: 200.000 adrenalina (p. B-59). Geralmente menos da metade deste volume (aproximadamente 80 mL) é necessário na primeira hora.
- Se o feto estiver vivo, dar 1 mg/kg de peso de petidina (mas não mais de 100 mg) IV lentamente (ou dar 0,1 mg/kg de peso de morfina IM) e 25 mg de prometazina IV após o parto. Alternativamente, a petidina e a prometazina podem ser dadas antes do parto, mas o bebê pode necessitar de 0,1 mg/kg de peso de naloxona IV ao nascer.
- Se o feto estiver morto, dar 1 mg/kg de peso de petidina (mas não mais de 100 mg) IV lentamente (ou dar 0,1 mg/kg de peso de morfina IM) e 25 mg de prometazina IV.

> Falar com a mulher e tranqüilizá-la ao longo do procedimento.

Tabela P-3 Indicações e precauções para a realização de anestesia local na cesariana

Indicações	Precauções
- Cesariana (especialmente nos casos de mulheres com falência cardíaca)	- Evitar o uso nas gestantes com eclâmpsia, pré-eclâmpsia grave ou laparotomia prévia. - Evitar o uso em obesas, apreensivas ou alérgicas à lidocaína ou aos fármacos relacionados. - Evitar o uso caso o cirurgião for inexperiente na cesariana. - Não injetar no vaso.

- Usando uma agulha de 10 cm, infiltrar uma faixa de pele e de tecido subcutâneo em cada lado da incisão proposta, com um intervalo de dois dedos de largura (Fig. P-4).

  NOTA: Aspirar (puxar o êmbolo de volta) para garantir que não houve penetração no vaso. Se o sangue retornar na seringa com a aspiração, remover a agulha. Verificar cuidadosamente a posição e tentar outra vez. Nunca injetar se for aspirado sangue. A mulher pode sofrer convulsões e morte se ocorrer uma injeção IV de lidocaína.

- Provocar uma estria longa de solução de lidocaína 3 a 4 cm de cada lado da linha média, a partir da sínfise pubiana até um ponto 5 cm acima do umbigo.
- Infiltrar a solução de lidocaína para baixo através das camadas da parede abdominal. A agulha deve permanecer quase paralela à pele. Cuidar para não perfurar o peritônio e inserir a agulha no útero, pois a parede abdominal está muito fina a termo.
- Na conclusão do conjunto de injeções, esperar 2 minutos e, então, beliscar a área com a pinça. Se a mulher sentir o beliscão, esperar mais 2 minutos e testar novamente.

Anestesiar cedo para proporcionar tempo suficiente para o efeito.

NOTA: Quando for usada a anestesia local, realizar uma incisão na linha média, que é aproximadamente 4 cm mais longa que a usada na anestesia geral. A incisão de Pfannenstiel não deve ser usada, pois leva mais tempo, exige mais lidocaína e o campo operatório não é tão adequado.

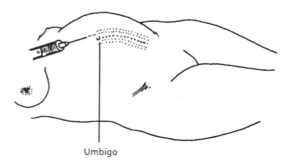

Umbigo

Figura P-4 Infiltração da pele e do tecido subcutâneo com anestesia local para cesariana.

MANEJO DAS COMPLICAÇÕES NA GESTAÇÃO E NO PARTO **251**

Pode-se esperar que o efeito anestésico dure aproximadamente 60 minutos.

Proceder à cesariana (p. P-281) mantendo em mente o seguinte:

- Não usar tamponamento abdominal, e sim os afastadores o mínimo possível e com a mínima força.
- Injetar 30 mL de solução de lidocaína sob o peritônio uterovesical tão lateralmente quanto o ligamento redondo. Não é exigido anestésico adicional. O peritônio é sensível à dor; o miométrio, não. Informar à mulher que ela sentirá algum desconforto pela tração quando o bebê estiver nascendo. Isto, geralmente, não é mais do que o que ocorre durante o parto vaginal.
- Remover a placenta pela tração controlada do cordão (p. B-91).
- Suturar o útero sem removê-lo do abdome.
- Anestesia local adicional pode ser necessária para suturar a parede abdominal.

RAQUIANESTESIA (SUBARACNÓIDE)

- Revisar os princípios do atendimento geral (p. B-39) e iniciar uma infusão IV (p. B-43).
- Infundir 500 a 1.000 mL de líquidos IV (soro fisiológico ou Ringer lactato) para pré-medicar a paciente e evitar a hipotensão. Isso deve ser feito 30 minutos antes da anestesia.
- Preparar 1,5 mL de anestesia local: 5% de lidocaína em 5% de dextrose. Adicionar 0,25 mL de adrenalina (1:1.000) se for necessária a ação do anestésico por mais de 45 minutos.
- Solicitar que a mulher deite de lado (ou sente), garantindo que a coluna lombar esteja bem-flexionada. Pedir que ela flexione a cabeça em direção ao tórax e curve as costas tanto quanto possível.
- Identificar e, se exigido, marcar o local da injeção. Uma linha vertical da crista ilíaca para cima cruzará a coluna vertebral entre as espinhas da quarta e quinta vértebras lombares. Escolher este espaço ou o imediatamente acima.

A esterilização é crucial. Não tocar na ponta ou na diáfise da agulha espinal com a mão. Segurá-la apenas pelo eixo.

- Injetar a solução de lidocaína 1%, usando uma agulha fina para anestesiar a pele.
- Introduzir a agulha espinal mais fina disponível (calibre 22 ou 23) na linha média através da estria, em ângulo reto com a pele, no plano vertical.

Tabela P-4 Indicações e precauções para a raquianestesia

Indicações	Precauções
- Cesariana - Laparotomia - Dilatação e curetagem - Remoção manual da placenta - Reparação de laceração perineal de terceiro e quarto grau	- Garantir que não haja alergias conhecidas à lidocaína ou aos fármacos relacionados. - Evitar o uso nas mulheres com hipovolemia não-corrigida, anemia grave, distúrbios circulatórios, hemorragia, infecção local, pré-eclâmpsia grave, eclâmpsia, ou falência cardíaca devido à doença cardíaca.

254 Seção 3 **PROCEDIMENTOS**

NOTA: As agulhas finas tendem a dobrar-se.

- Se a agulha atingir o osso, pode não estar na linha média. Retirá-la e reinseri-la, dirigindo-a ligeiramente para cima enquanto visa ao umbigo da mulher.
- Inserir a agulha espinal em direção ao espaço subaracnóide. Uma distinta perda de resistência será sentida quando a agulha perfurar o ligamento amarelo.
- Uma vez que ela tenha passado o ligamento amarelo, empurrá-la lentamente através da dura. Você sentirá outra ligeira perda de resistência à medida que a dura for perfurada.
- Remover o mandril. O líquido cerebroespinal deve fluir pela agulha.
- Se o líquido não sair, reinserir o mandril e rotar a agulha delicadamente. Remover o mandril para ver se o líquido está saindo. Se falhar duas vezes, tentar outro espaço.
- Injetar 1 a 1,25 mL de solução de anestésico local. Para as gestantes que não tiveram parto, uma dose menor do fármaco é necessária, pois o espaço subaracnóide disponível é reduzido devido ao ingurgitamento das veias epidurais.
- Ajudar a mulher a deitar de costas. Inclinar a mesa de operação para a esquerda ou colocar um travesseiro ou lençol dobrado sob o lado inferior direito das costas a fim de diminuir a síndrome da hipotensão supina.
- Verificar novamente a pressão sangüínea da mulher, visto que uma queda é provável. Se houver hipotensão significativa, dar à paciente mais líquidos intravenosos (500 mL rapidamente):
  - Se isso não elevar a pressão sangüínea, dar 0,2 mg/kg de peso de efedrina IV em incrementos de 3 mg.
  - Se a pressão sangüínea continuar a cair depois de quatro vezes de bolos de efedrina, dar 30 mg de efedrina IM.
- Dar oxigênio 6 a 8 L por minuto via máscara ou cânula nasal.
- Após injetar a solução de anestésico local, esperar 2 minutos e beliscar o local da incisão com a pinça. Se a paciente sentir o beliscão, esperar mais 2 minutos e testar novamente.

> Anestesiar cedo para proporcionar o tempo suficiente para o efeito.

- Depois da cirurgia, manter a mulher deitada reta por, no mínimo, 6 horas com apenas um travesseiro sob a cabeça, a fim de prevenir a cefaléia pós-raqui. Ela não deve sentar-se ou esforçar-se durante tal período.

CETAMINA

- Revisar os princípios do atendimento geral (p. B-39) e iniciar uma infusão IV (p. B-43).
- A cetamina pode ser dada IM, IV ou por infusão. A dose é variável.
  - A maioria das mulheres exige 6 a 10 mg/kg de peso IM. A anestesia cirúrgica é atingida em 10 minutos e dura até meia hora.
  - Alternativamente, dar 2 mg/kg de peso IV lentamente durante 2 minutos (caso em que a ação dura apenas 15 minutos).
  - A infusão de cetamina é descrita abaixo. Isso é adequado para a cesariana.
  - Quando for necessário alívio adicional para a dor, dar 1 mg/kg de peso de cetamina IV.

> A anestesia com cetamina não deve ser usada nas mulheres com pressão sangüínea elevada, pré-eclâmpsia, eclâmpsia ou doença cardíaca.

INFUSÃO DE CETAMINA

Pré-medicação
- Dar 0,6 mg de sulfato de atropina, IM, 30 minutos antes da cirurgia.
- Dar 10 mg de diazepam, IV, no momento da indução para prevenir as alucinações (para cesariana, dar após o nascimento do bebê).
- Dar oxigênio 6 a 8 L por minuto via máscara ou cânula nasal.

Indução e manutenção
- Verificar os sinais vitais da mulher (pulso, pressão sangüínea, respiração, temperatura).
- Inserir um abaixador de língua a fim de prevenir a obstrução das vias aéreas pela língua.
- A indução da anestesia é obtida pela administração lenta de 2 mg/kg de peso de cetamina IV durante 2 minutos, medida que proporcionará a anestesia adequada.
- Para procedimentos mais longos, infundir 200 mg de cetamina em 1 L de dextrose, a 2 mg por minuto (ou seja, 20 gotas por minuto).
- Verificar o nível de anestesia antes de proceder à cirurgia. Beliscar o local da incisão com a pinça. Se a paciente sentir o beliscão, esperar 2 minutos e testar novamente.

256 Seção 3 **PROCEDIMENTOS**

Tabela P-5 Indicações e precauções para anestesia com cetamina

Indicações	Precauções
▸ Qualquer procedimento que é relativamente curto (menos de 60 minutos) e no qual o relaxamento muscular não é exigido (p. ex., sutura das lacerações perineais ou cervicais extensas, remoção manual da placenta, cesariana, drenagem de abscesso da mama). ▸ Adequado como segurança, se o aparelho de inalação (ou o suprimento de gás para a máquina anestésica de Boyle) falhar ou para a anestesia geral sem o aparelho de inalação.	▸ Quando usada sozinha, a cetamina pode causar alucinações desagradáveis. Evitar o uso em pacientes com história de psicose. Para prevenir as alucinações, dar 10 mg de diazepam, IV, após o nascimento do bebê. ▸ Por si mesma a cetamina não provoca relaxamento muscular, de forma que a incisão para a cesariana pode precisar ser mais longa. ▸ A cetamina não deve ser usada nas mulheres com pressão sangüínea elevada, pré-eclâmpsia, eclâmpsia ou doença cardíaca.

▸ Monitorar os sinais vitais (pulso, pressão sangüínea, respiração, temperatura) a cada 10 minutos, durante o procedimento.

ATENDIMENTO PÓS-PROCEDIMENTO

▸ Interromper a infusão de cetamina e administrar um analgésico pós-operatório adequado ao tipo de cirurgia realizada (p. B-57).

▸ Manter as observações a cada 30 minutos, até que a mulher esteja totalmente acordada; a anestesia com cetamina pode levar até 60 minutos para desaparecer.

VERSÃO EXTERNA

- Revisar as indicações. Não realizar este procedimento antes de 37 semanas.
- Fazer com que a mulher deite de costas, e elevar os pés da cama.
- Ouvir e anotar a freqüência cardíaca fetal. Se houver (menos de 100 ou mais de 180 bpm), não proceder à versão externa.
- Palpar o abdome para confirmar a apresentação e a posição da cabeça fetal, das costas e dos quadris.
- Para mobilizar as nádegas, levantar delicadamente a parte inferior do feto a partir da pelve, segurando acima do osso púbico (Fig. P-5A, p. P-258).
- Aproximar a cabeça e as nádegas do feto para atingir a rotação para a frente. Rotá-lo lentamente, guiando a cabeça para rolar para a frente enquanto as nádegas são levantadas (Fig. P-5B-C, p. P-258).
- Ouvir a freqüência cardíaca fetal. Se alguma anormalidade for detectada:
  - Fazer com que a mulher vire para o lado esquerdo.
  - Dar oxigênio 4 a 6 L por minuto via máscara ou cânula nasal.
  - Reinvestigar a cada 15 minutos.
- Se o procedimento for bem-sucedido, fazer com que a paciente permaneça deitada por 15 minutos. Aconselhá-la a retornar se ocorrer sangramento ou se ela acreditar que o bebê retornou à apresentação anterior.
- Se o procedimento não tiver sucesso, tentar novamente usando a rolagem para trás (Fig. P-5D).
- Se o procedimento ainda não tiver sucesso e a freqüência cardíaca fetal for boa, os tocolíticos podem aumentar as chances de versão bem-sucedida. Dar:
  - 250 μg de terbutalina IV lentamente durante 5 minutos;
  - OU 0,5 mg de salbutamol IV lentamente durante 5 minutos.
- Se tal procedimento ainda assim não tiver sucesso, tentar a versão novamente depois de 1 semana, ou se a mulher apresentar-se em trabalho de parto prematuro com posição pélvica ou transversa.
- Se houver anormalidades no coração fetal:
  - Virar a mulher para seu lado esquerdo.
  - Reinvestigar a freqüência cardíaca fetal a cada 5 minutos.
  - Se a freqüência cardíaca fetal não se estabilizar nos 30 minutos seguintes, realizar uma cesariana (p. P-281).

258 Seção 3 **PROCEDIMENTOS**

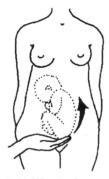

A. Mobilização das nádegas

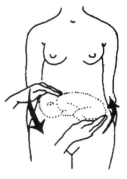

B. Rotação manual para a frente usando ambas as mãos: uma para empurrar as nádegas e a outra para guiar o vértice

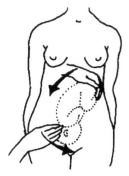

C. Rolagem para a frente completa

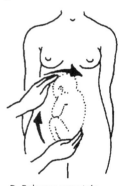

D. Rolagem para trás

Figura P-5 Versão externa de uma apresentação pélvica.

INDUÇÃO E AUMENTO DA DINÂMICA DE TRABALHO DE PARTO

A indução e o aumento da dinâmica de trabalho de parto são realizados para indicações diferentes, mas os métodos são os mesmos.

- Indução: estimulação do útero para começar o trabalho de parto.
- Aumento da dinâmica de trabalho de parto: estimulação do útero durante o trabalho de parto para aumentar a freqüência, a duração e a força das contrações.

Um bom padrão de trabalho de parto é estabelecido quando ocorrem três contrações em 10 minutos, cada uma durando mais de 40 segundos.

Se as membranas estiverem íntegras, a prática recomendada, tanto na indução quanto no aumento da dinâmica de trabalho de parto, é primeiramente realizar a ruptura artificial de membranas (RAM). Em alguns casos, isso é tudo o que é necessário para induzir o trabalho de parto. A ruptura de membranas, espontâneo ou artificial, desencadeia freqüentemente a seguinte série de eventos:

- O líquido amniótico é expelido.
- O volume uterino diminui.
- As prostaglandinas são produzidas, estimulando o trabalho de parto.
- As contrações uterinas começam (se a mulher não estiver em trabalho de parto) ou tornam-se mais fortes (se ela já estiver em trabalho de parto).

RUPTURA ARTIFICIAL DE MEMBRANAS

- Revisar as indicações.

  NOTA: Nas áreas de alta prevalência de HIV, é prudente deixar as membranas íntegras por tanto tempo quanto possível para reduzir a transmissão perinatal do HIV.

- Ouvir e anotar a freqüência cardíaca fetal.
- Solicitar à mulher para deitar de costas com as pernas dobradas, os pés juntos e os joelhos afastados.
- Usando luvas desinfetadas de alto nível, examinar a cérvice e observar a consistência, a posição, o apagamento e a dilatação.
- Enquanto isso, usar a outra mão para inserir o amniótomo ou a pinça de Kocher na vagina.

260 Seção 3 **PROCEDIMENTOS**

- Na vagina, guiar a pinça ou o amniótomo em direção às membranas, ao longo dos dedos.
- Colocar dois dedos contra as membranas e delicadamente rompê-las com o instrumento na outra mão. Permitir que o líquido amniótico drene lentamente em torno dos dedos.
- Observar a cor do líquido (claro, esverdeado ou sanguinolento). Se houver a presença de mecônio espesso, suspeitar de sofrimento fetal (p. S-189).
- Depois da RAM, ouvir a freqüência cardíaca fetal durante e depois da contração. Se for anormal (menos de 100 ou mais de 180 bpm), suspeitar de sofrimento fetal (p. S-189).
- Se o parto não for antecipado para as 18 horas seguintes, dar antibióticos profiláticos para reduzir a infecção por estreptococos do Grupo B no neonato (p. B-55):
  - 2 milhões de unidades de penicilina G, IV*.
  - OU 2 g de ampicilina, IV, a cada 6 horas até o parto.
  - Se não houver sinais de infecção após o parto, interromper os antibióticos.
- Se um bom trabalho de parto não se estabelecer 1 hora depois da RAM, começar a infusão de ocitocina (p. P-261).
- Se o trabalho de parto for induzido devido à doença materna grave (p. ex., sepse ou eclâmpsia), começar a infusão de ocitocina ao mesmo tempo da RAM.

INDUÇÃO DO TRABALHO DE PARTO

Investigação da cérvice

O sucesso da indução do trabalho de parto está relacionado à condição da cérvice no início do procedimento. Para investigar a condição da cérvice, um exame cervical é realizado e uma nota é atribuída com base nos critérios na Tabela P-6:

- se for favorável (uma nota 6 ou mais), o trabalho de parto é geralmente induzido com sucesso apenas com ocitocina;
- se for desfavorável (uma nota 5 ou menos), amadurecer a cérvice usando prostaglandinas (p. P-265) ou um cateter de Foley (p. P-266) antes da indução.

---

* N. de R.T. Ou segundo o CDC/Atlanta: 5 milhões de unidades de penicilina G, IV, dose inicial, e 2,5 milhões de 4/4 horas.

MANEJO DAS COMPLICAÇÕES NA GESTAÇÃO E NO PARTO **261**

Tabela P-6 Investigação da cérvice para a indução do trabalho de parto

	Notas			
Fator	0	1	2	3
Dilatação (cm)	fechada	1 a 2	3 a 4	mais de 5
Comprimento (cm)	mais de 4	3 a 4	1 a 2	menos de 1
Consistência	firme	média	mole	–
Posição	posterior	média	anterior	–
Descida (plano)	-3	-2	-1,0	+1, +2
Descida (quintos)	4/5	3/5	2/5	1/5

Ocitocina

Usar ocitocina com grande cuidado, pois o sofrimento fetal pode ocorrer pela hiperestimulação e, raramente, pode ocorrer a ruptura do útero. As multíparas estão em maior risco de ruptura uterina.

> Observar cuidadosamente as pacientes que recebem ocitocina.

A dose efetiva de ocitocina varia muito entre as mulheres. Administrar ocitocina cuidadosamente nos líquidos IV (dextrose ou soro fisiológico), aumentando gradualmente a infusão até que um bom trabalho de parto seja estabelecido (três contrações em 10 minutos, cada uma durando mais de 40 segundos). Manter essa velocidade até o parto. O útero deve relaxar entre as contrações.

> Quando a infusão de ocitocina resulta em um bom padrão de trabalho de parto, manter a mesma velocidade até o parto.

- ▶ Monitorar o pulso, a pressão sangüínea e as contrações e verificar a freqüência cardíaca fetal.
- ▶ Revisar as indicações.

> Garantir que a indução tenha uma indicação precisa, pois no caso de falha é geralmente seguida pela cesariana.

262 Seção 3 **PROCEDIMENTOS**

- Assegurar que a mulher esteja deitada sobre o seu lado esquerdo.
- Registrar as seguintes observações no partograma a cada 30 minutos (p. B-83):
  - a velocidade de infusão de ocitocina (ver a seguir);

    NOTA: As mudanças na posição do braço podem alterar a velocidade de infusão.
  - a duração e a freqüência das contrações;
  - a freqüência cardíaca fetal. Ouvir a cada 30 minutos, sempre após a contração. Se a freqüência cardíaca fetal for inferior a 100 bpm, interromper a infusão.

As mulheres recebendo ocitocina não devem ser deixadas sós.

- Infundir 2,5 unidades de ocitocina em 500 mL de dextrose (ou soro fisiológico), 10 gotas por minuto (Tabela P-7, p. P-263 e Tabela P-8, p. P-264). Isso corresponde a aproximadamente 2,5 mUI por minuto.
- Aumentar a velocidade da infusão em 10 gotas por minuto, a cada 30 minutos, até que um bom padrão de contração seja estabelecido (contrações durando mais de 40 segundos e ocorrendo três vezes em 10 minutos).
- Manter essa velocidade até que a dilatação esteja completa.
- Se ocorrer a hiperestimulação (qualquer contração durar mais de 60 segundos), ou se ocorrerem mais de quatro contrações em 10 minutos, interromper a infusão e relaxar o útero usando tocolíticos:
  - 250 µg de terbutalina, IV, lentamente durante 5 minutos;
  - OU 10 mg de salbutamol em 1 L de líquidos IV (soro fisiológico ou Ringer lactato), 10 gotas por minuto.
- Se não houver três contrações em 10 minutos, cada uma durando mais de 40 segundos, com a velocidade de infusão de 60 gotas por minuto:
  - Aumentar a concentração de ocitocina para 5 unidades em 500 mL de dextrose (ou soro fisiológico) e ajustar a velocidade da infusão para 30 gotas por minuto (15 mUI por minuto).
  - Aumentar a velocidade da infusão em 10 gotas por minuto, a cada 30 minutos, até que um padrão satisfatório de contração seja estabelecido ou a velocidade máxima de 60 gotas por minuto seja atingida.
- Se o trabalho de parto ainda não estiver estabelecido usando a concentração mais alta de ocitocina:
  - Na multigrávida e na mulher com cicatriz de cesariana anterior, a indução falhou, realizar uma cesariana (p. P-281).

MANEJO DAS COMPLICAÇÕES NA GESTAÇÃO E NO PARTO 263

Tabela P-7 Velocidades da infusão de ocitocina para a indução do trabalho de parto (observar 1 mL-20 gotas)

Tempo indução	Concentração de ocitocina	Gotas/ min	Dose aprox. mUI/min	Volume infundido	Volume total infundido
0,00	2,5 unidades em 500 mL de dextrose ou soro fisiológico (5 mUI/mL)	10	3	0	0
0,50	Idem	20	5	15	15
1,00	Idem	30	8	30	45
1,50	Idem	40	10	45	90
2,00	Idem	50	13	60	150
2,50	Idem	60	15	75	225
3,00	5 unidades em 500 mL de dextrose ou de soro fisiológico (10 mUI/mL)	30	15	90	315
3,50	Idem	40	20	45	360
4,00	Idem	50	25	60	420
4,50	Idem	60	30	75	495
5,00	10 unidades em 500 mL de dextrose ou de soro fisiológico (20 mUI/mL)	30	30	90	585
5,50	Idem	40	40	45	630
6,00	Idem	50	50	60	690
6,50	Idem	60	60	75	765
7,00	Idem	60	60	90	855

- Na primigrávida, infundir ocitocina em concentração mais alta (escalada rápida, Tabela P-8):
  • Infundir 10 unidades de ocitocina em 500 mL de dextrose (ou soro fisiológico) 30 gotas por minuto.

> Aumentar a velocidade da infusão de ocitocina apenas até o ponto onde um bom trabalho de parto é estabelecido e, depois, manter a infusão nessa velocidade.

264 Seção 3 **PROCEDIMENTOS**

Tabela P-8 Escalada rápida para a primigesta: velocidade da infusão de ocitocina para a indução do trabalho de parto (observar 1 mL-20 gotas)

Tempo indução	Concentração de ocitocina	Gotas/ min	Dose aprox. mUI/min	Volume infundido	Volume total infundido
0,00	2,5 unidades em 500 mL de dextrose ou de soro fisiológico (5 mUI/mL)	15	4	0	0
0,50	Idem	30	8	23	23
1,00	Idem	45	11	45	68
1,50	Idem	60	15	68	135
2,00	5 unidades em 500 mL de dextrose ou de soro fisiológico (10 mUI/mL)	30	15	90	225
2,50	Idem	45	23	45	270
3,00	Idem	60	30	68	338
3,50	10 unidades em 500 mL de dextrose ou de soro fisiológico (20 mUI/mL)	30	30	90	428
4,00	Idem	45	45	45	473
4,50	Idem	60	60	68	540
5,00	Idem	60	60	90	630

- Aumentar a velocidade da infusão em 10 gotas por minuto a cada 30 minutos, até que boas contrações sejam estabelecidas. Se boas contrações não forem estabelecidas com 60 gotas por minuto (60 mUI por minuto), realizar uma cesariana (p. P-281).

> Não usar 10 unidades de ocitocina em 500 mL (ou seja, 20 mUI/mL) nas multigestas e nas mulheres com cicatriz de cesariana anterior.

Prostaglandinas

As prostaglandinas são altamente eficazes no amadurecimento da cérvice durante a indução do trabalho de parto.

- Verificar o pulso, a pressão sangüínea e as contrações, além da freqüência cardíaca fetal. Registrar os achados no partograma (p. B-83).

MANEJO DAS COMPLICAÇÕES NA GESTAÇÃO E NO PARTO **265**

- Revisar as indicações.
- A prostaglandina E_2 (PGE_2) está disponível em várias formas (3 mg pessário ou 2 a 3 mg gel). A prostaglandina é colocada na parte alta e no fundo vaginal e pode ser repetida a dose depois de 6 horas, se necessário.

Monitorar as contrações uterinas e a freqüência cardíaca fetal de todas as mulheres submetidas à indução do trabalho de parto com prostaglandinas.

- Interromper o uso de prostaglandinas e começar a infusão de ocitocina se:
  - houver ruptura de membranas;
  - o amadurecimento cervical foi atingido;
  - o bom trabalho de parto foi estabelecido;
  - OU transcorreram 12 horas.

Misoprostol
- Usar misoprostol para amadurecer a cérvice apenas em situações altamente selecionadas, tais como:
  - pré-eclâmpsia grave ou eclampsia, quando a cérvice é desfavorável e a cesariana segura não está imediatamente disponível ou o bebê é prematuro demais para sobreviver;
  - morte fetal no útero, se a mulher não entrar em trabalho de parto espontâneo depois de 4 semanas e as plaquetas estiverem diminuindo.
- Colocar 25 µg de misoprostol no fundo vaginal posterior. Repetir depois de 6 horas, se necessário.
- Se não houver resposta depois de duas doses de 25 µg, aumentar para 50 µg a cada 6 horas.
- Não usar mais de 50 µg de uma vez e não exceder a quatro doses (200 µg).

Não usar ocitocina até 8 horas depois do uso de misoprostol. Monitorar as contrações uterinas e a freqüência cardíaca fetal.

Cateter de Foley
O cateter de Foley é uma alternativa eficaz à prostaglandina para o amadurecimento cervical e a indução do trabalho de parto. Deve, no entanto, ser evitado nas pacientes com cervicite ou vaginite óbvias.

266 Seção 3 **PROCEDIMENTOS**

> Porém se houver uma história de sangramento ou de ruptura de membranas, ou óbvia infecção vaginal, não usá-lo.

- Revisar as indicações.
- Inserir delicadamente um espéculo desinfetado de alto nível na vagina.
- Segurar o cateter com uma pinça desinfetada de alto nível e, delicadamente, introduzi-lo através da cérvice. Garantir que o bulbo inflável do cateter esteja além do orifício interno.
- Inflar o bulbo com 10 mL de água.
- Enrolar o resto do cateter e colocá-lo na vagina.
- Deixá-lo dentro até que as contrações comecem ou, no mínimo, durante 12 horas.
- Desinflar o bulbo antes de remover o cateter e depois prosseguir com a ocitocina.

Aumento da dinâmica de trabalho de parto com ocitocina
- Revisar as indicações.
- Infundir ocitocina como a descrita para a indução do trabalho de parto (p. P-261).

NOTA: Não usar a escalada rápida para aumentar o trabalho de parto.

EXTRAÇÃO A VÁCUO

A Figura P-6 mostra os componentes essenciais do vácuo extrator.

- Revisar as seguintes condições:
  - a apresentação de vértice;
  - o feto a termo;
  - a cérvice totalmente dilatada;
  - a cabeça ao menos no plano 0 ou não mais do que 2/5 acima da sínfise pubiana.
- Verificar todas as conexões e testar o vácuo com a mão enluvada.
- Proporcionar apoio emocional e encorajamento. Se necessário, usar o bloqueio pudendo (p. P-245).
- Investigar a posição da cabeça fetal sentindo a linha da sutura sagital e as fontanelas.
- Identificar a fontanela posterior (Fig. P-7, p. P-268).
- Aplicar a maior ventosa que couber, com seu centro sobre o ponto de flexão, 1 cm anterior à fontanela posterior. Tal colocação promoverá a flexão, a descida e a auto-rotação com tração (Fig. P-8).

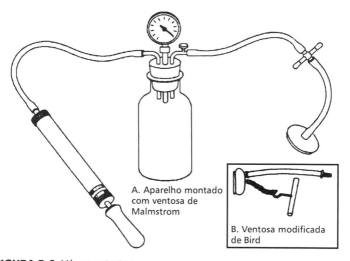

A. Aparelho montado com ventosa de Malmstrom

B. Ventosa modificada de Bird

FIGURA P-6 Vácuo extrator.

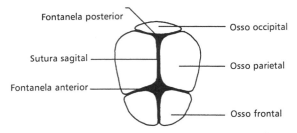

FIGURA P-7 Pontos de referência do crânio fetal.

- A episiotomia pode ser necessária para a colocação apropriada nessa ocasião (p. P-309). Se ela não for necessária, adiá-la até que a cabeça dilate o períneo ou o períneo interfira com o eixo da tração. Isso evitará a perda de sangue desnecessária.
- Verificar a aplicação. Assegurar que não haja tecido mole materno (cérvice ou vagina) dentro da borda.
- Com a bomba, criar um vácuo de 0,2 kg/cm² de pressão negativa e verificar a aplicação.
- Aumentar o vácuo para 0,8 kg/cm² e verificar novamente a aplicação.

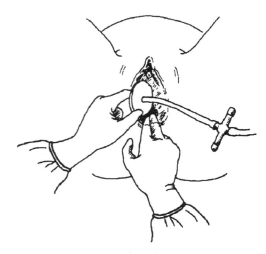

FIGURA P-8 Aplicação da ventosa de Malmstrom.

- Após a máxima pressão negativa, iniciar a tração na linha do eixo pélvico e perpendicular à ventosa. Se a cabeça fetal estiver inclinada para um lado ou não bem-flexionada, a tração deve ser dirigida na linha que tentará corrigir a inclinação ou a deflexão da cabeça (ou seja, para um lado ou para o outro, não necessariamente na linha média).
- Com cada contração, aplicar a tração na linha perpendicular ao plano da borda da ventosa (Fig. P-9). Usando luvas desinfetadas de alto nível, colocar um dedo sobre o escalpo próximo à ventosa durante a tração, para investigar um potencial escorregão e a descida do vértice.
- Entre as contrações verificar:
  - a freqüência cardíaca fetal;
  - a aplicação da ventosa.

Indicações
- Nunca usar a ventosa para rotar ativamente a cabeça do bebê, o que só ocorrerá com a tração.
- As primeiras trações ajudam a encontrar a direção apropriada para puxar.
- Não continuar a tracionar entre as contrações e os esforços expulsivos.
- Com a evolução, e na ausência de sofrimento fetal, continuar "orientando" a tração por 30 minutos, no máximo.

Fracasso
- A extração a vácuo falhou se:
  - A cabeça não avança com cada tração.
  - O feto não nasceu depois de três trações sem descida, ou depois de 30 minutos.

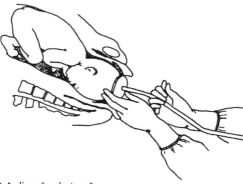

FIGURA P-9 Aplicação da tração.

270 Seção 3 **PROCEDIMENTOS**

- A ventosa escorrega da cabeça duas vezes na direção apropriada da tração, com a máxima pressão negativa.
- Cada aplicação deve ser considerada um teste de extração a vácuo. Não persistir se não houver descida com cada tração.
- Se a extração a vácuo falhar, usar a extração a vácuo combinada com a sinfisiotomia* (ver a seguir) ou realizar uma cesariana (p. P-281).

Extração a vácuo e sinfisiotomia
- A extração a vácuo pode ser usada em combinação com a sinfisiotomia (p. P-291) nas seguintes circunstâncias:
  - a cabeça está ao menos no plano -2 ou não mais do que 3/5 palpável acima da sínfise pubiana;
  - a cesariana não é viável ou imediatamente disponível;
  - o profissional é experiente e proficiente na sinfisiotomia;
  - a extração a vácuo isolada falhou ou espera-se que falhe;
  - não há um maior grau de desproporção.

Complicações
As complicações geralmente resultam da não-observação das condições de aplicação ou dos esforços continuados além do limite de tempo supracitado.

Complicações fetais
- O edema localizado no escalpo (bossa) sob a ventosa a vácuo é inofensivo e desaparece em algumas horas.
- O cefaloematoma exige observação e geralmente desaparece em 3 a 4 semanas.
- As lesões no escalpo (comuns e inofensivas) podem ocorrer. Limpá-las e examiná-las para determinar se as suturas são necessárias. A necrose é extremamente rara.
- O sangramento intracraniano é extremamente raro e exige atendimento intensivo neonatal imediato.

Complicações maternas
- Podem ocorrer lacerações do trato genital. Examinar a mulher cuidadosamente e suturar qualquer laceração na cérvice (p. P-317) ou na vagina (p. P-319) ou a episiotomia (p. P-311).

---

* N. de R.T. Procedimento empregado apenas em algumas regiões da África.

PARTO COM FÓRCEPS

- Revisar as seguintes condições:
  - a apresentação de vértice ou a apresentação de face com mento anterior ou cabeça derradeira depois de vir no parto pélvico* (p. P-41);
  - a cérvice completamente dilatada;
  - a cabeça no plano +2 ou +3 ou 0/5 palpável.

No mínimo, a sutura sagital deve estar na linha média e reta, garantindo uma posição occipital anterior ou posterior.

- Proporcionar apoio emocional e encorajamento. Se necessário, usar o bloqueio pudendo (p. P-245).
- Montar o fórceps antes da aplicação. Garantir que as colheres se ajustem e tranquem bem.
- Lubrificar as lâminas do fórceps.
- Usando luvas desinfetadas de alto nível, inserir dois dedos da mão direita na vagina ao lado da cabeça fetal. Escorregar a lâmina esquerda delicadamente entre a cabeça e os dedos para repousar no lado da cabeça (Fig. P-10).

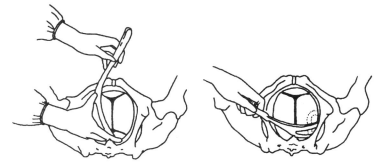

FIGURA P-10 Aplicação da lâmina esquerda do fórceps.

---

* N. de R.T. Ao parto pélvico pode-se optar pela cesariana.

> A aplicação biparietal bimalar é a única aplicação segura.

- Repetir a mesma manobra no outro lado, usando a mão esquerda e a lâmina direita do fórceps (Fig. P-11, p. P-272)
- Abaixar os cabos e trancar o fórceps.
- A dificuldade em trancar geralmente indica que a aplicação está incorreta. Neste caso, remover as lâminas e verificar novamente a posição da cabeça. Reaplicar apenas se a rotação for confirmada.
- Depois de trancar, aplicar uma tração regular inferior e posteriormente com cada contração (Fig. P-12).
- Entre as contrações verificar:
  - a freqüência cardíaca fetal;
  - a aplicação do fórceps
- Quando a cabeça coroar, fazer uma episiotomia adequada (p. P-309).
- Levantá-la lentamente para fora da vagina entre uma contração e outra.

A cabeça deve descer com cada tração. Apenas duas ou três trações devem ser necessárias.

Fracasso

- O fórceps falhou se:
  - a cabeça fetal não avançar com as trações;
  - o feto não nasce depois de três trações sem descida ou após 30 minutos.

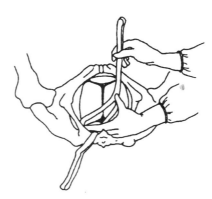

Figura P-11 Aplicação da lâmina direita do fórceps.

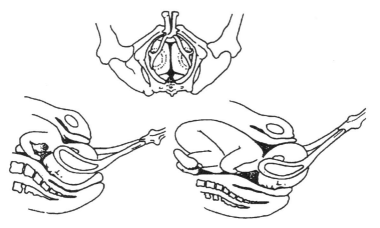

Figura P-12 Trancar e aplicar a tração.

- Cada aplicação deve ser considerada um teste do fórceps. Não persistir se não houver descida com as trações.
- Se o parto com fórceps falhar, realizar uma cesariana (p. P-281).

A sinfisiotomia não é uma opção válida no caso de falha do fórceps.

Complicações

Complicações fetais
- A lesão aos nervos faciais exige observação e é geralmente autolimitada.
- Podem ocorrer lacerações da face e do escalpo. Limpar e examinar as lacerações para determinar se as suturas são necessárias.
- Fraturas da face e do crânio exigem observação.

Complicações maternas
- Podem ocorrer lacerações do trato genital. Examinar a paciente cuidadosamente e suturar qualquer laceração à cérvice (p. P-317) ou à vagina (p. P-319) ou suturar a episiotomia (p. P-311).
- A ruptura uterina pode ocorrer e exige tratamento imediato (p. P-95).

PARTO PÉLVICO

- Revisar as indicações. Assegurar que todas as condições para o parto pélvico vaginal seguro sejam preenchidas.
- Revisar os princípios de atendimento geral (p. B-39) e iniciar uma infusão IV (p. B-43).
- Proporcionar apoio emocional e encorajamento. Se necessário, usar o bloqueio pudendo (p. P-245).
- Realizar todas as manobras delicadamente sem força indevida.

PARTO PÉLVICO COMPLETO OU FRANCO

Parto das nádegas e das pernas
- Uma vez que as nádegas entrem na vagina e a cérvice esteja completamente dilatada, pedir à mulher que faça força para baixo com as contrações.
- Se o períneo for muito apertado, realizar uma episiotomia (p. P-309).
- Deixar que as nádegas sejam liberadas até a parte inferior das costas e, então, identificar as omoplatas.
- Segurar as nádegas delicadamente com uma mão, mas não puxar.
- Se as pernas não nascerem espontaneamente, liberar uma de cada vez:
  - Empurrar atrás do joelho para dobrar a perna.
  - Segurar o tornozelo e liberar o pé e a perna.
  - Repetir os mesmos movimentos para a outra perna.

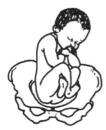
A. Pélvica completa (flexionada)

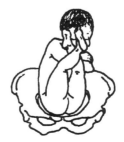
B. Pélvica franca (estendida)

Figura P-13 Apresentação pélvica.

Seção 3 PROCEDIMENTOS

> Não puxar o bebê enquanto as pernas estiverem sendo liberadas.

- Segurar o bebê pelos quadris, como mostrado na Fig. P-14. Não segurá-lo pelos flancos ou pelo abdome, pois isso pode causar algum dano ao rim ou ao fígado.

Liberação dos braços

Os braços estão em contato com o tórax

- Permitir que os braços liberem-se espontaneamente um por um. Ajudar apenas se for necessário.
- Depois da liberação espontânea do primeiro braço, levantar as nádegas em direção ao abdome da mãe para que o segundo braço possa liberar-se espontaneamente.
- Se este não se liberar espontaneamente, colocar um ou dois dedos no cotovelo e dobrar o braço, trazendo a mão para baixo, sobre a face do bebê.

Os braços estão estendidos acima da cabeça ou dobrados em torno do pescoço

Usar a manobra de Lovset (Fig. P-15):

- Segurar o bebê pelos quadris e virar meia volta, mantendo as costas para cima e aplicando uma tração para baixo ao mesmo tempo, de forma que o braço que estava posterior torne-se anterior e possa ser liberado sob o arco púbico.

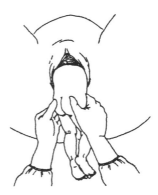

Figura P-14 Segurar o bebê pelos quadris sem puxar.

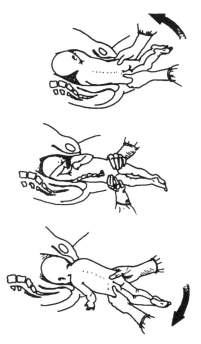

Figura P-15 Manobra de Lovset.

- Auxiliar a liberação do braço colocando um ou dois dedos sobre a parte superior do mesmo. Puxá-lo para baixo sobre o tórax à medida que o cotovelo é flexionado, com a mão passando sobre a face.
- Para liberar o segundo braço, virar o bebê meia volta, mantendo as costas para cima e aplicando uma tração para baixo, e liberar o segundo braço da mesma forma sob o arco púbico.

O corpo do bebê não pode ser virado
Se o corpo do bebê não puder ser virado para liberar o braço anterior em primeiro lugar, liberar então o ombro posterior (Fig. P-16):
- Segurar e levantar o bebê pelos tornozelos.
- Mover o tórax da criança em direção à parte interna da perna da mulher. O ombro posterior deve ser liberado.
- Liberar o braço e a mão.

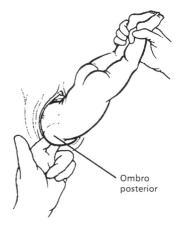

Figura P-16 Liberação do ombro que está posterior.

- Deitar o bebê de costas pelos tornozelos. O ombro que está anterior deve liberar-se agora.
- Liberar o braço e a mão.

Liberação da cabeça

Liberar a cabeça com a manobra de Mauriceau Smellie Veit (Fig. P-17, p. P-280) como a seguir:

- Deitar o bebê com a face virada para baixo com o comprimento do seu corpo sobre a sua mão e o seu braço.

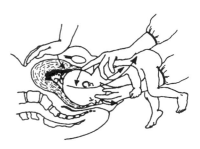

Figura P-17 Manobra de Mauriceau Smellie Veit.

MANEJO DAS COMPLICAÇÕES NA GESTAÇÃO E NO PARTO **279**

- Colocar o primeiro e o terceiro dedos dessa mão sobre os ossos da face do bebê e colocar o segundo dedo na sua boca para puxar a mandíbula para baixo e flexionar a cabeça.
- Usar a outra mão para segurar os ombros.
- Com dois dedos dessa mão, flexionar delicadamente a cabeça do bebê em direção ao tórax, enquanto aplica pressão para baixo sobre a mandíbula para trazer a cabeça da criança para baixo até que a linha dos cabelos fique visível.
- Puxar delicadamente para liberar a cabeça.

  NOTA: Solicitar que um assistente empurre acima do osso púbico da mãe à medida que a cabeça da criança é liberada. Isso ajuda a manter a cabeça flexionada.
- Levantar o bebê, ainda sobre o braço, até que a boca e o nariz estejam liberados.

Cabeça derradeira (retida)
- Cateterizar a bexiga.
- Ter um assistente disponível para segurar o bebê enquanto é aplicado o fórceps de Piper ou longo.
- Garantir que a cérvice esteja totalmente dilatada.
- Enrolar o corpo do bebê em um lençol ou uma toalha e segurá-lo para cima.
- Colocar a lâmina esquerda do fórceps.
- Colocar a lâmina direita e trancar as alças.
- Usar o fórceps para flexionar e liberar a cabeça do bebê.
- Se não for capaz de usar o fórceps, aplicar uma pressão firme acima do osso púbico da mãe para flexionar a cabeça do bebê e empurrá-la através da pelve.

PÉLVICA INCOMPLETA

O bebê em apresentação pélvica incompleta (Fig. P-18) geralmente deve nascer por uma cesariana (p. P-281).

- Limitar o parto vaginal de um bebê pélvico incompleto a:
  - Trabalho de parto avançado com cérvice completamente dilatada.
  - Bebê prematuro que provavelmente não sobreviverá após o parto.
  - Nascimento de bebê(s) adicional(is).
- Para o parto vaginal:
  - Segurar os tornozelos do bebê com uma mão.
  - Se apenas um pé apresentar-se, inserir uma mão na vagina (usando luvas desinfetadas de alto nível) e puxar delicadamente o outro pé para baixo.

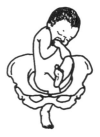

Figura P-18 Apresentação pélvica incompleta única, com uma perna estendida no quadril e no joelho.

- Puxar o bebê pelos tornozelos delicadamente para baixo.
- Liberar o bebê até que as nádegas sejam vistas.
- Prosseguir com a liberação dos braços (p. P-276).

EXTRAÇÃO PÉLVICA

- Usando luvas desinfetadas de alto nível, inserir uma mão no útero e segurar o pé do bebê.
- Puxá-lo para fora através da vagina.
- Exercer tração sobre o pé até que as nádegas sejam vistas.
- Prosseguir com a liberação dos braços (p. P-276).
- Dar uma única dose de antibióticos profiláticos após a extração pélvica (p. B-55):
  - 2 g de ampicilina, IV, MAIS 500 mg de metronidazol IV;
  - OU 1 g de cefazolina, IV, MAIS 500 mg de metronidazol IV.

ATENDIMENTO PÓS-PARTO

- Aspirar a boca e o nariz do bebê.
- Pinçar e cortar o cordão.
- Dar 10 unidades de ocitocina IM após 1 minuto do parto e continuar o manejo ativo do terceiro estágio (p. B-91).
- Examinar a mulher cuidadosamente e suturar qualquer laceração à cérvice (p. P-317) ou à vagina (p. P-319) ou suturar a episiotomia (p. P-73).

CESARIANA

- Revisar as indicações. Certificar-se que o parto vaginal não é possível.
- Verificar a vida fetal escutando a freqüência cardíaca e examinar a apresentação.
- Revisar os princípios do atendimento operatório (p. B-67).
- Usar infiltração local com lidocaína (p. P-249), cetamina (p. P-256), raquianestesia (p. P-253) ou geral:
  - A anestesia local é uma alternativa segura à anestesia geral, cetamina ou raquianestesia quando esses anestésicos ou as pessoas treinadas em seu uso não estão disponíveis.
  - O uso de anestesia local para a cesariana exige que o profissional aconselhe a mulher e a tranqüilize durante o procedimento. O profissional deve usar os instrumentos e manipular o tecido tão delicadamente quanto possível, tendo em mente que a mulher está acordada e alerta.

NOTA: No caso de falência cardíaca, usar anestesia de infiltração local com sedação consciente. Evitar a raquianestesia.

- Iniciar uma infusão IV (p. B-43).
- Determinar se uma incisão vertical alta (p. P-288) é indicada:
  - segmento inferior inacessível devido a aderências firmes de cesarianas anteriores;
  - posição transversa (com as costas do bebê para baixo) para a qual uma incisão no segmento uterino inferior não pode ser realizada com segurança;
  - malformação fetal (p. ex., gêmeos siameses);
  - leiomiomas grandes sobre o segmento inferior;
  - segmento inferior altamente vascularizado devido à placenta prévia;
  - carcinoma da cérvice.
- Se a cabeça do bebê estiver inserida profundamente na pelve, como no trabalho de parto obstruído, preparar a vagina para a cesariana assistida (p. B-44).
- Inclinar a mesa de operação para o lado esquerdo ou colocar um travesseiro ou lençol dobrado sob a parte inferior direita das costas da mulher a fim de diminuir a síndrome de hipotensão supina.

ABERTURA DO ABDOME

- Fazer uma incisão vertical na linha média abaixo do umbigo até os pêlos pubianos, através da pele até o nível da fáscia (Fig. P-19).

    NOTA: Se a cesariana for realizada sob anestesia local, fazer a incisão na linha média com aproximadamente 4 cm a mais do que a usada na anestesia geral. A incisão de Pfannenstiel não deve ser usada, pois leva mais tempo, o campo operatório é pior e exige uma maior quantidade de anestésico local.

- Fazer uma incisão vertical com 2 a 3 cm na fáscia.
- Segurar a margem da fáscia com a pinça e alongar a incisão para cima e para baixo usando a tesoura.
- Usar os dedos ou a tesoura para separar os músculos retos (músculos da parede abdominal).
- Usar os dedos para fazer uma abertura no peritônio próxima ao umbigo. Usar uma tesoura para alongar a incisão para cima e para baixo para que todo o útero seja visto. Cuidadosamente, para prevenir a lesão à bexiga, usar uma tesoura para separar as camadas e abrir a parte inferior do peritônio.
- Colocar um afastador da bexiga sobre o osso púbico.
- Usar uma pinça para pegar o peritônio frouxo, cobrindo a superfície anterior do segmento uterino inferior e cortar com a tesoura.
- Estender a incisão, colocando a tesoura entre o útero e a serosa frouxa e cortando aproximadamente 3 cm de cada lado de forma transversa.
- Usar dois dedos para empurrar a bexiga para baixo e para fora do segmento uterino inferior. Recolocar o afastador da bexiga sobre o osso púbico e a bexiga.

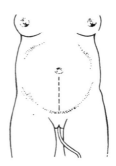

Figura P-19 Local da incisão abdominal.

ABERTURA DO ÚTERO

- Usar um bisturi para fazer uma incisão transversa de 3 cm no segmento inferior do útero. Deve ser aproximadamente 1 cm abaixo do nível onde a serosa vesicouterina foi incisada para trazer a bexiga para baixo.
- Alargar a incisão colocando um dedo em cada margem e puxando delicadamente para cima e lateralmente ao mesmo tempo (Fig. P-20).
- Se o segmento inferior uterino for grosso e estreito, estender a incisão em formato crescente, usando tesoura em lugar dos dedos a fim de evitar a lesão dos vasos uterinos.

> É importante fazer a incisão uterina grande o suficiente para liberar a cabeça e o corpo do bebê sem lacerar a incisão.

LIBERAÇÃO DO BEBÊ E DA PLACENTA

- Para liberar o bebê, colocar uma mão dentro da cavidade uterina (entre o útero e a cabeça do bebê).
- Com os dedos, segurar e flexionar a cabeça.
- Levantar delicadamente a cabeça do bebê através da incisão (Fig. P-21, p. P-284), tomando cuidado para não estender a incisão para baixo em direção à cérvice.
- Com a outra mão, pressionar delicadamente sobre o abdome no topo do útero para ajudar a liberar a cabeça.
- Se a cabeça estiver inserida profundamente na pelve ou na vagina, pedir que um assistente (usando uma luva desinfetada de alto nível)

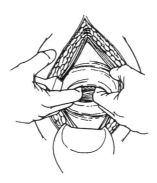

Figura P-20 Aumentando a incisão uterina.

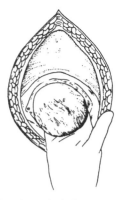

Figura P-21 Liberação da cabeça do bebê.

atinja a vagina e empurre a cabeça do bebê para cima. Então, levantá-la e liberá-la (Fig. P-22).
- Aspirar a boca e o nariz do bebê, quando liberados.
- Liberar os ombros e o corpo.
- Dar 20 unidades de ocitocina em 1 L de líquido (soro fisiológico ou Ringer lactato), 60 gotas por minuto, durante 2 horas.
- Pinçar e cortar o cordão umbilical.
- Alcançar o bebê ao assistente para realizar o atendimento inicial (p. B-93).

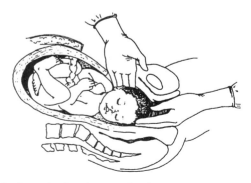

Figura P-22 Liberação da cabeça profundamente encaixada.

- Dar uma única dose de antibióticos profiláticos após o cordão ser pinçado e cortado (p. B-55):
  - 2 g de ampicilina IV;
  - OU 1 g de cefazolina IV.
- Manter uma tração delicada sobre o cordão e massagear (esfregar) o útero através do abdome.
- Liberar a placenta e as membranas.

SUTURA DA INCISÃO UTERINA

NOTA: Se for visto um útero de Couvelaire (inchado e marmóreo com petéquias ou vermelho pela infiltração do sangue) na cesariana, suturá-lo da maneira normal e observar as reações.

- Segurar as bordas da incisão uterina com pinças.
- Segurar a margem inferior da incisão com pinças, garantindo que ela fique separada da bexiga.
- Procurar cuidadosamente qualquer extensão da incisão uterina.
- Suturar a incisão e qualquer extensão com categute (ou poliglicólico) 0 cromado com sutura contínua (Fig. P-23).
- Se houver qualquer outro sangramento no local da incisão, fechar com suturas em oito. Não há necessidade de uma segunda camada de suturas de rotina na incisão uterina.

SUTURA DO ABDOME

- Olhar cuidadosamente a incisão uterina antes de suturar o abdome. Garantir que não haja sangramento e que o útero esteja contraído.

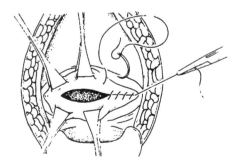

Figura P-23 Sutura da incisão uterina.

286 Seção 3 **PROCEDIMENTOS**

Usar uma compressa para remover qualquer coágulo que esteja dentro do abdome.

- Examinar e suturar (se for o caso) cuidadosamente possíveis lesões à bexiga (p. P-333).
- Fechar a fáscia com sutura contínua de categute 0 cromado (ou poliglicólico).

NOTA: Não há necessidade de suturar o peritônio da bexiga ou o abdominal.

- Se houver sinais de infecção, comprimir o tecido subcutâneo com gaze e colocar suturas frouxas de categute 0 (ou poliglicólico). Fechar a pele com uma sutura retardada após a infecção ter desaparecido.
- Se não houver sinais de infecção, suturar a pele com pontos de apoio verticais de náilon 3-0 (ou seda) e aplicar um curativo esterilizado.
- Comprimir delicadamente o abdome sobre o fundo uterino para remover os coágulos deste e da vagina.

PROBLEMAS DURANTE A CIRURGIA

O sangramento não é controlado

- Massagear o útero.
- Se ele estiver atônico, continuar a infundir ocitocina e dar 0,2 mg de ergometrina, IM, e prostaglandina, se disponível. Tais fármacos podem ser dados juntos ou seqüencialmente (Tabela S-8, p. S-128).
- Transfundir, se necessário (p. B-45).
- Solicitar que o assistente pressione os dedos sobre a aorta a fim de reduzir o sangramento até que a sua origem possa ser encontrada e controlada.
- Se o sangramento não for controlado, realizar a ligadura da artéria uterina e útero-ovariana (p. P-335) ou a histerectomia (p. P-339).

O bebê é pélvico

- Se o bebê for pélvico, segurar um pé e tirá-lo através da incisão.
- Completar a liberação como em um parto pélvico vaginal (p. P-275):
  - Liberar as pernas e o corpo até os ombros, e depois os braços.
  - Flexionar (dobrar) a cabeça usando a manobra de Mauriceau Smellie Veit (p. P-278).

O bebê está transverso

As costas do bebê estão viradas para cima

- Se as costas estiverem para cima (próximas ao fundo do útero), atingir o interior do órgão e encontrar os tornozelos do bebê.

MANEJO DAS COMPLICAÇÕES NA GESTAÇÃO E NO PARTO **287**

- Após, segurá-los e puxá-los delicadamente através da incisão para liberar as pernas e completar como se fosse um bebê pélvico (p. P-276).

As costas do bebê estão viradas para baixo
- Se as costas estiverem para baixo, a incisão preferida é a uterina vertical alta (p. P-288).
- Depois de feita a incisão, atingir o interior do útero e encontrar os pés. Puxá-los através do corte e completar a liberação como para o bebê pélvico (p. P-276).
- Para suturar tal procedimento, você necessitará de várias camadas de suturas (p. P-288).

Placenta prévia
- Se for encontrada uma placenta baixa anterior, fazer a incisão através dela e liberar o feto.
- Depois do nascimento do bebê, se a placenta não puder ser removida manualmente, o diagnóstico é placenta acreta, um achado comum no local de uma cicatriz de cesariana anterior. Realizar uma histerectomia (p. P-339).
- As mulheres com placenta prévia têm alto risco de hemorragia pósparto. Se houver sangramento no local, suturar com categute cromado (ou poliglicólico).
- Observar o sangramento no período pós-parto imediato e tomar a atitude apropriada (p. S-125).

ATENDIMENTO PÓS-PROCEDIMENTO
- Revisar os princípios de atendimento pós-operatório (p. B-71).
- Se ocorrer sangramento:
  - Massagear o útero para remover o sangue e os coágulos. A presença de coágulos de sangue inibirá as contrações uterinas eficazes.
  - Dar 20 unidades de ocitocina em 1 L de líquido IV (soro fisiológico ou Ringer lactato), 60 gotas por minuto, e 0,2 mg de ergometrina IM e prostaglandinas (Tabela S-8, p. S-128). Tais fármacos podem ser ministrados juntos ou seqüencialmente.
- Se houver sinais de infecção ou a mulher tiver febre, dar uma combinação de antibióticos até que ela esteja sem febre por 48 horas (p. B-55):
  - 2 g de ampicilina, IV, a cada 6 horas;
  - MAIS 5 mg/kg de peso de gentamicina, IV, a cada 24 horas;
  - MAIS 500 mg de metronidazol, IV, a cada 8 horas.
- Dar os fármacos analgésicos apropriados (p. B-57).

288 Seção 3 **PROCEDIMENTOS**

INCISÃO VERTICAL ALTA (CLÁSSICA)

▶ Abrir o abdome com uma incisão na linha média contornando o umbigo. Aproximadamente um terço da incisão deve ser acima do umbigo e dois terços abaixo.

▶ Usar um bisturi para fazê-la:
  – Verificar a posição dos ligamentos redondos e garantir que a incisão esteja na linha média (o útero pode ter torcido para um lado).
  – Fazer a incisão uterina na linha média, sobre o fundo do útero.
  – A incisão deve ter aproximadamente 12 a 15 cm de comprimento e o limite inferior não deve estender-se à dobra uterovesical do peritônio.

▶ Solicitar que um assistente (usando luvas desinfetadas de alto nível) aplique pressão sobre as bordas incisadas a fim de controlar o sangramento.

▶ Cortar para baixo até o nível das membranas e, depois, estender a incisão usando tesouras.

▶ Depois da ruptura de membranas, segurar o pé do bebê e liberá-lo.

▶ Após, remover a placenta e as membranas.

▶ Aproximar as bordas da incisão com a pinça de Allis ou outro instrumento.

▶ Suturar a incisão usando ao menos três camadas de sutura:
  – Fechar a primeira camada mais próxima da cavidade, porém evitando a decídua com uma sutura contínua de categute cromado 0 (ou poliglicólico).
  – Fechar a segunda camada de musculatura uterina usando suturas interrompidas de categute cromado 1 (ou poliglicólico).
  – Fechar as fibras superficiais e a serosa usando uma sutura contínua de categute cromado 0 (ou poliglicólico) com uma agulha atraumática.

▶ Suturar o abdome como para a cesariana do segmento inferior (p. P-48).

> A mulher não deve entrar em trabalho de parto em futuras gestações.

LIGADURA TUBÁRIA NA CESARIANA*

A ligadura tubária pode ser feita imediatamente após a cesariana se a mulher solicitou o procedimento antes do início do trabalho de parto (durante as consultas de pré-natal). O aconselhamento adequado, a tomada

---

* N. de R.T. Observar as leis de cada país para esterilização.

MANEJO DAS COMPLICAÇÕES NA GESTAÇÃO E NO PARTO **289**

de decisão informada e o consentimento devem preceder os procedimentos de esterilização voluntária, o que freqüentemente não é possível durante o trabalho de parto e o parto.
- Revisar o consentimento da paciente.
- Prender a porção média da tuba uterina, menos vascular, com uma pinça de Babcock ou de Allis.

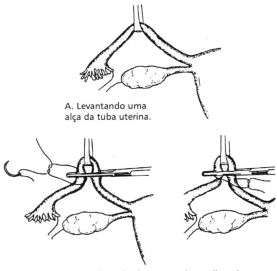

A. Levantando uma alça da tuba uterina.

B. Esmagando a base da alça com a pinça e ligando-a em forma da figura oito.

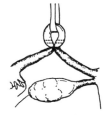

C. A área esmagada (com a linha de ressecção indicada pelo pontilhado)

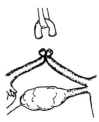

D. Excisão da alça da tuba uterina.

Figura P-24 Ligadura tubária.

290 Seção 3 **PROCEDIMENTOS**

- Manter levantada uma alça da tuba uterina de 2,5 cm de comprimento (Fig. P-24A, p. P-289).
- Esmagar a base da alça com pinça de vaso e ligá-la com uma sutura de categute simples 0 (Fig. P-24, p. P-289).
- Excisar a alça (um segmento de 1 cm de comprimento) através da área esmagada (Fig. P-24 C a D).
- Repetir este mesmo procedimento para o outro lado.

SINFISIOTOMIA

A sinfisiotomia resulta no aumento temporário do diâmetro pélvico (até 2 cm), dividindo-se cirurgicamente os ligamentos da sínfise sob anestesia local. Tal procedimento deve ser realizado apenas em combinação com a extração a vácuo (p. P-267). Nesse caso, a sinfisiotomia é um procedimento que salva vidas nas áreas onde a cesariana não é viável ou imediatamente disponível. Tal procedimento não deixa cicatriz uterina, e o risco de rompimento do útero nos futuros trabalhos de parto não é aumentado.

Esses benefícios devem, entretanto, ser pesados em relação aos riscos do procedimento. Os riscos incluem a lesão uretral e da bexiga, a infecção, a dor e a dificuldade para caminhar prolongada. A sinfisiotomia deve, portanto, ser realizada apenas quando não existe uma alternativa segura.

- Revisar as seguintes indicações:
  - a pelve contraída;
  - a apresentação de vértice;
  - o segundo estágio prolongado;
  - a falha na descida depois do aumento na dinâmica uterina;
  - e/ou falha antecipada da extração a vácuo.

- Revisar as condições para a sinfisiotomia:
  - o feto está vivo;
  - a cérvice está completamente dilatada;
  - a cabeça está no plano -2 ou não mais do que 3/5 acima da sínfise pubiana;
  - não há sobreposição da cabeça acima da sínfise;
  - a cesariana não é viável ou imediatamente disponível;
  - o profissional é experiente e proficiente na sinfisiotomia.

- Revisar os princípios de atendimento geral (p. B-39).
- Proporcionar apoio emocional e encorajamento. Usar infiltração local com lidocaína (p. B-58).
- Solicitar que dois assistentes apóiem as pernas da mulher com as coxas e os joelhos flexionados. As coxas devem ser abduzidas não mais do que 45° a partir da linha média (Fig. P-25, p. P-292).

A abdução das coxas quando superior a 45° da linha média pode causar a laceração da uretra e da bexiga.

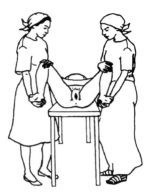

Figura P-25 Posição da mulher para sinfisiotomia.

- Realizar uma episiotomia mediolateral (p. P-309). Se já houver uma, aumentá-la a fim de minimizar lacerações da parede vaginal e da uretra.
- Infiltrar os planos anterior, superior e inferior da sínfise com uma solução de lidocaína 0,5% (p. B-59).

NOTA: Aspirar (puxar o êmbolo de volta) para garantir que nenhum vaso tenha sido penetrado. Se houver retorno de sangue na seringa com a aspiração, remover a agulha. Verificar novamente a posição com cuidado e tentar novamente. No caso de aspiração de sangue, nunca injetar. A mulher pode sofrer convulsões e morte se ocorrer uma injeção IV.

- Ao concluir o conjunto de injeções, esperar 2 minutos e, então, beliscar o local da incisão com a pinça. Se a paciente sentir o beliscão, esperar mais 2 minutos e depois testar novamente.

Anestesiar cedo para proporcionar tempo suficiente para o efeito.

- Inserir um cateter firme para identificar a uretra.
- Aplicar solução anti-séptica à pele suprapúbica (p. B-44)
- Usando luvas desinfetadas de alto nível, colocar um dedo indicador na vagina e empurrar o cateter e, com ele, a uretra, afastando-a da linha média (Fig. P-26).
- Com a outra mão, usar um bisturi com lâmina firme e resistente para fazer uma incisão vertical perfurante sobre a sínfise.

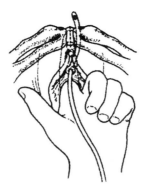

Figura P-26 Empurrando a uretra para um lado depois de inserir o cateter.

- Mantendo a linha média, cortar para baixo através da cartilagem que une os dois ossos púbicos, até que a pressão da lâmina do bisturi for sentida no dedo na vagina.
- Cortar a cartilagem para baixo até a parte inferior da sínfise, depois rotar a lâmina e cortar para cima para a parte superior da sínfise.
- Uma vez que a sínfise tenha sido dividida em todo o seu comprimento, os ossos púbicos estarão separados.
- Depois de separar a cartilagem, remover o cateter para diminuir o trauma uretral.
- Liberar por extração a vácuo (p. P-267). A descida da cabeça provoca a separação de 1 a 2 cm da sínfise.
- Após a liberação, cateterizar a bexiga com uma sonda vesical de demora.

Não há necessidade de fechar a incisão perfurante, a menos que haja sangramento.

ATENDIMENTO PÓS-PROCEDIMENTO

- Se houver sinais de infecção ou a mulher estiver atualmente com febre, dar uma combinação de antibióticos até que ela esteja sem febre por 48 horas (p. B-55):
  - 2 g de ampicilina, IV, a cada 6 horas;
  - MAIS 5 mg/kg de peso de gentamicina, IV, a cada 24 horas;
  - MAIS 500 mg de metronidazol, IV, a cada 8 horas.
- Dar os fármacos analgésicos apropriados (p. B-57).

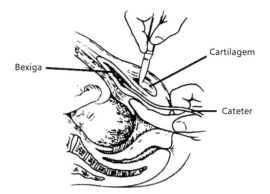

Figura P-27 Dividindo a cartilagem.

- Aplicar ataduras elásticas atravessadas à frente da pelve, de uma crista ilíaca até a outra, para estabilizar a sínfise e reduzir a dor.
- Deixar o cateter na bexiga por, no mínimo, 5 dias.
- Estimular a paciente a beber muito líquido para garantir uma boa eliminação urinária.
- Recomendar o repouso ao leito durante, no mínimo, 7 dias depois da alta hospitalar.
- Estimular a paciente a começar a caminhar (com assistência), quando estiver pronta para isso.
- Se forem relatadas dificuldades para andar e dor (ocorrem em 2% dos casos), tratar com fisioterapia.

CRANIOTOMIA E CRANIOCENTESE

Em determinados casos de trabalho de parto obstruído com morte fetal, a redução do tamanho da cabeça fetal por craniotomia torna possível o parto vaginal e evita os riscos associados à cesariana. A craniocentese pode ser usada para reduzir o tamanho de uma cabeça hidrocefálica, a fim de possibilitar o parto vaginal.

- Proporcionar apoio emocional e encorajamento. Se necessário, dar diazepam, IV lentamente, ou usar um bloqueio pudendo (p. P-245).

CRANIOTOMIA (PERFURAÇÃO DO CRÂNIO)

- Revisar as indicações.
- Revisar os princípios do atendimento geral (p. B-39) e aplicar solução anti-séptica à vagina (p. B-44).
- Realizar uma episiotomia, se necessária (p. P-309).

Apresentação cefálica

- Fazer uma incisão em forma de cruz no escalpo (Fig. P-8).
- Abrir a cavidade craniana no ponto mais baixo e mais central com um craniótomo (ou tesoura com pontas grandes ou bisturi resistente). Na apresentação de face, perfurar as órbitas.
- Inserir o craniótomo no crânio fetal e fragmentar os conteúdos intracranianos.

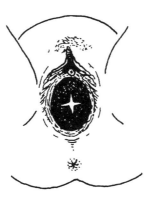

Figura P-28 Incisão em forma de cruz sobre o escalpo.

- Segurar as bordas do crânio com várias pinças com pontas resistentes (p. ex., de Kocher) e aplicar tração no eixo do canal do parto (Fig. P-29).
- À medida que a cabeça desce, a pressão da pelve óssea causará o colapso do crânio, diminuindo o seu diâmetro.
- Se a cabeça não for liberada facilmente, realizar uma cesariana (p. P-281).
- Após a liberação, examinar a mulher cuidadosamente e suturar qualquer laceração à cérvice (p. P-317), à vagina (p. P-319) ou suturar a episiotomia (p. P-311).
- Deixar um cateter de demora no lugar até que seja confirmado que não há lesão à bexiga.
- Assegurar a ingesta líquida adequada e a eliminação urinária.

Apresentação pélvica com cabeça derradeira
- Fazer uma incisão através da pele, na base do pescoço.
- Inserir o craniótomo (ou uma tesoura com pontas grandes ou um bisturi resistente) através da incisão e fazer um túnel subcutâneo para chegar ao occipital.
- Perfurá-lo e fazer uma abertura (mais larga possível).
- Aplicar tração sobre o tronco para colapsar o crânio à medida que a cabeça desce.

CRANIOCENTESE (PUNÇÃO DO CRÂNIO)
- Revisar as indicações.
- Revisar os princípios do atendimento geral (p. B-39) e aplicar solução anti-séptica à vagina (p. B-44).
- Fazer uma episiotomia grande, se requerida (p. P-309).

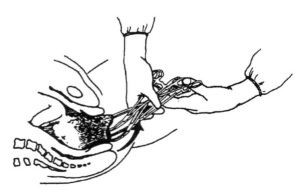

Figura P-29 Extração por tração no escalpo.

Cérvice completamente dilatada
- Passar uma agulha de raque calibrosa através da cérvice dilatada e através da linha da sutura sagital ou das fontanelas do crânio fetal (Fig. P-30).
- Aspirar o líquido cerebrospinal até que o crânio fetal tenha colapsado e permita o prosseguimento do parto normal.

Cérvice fechada
- Palpar na tentativa de localizar a cabeça fetal.
- Aplicar solução anti-séptica à pele suprapúbica (p. B-44).
- Passar uma agulha de raque calibrosa através das paredes abdominal e uterina e através do crânio hidrocefálico.
- Aspirar o líquido cerebrospinal até que o crânio fetal tenha colapsado e permita o prosseguimento do parto normal.

Cabeça derradeira durante o parto pélvico
- Depois de o resto do corpo ser liberado, inserir uma agulha de raque calibrosa através da cérvice dilatada e do forame magno (Fig. P-31).
- Aspirar o líquido cerebrospinal e liberar a cabeça derradeira, como no parto pélvico (p. P-278).

Durante a cesariana
- Após realizada a incisão uterina, inserir uma agulha de raque calibrosa através do crânio hidrocefálico.
- Aspirar o líquido cerebrospinal até que a cabeça do feto entre em colapso.
- Remover o bebê e a placenta, como na cesariana (p. P-283).

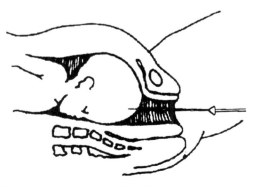

Figura P-30 Craniocentese com cérvice dilatada.

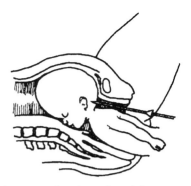

Figura P-31 Craniocentese da cabeça derradeira.

ATENDIMENTO PÓS-PROCEDIMENTO

- Após o parto, examinar a mulher cuidadosamente e suturar qualquer laceração à cérvice (p. P-317), à vagina (p. P-319), ou suturar a episiotomia (p. P-311).
- Deixar um cateter de demora no lugar até que seja confirmada a inexistência de lesão na bexiga.
- Assegurar a ingesta líquida adequada e a eliminação urinária.

DILATAÇÃO E CURETAGEM

O método preferencial de evacuação do útero é pela aspiração a vácuo manual (p. P-303). A dilatação e a curetagem devem ser usadas apenas se a aspiração a vácuo não estiver disponível.

- Revisar as indicações (p. P-303).
- Revisar os princípios do atendimento geral (p. B-39).
- Proporcionar apoio emocional e encorajamento e dar petidina IM ou IV antes do procedimento. Se necessário, usar um bloqueio paracervical (p. P-243).
- Administrar 10 unidades de ocitocina IM ou 0,2 mg de ergometrina IM antes do procedimento, para tornar o miométrio mais firme e reduzir o risco de perfuração.
- Realizar um exame pélvico bimanual para investigar o tamanho e a posição do útero e a condição dos fundos-de-saco vaginais.
- Aplicar solução anti-séptica à vagina e à cérvice (especialmente no orifício) (p. B-44).
- Verificar as lacerações na cérvice ou os produtos da concepção protraindo. Se houver produtos da concepção na vagina ou na cérvice, removê-los usando a pinça de anel ou gaze montada.
- Segurar delicadamente o lábio anterior da cérvice com a pinça de colo ou outro instrumento (Fig. P-3, p. P-300).

NOTA: Com o aborto incompleto, a pinça de colo ou a gaze montada são preferíveis, pois têm menos probabilidade de lacerar a cérvice com a tração do que outro instrumento e não exigem o uso de lidocaína para a colocação.

- Se usar uma pinça de colo para segurar a cérvice, injetar primeiramente 1 mL de solução de lidocaína a 0,5% no lábio anterior ou posterior da cérvice que foi exposto pelo espéculo (a posição usada geralmente é a de 10 ou 12 horas).
- A dilatação é necessária apenas nos casos de aborto retido ou quando alguns produtos retidos da concepção permaneceram no útero por vários dias:
  - Introduzir delicadamente a cânula de calibre mais largo ou cureta.
  - Começar com o menor dilatador e terminar com o maior, pois é preciso garantir a dilatação adequada (geralmente 10 a 12 mm) (Fig. P-33, p. P-300).
  - Usar dilatadores graduados apenas se a cânula ou a cureta não passar.
  - Cuidar para não lacerar a cérvice ou criar uma abertura falsa.

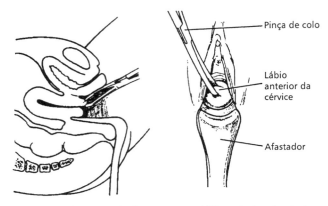

Figura P-32 Inserir um espéculo e segurar o lábio anterior da cérvice.

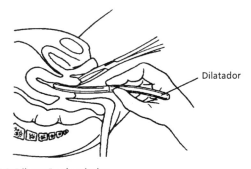

Figura P-33 Dilatação da cérvice.

- Passar delicadamente uma sonda uterina através da cérvice para investigar o comprimento e a direção do útero.

> Na gestação, o útero torna-se muito amolecido e pode ser facilmente lesionado durante a dilatação da cérvice.

- Evacuar o conteúdo do útero com a pinça de ovo ou a cureta grande (Fig. P-34, p. P-301). Curetar delicadamente as paredes do útero até sentir uma sensação de raspagem.

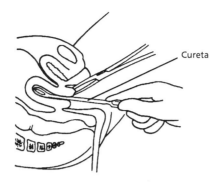

Figura P-34 Curetagem do útero.

- Realizar um exame pélvico bimanual para verificar o tamanho e a firmeza do útero.
- Examinar o material evacuado (p. P-305). Após, enviá-lo para o exame histopatológico, se necessário.

ATENDIMENTO PÓS-PROCEDIMENTO

- Dar 500 mg de paracetamol, VO, se necessário.
- Encorajar a mulher a comer, beber e caminhar, como desejar.
- Oferecer outros serviços de saúde, se possível, incluindo a profilaxia do tétano, o aconselhamento ou o método de planejamento familiar (p. S-112).
- Dar alta para os casos sem complicações em 1 a 2 horas.
- Recomendar à mulher que observe os sinais e sintomas, exigindo atenção imediata:
  - as cólicas prolongadas (mais do que alguns dias);
  - o sangramento prolongado (mais do que duas semanas);
  - o sangramento maior que uma menstruação normal;
  - a dor forte ou aumentada;
  - a febre, os calafrios ou o mal-estar;
  - o desmaio.

ASPIRAÇÃO MANUAL A VÁCUO

- Revisar as indicações (aborto inevitável antes de 16 semanas, aborto incompleto, gestação molar ou fragmentos retidos de placenta).
- Revisar os princípios de atendimento geral (p. B-39).
- Proporcionar apoio emocional e encorajamento e dar paracetamol 30 minutos antes do procedimento. Raramente, um bloqueio paracervical pode ser necessário (p. P-243).
- Preparar a seringa de aspiração a vácuo manual:
  - Montar a seringa.
  - Fechar a válvula.
  - Puxar o êmbolo para trás até que os braços tranquem.

NOTA: Para a gestação molar, quando o conteúdo uterino é provavelmente copioso, ter três seringas prontas para o uso.

- Mesmo que o sangramento seja pequeno, dar 10 unidades de ocitocina IM ou 0,2 mg de ergometrina IM antes do procedimento, para tornar o miométrio mais firme e reduzir o risco de perfuração.
- Realizar um exame pélvico bimanual para investigar o tamanho e a posição do útero e os fundos-de-saco vaginais.
- Aplicar solução anti-séptica à vagina e à cérvice (especialmente ao orifício) (p. B-44).
- Verificar a existência de lacerações ou de produtos da concepção protraindo da cérvice. Se houver, removê-los usando a pinça de ovo ou gaze montada.
- Segurar delicadamente o lábio anterior da cérvice com a pinça de colo ou outro instrumento.

NOTA: Com o aborto incompleto, uma pinça de ovo ou gaze montada são preferíveis, pois têm menos probabilidade de lacerar a cérvice com a tração do que a pinça de colo e não exigem o uso de lidocaína para a colocação.

- Se usar uma pinça de colo para segurar a cérvice, injetar primeiramente 1 mL de solução de lidocaína 0,5% no lábio anterior ou posterior da cérvice exposto pelo espéculo (a posição de 10 ou 12 horas é geralmente usada).
- A dilatação é necessária apenas nos casos de aborto retido ou quando os produtos da concepção permaneceram no útero por vários dias:
  - Introduzir delicadamente a cânula de sucção de calibre mais largo.

- Começar com o menor dilatador e terminar com o maior, pois é preciso garantir a dilatação adequada (geralmente 10 a 12 mm) (Fig. P-33, p. P-300); usar dilatadores graduados apenas se a cânula ou a cureta não passar.
- Cuidar para não lacerar a cérvice ou criar uma abertura falsa.

- Enquanto se aplica tração delicada à cérvice, inserir a cânula através dela na cavidade uterina imediatamente após o orifício interno (Fig. P-35). (A rotação da cânula, enquanto se aplica pressão delicada, facilita, na maioria das vezes, a passagem da ponta da cânula através do canal cervical).

- Empurrar lentamente a cânula para o interior da cavidade uterina até que ela toque no fundo, mas não por mais de 10 cm. Medir a profundidade do útero por marcas visíveis na cânula e depois retirá-la rapidamente.

- Fixar a seringa de aspiração manual a vácuo à cânula segurando a pinça de colo e a extremidade da cânula em uma mão e a seringa na outra.

- Soltar a válvula na seringa para transferir o vácuo através da cânula para a cavidade uterina.

- Evacuar o conteúdo remanescente rotando delicadamente a seringa de um lado para o outro (posição de 10 a 12 horas) e depois mover a cânula delicada e lentamente para a frente e para trás dentro da cavidade uterina (Fig. P-36, p. P-305).

NOTA: Para evitar a perda do vácuo, não remover a abertura da cânula além do orifício cervical. Se o vácuo for perdido ou se a seringa estiver cheia além da metade, esvaziá-la e, então, restabelecer o vácuo.

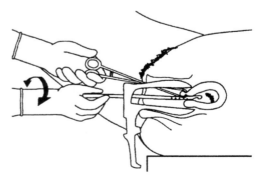

Figura P-35 Inserção da cânula.

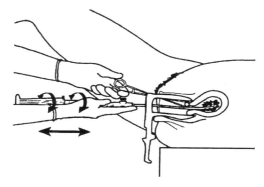

Figura P-36 Evacuação dos conteúdos do útero.

NOTA: Evitar pegar a seringa pelos braços do êmbolo enquanto o vácuo é estabelecido e a cânula está no útero. Se os braços destrancarem, o êmbolo pode acidentalmente escorregar na seringa, empurrando o material de volta para o útero.

- Verificar os sinais de término:
  - Espuma vermelha ou rosa, mas sem tecido visto na cânula.
  - Uma sensação de raspagem é percebida quando a cânula passa sobre a superfície do útero evacuado.
  - O útero contrai-se em torno da cânula.
- Retirar a cânula. Destacar a seringa e colocar a cânula em solução descontaminada.
- Com a válvula aberta, esvaziar os conteúdos da seringa de aspiração a vácuo manual em um coador, empurrando o êmbolo.

NOTA: Colocar a seringa vazia sobre uma bandeja ou um recipiente desinfetado de alto nível até ter certeza de que o procedimento está completo.

- Realizar um exame bimanual para verificar o tamanho e a firmeza do útero.
- Inspecionar rapidamente o tecido removido do útero:
  - quanto à quantidade e à presença de produtos da concepção;
  - para assegurar a evacuação completa;
  - para verificar a presença de uma gestação molar (rara).

Se necessário, coar e enxagüar o tecido a fim de remover o excesso de coágulos de sangue, depois colocar em um recipiente com água limpa, soro fisiológico ou ácido acético (vinagre) para examinar. As amostras de tecido também podem ser mandadas para o laboratório de patologia, se indicado.

- Se não forem vistos produtos da concepção:
  - Todos podem ter sido eliminados antes mesmo da realização da aspiração (aborto completo).
  - A cavidade uterina pode aparentar estar vazia, porém pode não estar completamente vazia. Repetir a evacuação.
  - O sangramento vaginal pode não ter sido devido a um aborto incompleto (sangramento profuso, como pode ser visto com contraceptivos hormonais ou leiomiomas uterinos).
  - O útero pode ser malformado (ou seja, a cânula pode ter sido inserida no lado não-gravídico de um útero duplo).

  NOTA: A ausência de produtos da concepção em uma mulher com sintomas de gestação levanta uma grande possibilidade de gestação ectópica (p. S-112).

- Inserir delicadamente um espéculo na vagina e examinar o sangramento. Se o útero ainda estiver amolecido e crescido, ou se houver persistente sangramento forte, repetir a evacuação.

ATENDIMENTO PÓS-PROCEDIMENTO

- Dar 500 mg de paracetamol, VO, quando necessário.
- Estimular a mulher a comer, beber e caminhar o quanto desejar.
- Oferecer outros serviços de saúde, se possível, incluindo a profilaxia do tétano, o aconselhamento ou os métodos de planejamento familiar (p. S-112).
- Dar alta para os casos sem complicações em 1 a 2 horas.
- Recomendar que a mulher observe os sinais e sintomas, exigindo atenção imediata:
  - as cólicas prolongadas (mais do que alguns dias);
  - o sangramento prolongado (mais do que 2 semanas);
  - o sangramento maior que a menstruação normal;
  - a dor forte ou aumentada;
  - a febre, os calafrios ou o mal-estar;
  - o desmaio.

CULDOCENTESE E COLPOTOMIA

CULDOCENTESE

- Revisar as indicações.
- Revisar os princípios gerais do atendimento (p. B-39) e aplicar solução anti-séptica à vagina (especialmente ao fundo-de-saco posterior) (p. B-44).
- Proporcionar apoio emocional e encorajamento. Se necessário, usar a infiltração local com lidocaína (p. C-38).
- Segurar delicadamente o lábio posterior da cérvice com a pinça de colo e puxar para elevá-la e expor a parede vaginal posterior.
- Colocar uma agulha longa (p. ex., agulha de raque) em uma seringa e inseri-la através da parede vaginal posterior, imediatamente abaixo do lábio posterior da cérvice (Fig. P-37).
- Puxar de volta a seringa para aspirar o fundo-de-saco posterior (espaço posterior ao útero).
- Se for obtido sangue não-coagulado, suspeitar de gestação ectópica (p. S-112).
- Se for obtido sangue coagulado, uma veia ou artéria pode ter sido aspirada. Remover a agulha, reinseri-la e aspirar novamente.
- Se for obtido líquido claro ou amarelo, não há sangue no peritônio. A mulher ainda pode, no entanto, ter uma gestação ectópica íntegra, e maiores observações e testes podem ser necessários (p. S-112).

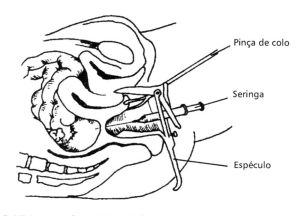

Figura P-37 Punção diagnóstica do fundo-de-saco posterior.

- Se não for obtido líquido, remover a agulha, reinseri-la e aspirar novamente. Se não for obtido líquido, a mulher pode ter uma gestação ectópica não-rompida (p. S-112).
- Se for obtido pus, manter a agulha no lugar e proceder à colpotomia (ver a seguir).

COLPOTOMIA

Se for obtido pus na culdocentese, manter a agulha no lugar e fazer uma incisão penetrante no local da punção:

- Remover a agulha e inserir uma pinça sem fio ou um dedo através da incisão para romper as lojas na cavidade do abscesso (Fig. P-38).
- Permitir a drenagem do pus.
- Inserir um dreno de borracha macia desinfetado através da incisão.

NOTA: O dreno pode ser preparado cortando as pontas dos dedos de uma luva de borracha desinfetada de alto nível.

- Se exigido, usar um ponto através do dreno para fixá-lo na vagina.
- Remover o dreno quando não houver mais drenagem de pus.
- Se não for obtido pus, o abscesso pode ser mais alto do que o fundo-de-saco de Douglas*. Uma laparotomia será exigida para a lavagem peritoneal.

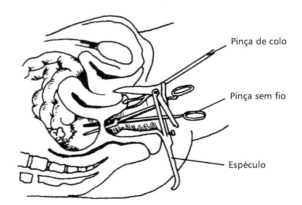

Figura P-38 Colpotomia para abscesso pélvico.

---

* N. de R.T. Também conhecido como fundo-de-saco posterior.

EPISIOTOMIA

A episiotomia não deve ser realizada rotineiramente.

- Revisar as indicações.

A episiotomia deve ser considerada apenas no caso de:

- parto vaginal complicado (pélvico, distocia de ombros, fórceps, vácuo);
- cicatrização deficiente genital feminina ou lacerações de terceiro ou quarto graus fibróticas;
- sofrimento fetal.

- Revisar os princípios do atendimento geral (p. B-39) e aplicar a solução anti-séptica à área do períneo (p. B-44).
- Proporcionar apoio emocional e encorajamento. Usar infiltração local com lidocaína (p. B-58) ou bloqueio pudendo (p. P-245).
- Garantir que não haja alergias conhecidas à lidocaína ou aos fármacos relacionados.
- Infiltrar abaixo da mucosa vaginal, abaixo da pele do períneo e profundamente no músculo perineal (Fig. P-39, p. P-310), usando aproximadamente 10 mL de solução de lidocaína 0,5% (p. B-59).

NOTA: Aspirar (puxar de volta o êmbolo) para assegurar que nenhum vaso tenha sido penetrado. Se o sangue retornar na seringa com a aspiração, remover a agulha. Verificar novamente a posição com cuidado e tentar outra vez. Nunca injetar se o sangue for aspirado. A mulher pode sofrer convulsões e morte se ocorrer a injeção IV de lidocaína.

- Na conclusão do conjunto de injeções, esperar 2 minutos e, então, beliscar o local da incisão com a pinça. Se a mulher sentir o beliscão, esperar mais 2 minutos e testar novamente.

Anestesiar cedo para proporcionar tempo suficiente para o efeito.

- Esperar para fazer a episiotomia até que:
  - o períneo esteja distendido; e
  - 3 a 4 cm da cabeça do bebê seja visível durante a contração.

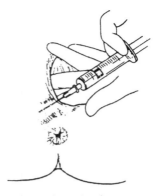

Figura P-39 Infiltração do tecido perineal com anestésico local.

A realização da episiotomia causará sangramento. Ela não deve, portanto, ser realizada muito cedo.

- Usando luvas desinfetadas de alto nível, colocar dois dedos entre a cabeça do bebê e o períneo.
- Usar tesoura para cortar aproximadamente 3 a 4 cm do períneo, na direção médio-lateral (Fig. P-40, p. P-311).
- Usar tesoura para cortar 2 a 3 cm acima do meio da vagina posterior.
- Controlar a cabeça e os ombros do bebê ao serem liberados, garantindo que os primeiros tenham rotado para a linha média a fim de prevenir uma extensão da episiotomia.
- Examinar cuidadosamente as extensões ou outras lacerações e repará-las (ver a seguir).

SUTURA DA EPISIOTOMIA

> **NOTA:** É importante que suturas absorvíveis sejam usadas para o fechamento. As poliglicólicas são preferidas sobre o categute cromado por sua força extensível, suas propriedades não-alergênicas e pela menor probabilidade de complicações infecciosas e rompimento da episiotomia. O categute cromado é uma alternativa aceitável, mas não é a ideal.

- Aplicar a solução anti-séptica à área em torno da episiotomia (p. B-22).

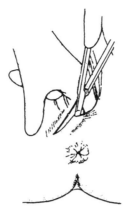

Figura P-40 Realização da incisão enquanto são inseridos dois dedos para proteger a cabeça do bebê.

- Se a episiotomia for estendida através do esfíncter anal ou da mucosa retal, manejar como laceração de terceiro ou quarto grau, respectivamente (p. P-322).
- Suturar a mucosa vaginal usando sutura 2-0 contínua (Fig. P-41A, p. P-312):
  - Iniciar a sutura aproximadamente 1 cm acima do ápice (topo) da episiotomia. Continuar a sutura até o nível da abertura vaginal.
  - Na abertura da vagina, juntar as bordas cortadas da abertura vaginal.
  - Trazer a agulha abaixo da abertura vaginal e para fora através da incisão e amarrar.
- Suturar o músculo perineal usando suturas 2-0 interrompidas (Fig. P-41B).
- Suturar a pele usando sutura 2-0 interrompida (ou intradérmico) (Fig. P-41C).

COMPLICAÇÕES

- Se ocorrer um hematoma, abrir e drenar. Se não houver sinais de infecção e o sangramento tiver parado, suturar novamente a episiotomia.
- Se houver sinais de infecção, abrir e drenar a ferida. Remover as suturas infectadas e desbridar o ferimento:

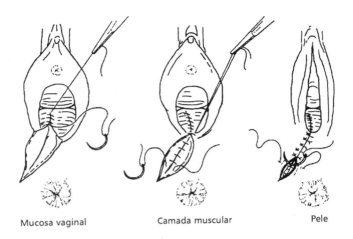

Mucosa vaginal   Camada muscular   Pele

Figura P-41 Sutura da episiotomia.

- Se a infecção for pequena, não são exigidos antibióticos.
- Se a infecção for grave, porém sem envolver os tecidos profundos, dar uma combinação de antibióticos (p. B-55):
  - 500 mg de ampicilina, VO, quatro vezes por dia, durante 5 dias;
  - MAIS 400 mg de metronidazol, VO, três vezes por dia, durante 5 dias.
- Se a infecção for profunda, envolver músculos e estiver causando necrose (fáscia superficial), dar uma combinação de antibióticos até que o tecido necrótico tenha sido removido e a mulher esteja sem febre durante 48 horas (p. B-55):
- 2 milhões de unidades de penicilina G, IV, a cada 6 horas;
- MAIS 5 mg/kg de peso de gentamicina, IV, a cada 24 horas;
- MAIS 500 mg de metronidazol, IV, a cada 8 horas;
- Quando a mulher estiver sem febre durante 48 horas, dar:
  - 500 mg de ampicilina, VO, quatro vezes por dia, durante 5 dias;
  - MAIS 400 mg de metronidazol, VO, três vezes por dia, durante 5 dias;

NOTA: A necrose da fáscia superficial exige desbridamento cirúrgico amplo. Realizar o fechamento secundário em 2 a 4 semanas (dependendo da resolução da infecção).

REMOÇÃO MANUAL DA PLACENTA

- Revisar as indicações.
- Revisar os princípios do atendimento geral (p. B-39) e iniciar uma infusão IV (p. B-43).
- Proporcionar apoio emocional e encorajamento. Dar petidina e diazepam IV lentamente (não na mesma seringa) ou usar cetamina (p. P-256).
- Dar uma única dose de antibióticos profiláticos (p. B-55):
  - 2 g de ampicilina IV MAIS 500 mg de metronidazol IV;
  - OU 1 g de cefazolina IV MAIS 500 mg de metronidazol IV.
- Prender o cordão umbilical com uma pinça. Puxá-lo delicadamente até que esteja paralelo ao solo.
- Usando luvas desinfetadas de alto nível, inserir uma mão na vagina e para cima ao interior do útero (Fig. P-42).
- Soltar o cordão e movimentar a mão para cima, sobre o abdome, a fim de apoiar o fundo uterino e proporcionar uma tração contrária durante a remoção, visando a prevenir a inversão do útero (Fig. P-43, p. P-314).

NOTA: Se ocorrer a inversão uterina, reposicionar o útero (p. P-327).

- Movimentar os dedos da mão lateralmente até que seja localizada a borda da placenta.
- Se o cordão foi destacado previamente, inserir uma mão na cavidade uterina e explorá-la até ser identificada uma linha de clivagem entre a placenta e a parede uterina.

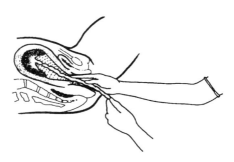

Figura P-42 Introdução de uma mão na vagina ao longo do cordão.

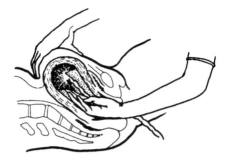

Figura P-43 Apoio do fundo enquanto a placenta se descola.

- Descolar a placenta do local de implantação mantendo os dedos bem juntos e usando a borda da mão para fazer espaço gradualmente entre a placenta e a parede uterina.
- Prosseguir lentamente em torno de todo o leito da placenta até que toda ela esteja descolada.
- Se a placenta não se separar da superfície uterina pelo movimento delicado lateral das pontas dos dedos na linha de clivagem, suspeitar de placenta acreta e realizar uma laparotomia e, talvez, uma histerectomia subtotal (p. P-339).
- Segurar a placenta e retirar lentamente a mão do útero, puxando-a (Fig. P-44).

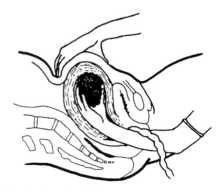

Figura P-44 Retirada da mão do interior do útero.

MANEJO DAS COMPLICAÇÕES NA GESTAÇÃO E NO PARTO **315**

- Com a outra mão, continuar a proporcionar tração contrária ao fundo, empurrando-o na direção oposta da mão que está sendo retirada.
- Palpar o interior da cavidade uterina a fim de garantir que todo o tecido placentário tenha sido removido.
- Dar 20 unidades de ocitocina em 1 L de líquido (soro fisiológico ou Ringer lactato), 60 gotas por minuto.
- Solicitar que um assistente massageie o fundo do útero para desencadear uma contração uterina tônica.
- Se houver sangramento forte continuado, dar 0,2 mg de ergometrina IM ou prostaglandinas (Tabela S-8, p. S-128)
- Examinar a superfície uterina da placenta para garantir que esteja completa. Se qualquer lobo placentário ou tecido estiver faltando, explorar a cavidade uterina para removê-lo.
- Examinar a paciente cuidadosamente e suturar qualquer laceração à cérvice (p. S-177) ou à vagina (p. S-179) ou suturar a episiotomia (p. S-73).

PROBLEMAS

- Se a placenta estiver retida devido ao anel constritor, ou se horas ou dias passaram desde o parto, pode não ser possível colocar a mão inteira no útero. Extrair a placenta em fragmentos usando dois dedos, a pinça de ovo ou uma cureta larga, não-fenestrada.

ATENDIMENTO PÓS-PROCEDIMENTO

- Observar a mulher com atenção até que o efeito da sedação IV tenha desaparecido.
- Monitorar os sinais vitais (pulso, pressão sangüínea, respiração) a cada 30 minutos, durante as 6 horas seguintes ou até estabilizarem.
- Palpar o fundo uterino para garantir que o útero permaneça contraído.
- Verificar o excesso de lóquios.
- Continuar a infusão de líquidos IV.
- Transfundir, se necessário (p. B-45).

SUTURA DAS LACERAÇÕES CERVICAIS

- Revisar os princípios de atendimento geral (p. B-39) e aplicar a solução anti-séptica à vagina e à cérvice (p. B-44).
- Proporcionar apoio emocional e encorajamento. A anestesia não é exigida para a maioria das lacerações cervicais. Para as lacerações que são altas e extensas, dar petidina e diazepam IV lentamente (não misturar na mesma seringa) ou usar cetamina (p. P-256).
- Solicitar a um assistente que massageie o útero e proporcione pressão fundal.
- Use afastadores vaginais para expor a cérvice.
- Segurar delicadamente a cérvice com a pinça de ovo ou outro instrumento. Aplicar a pinça nos dois lados da laceração e puxar delicadamente em várias direções a fim de visualizar toda a cérvice. Pode haver várias lacerações.
- Suturar as lacerações cervicais com categute cromado 0 (ou poliglicólico) em sutura contínua iniciando no ápice (margem superior da laceração), que é freqüentemente a origem do sangramento (Fig. P-45).
- Se uma longa seção da borda da cérvice estiver danificada, alinhavar com uma sutura contínua de categute cromado 0 (ou poliglicólico).
- Se o ápice for difícil de atingir e ligar, pode ser possível segurá-lo com a pinça arterial ou de ovo. Deixá-la no local por 4 horas. Não persistir

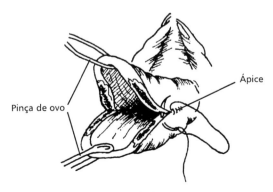

Figura P-45 Sutura da laceração cervical.

nas tentativas de ligar os pontos de sangramento, pois elas podem aumentá-los. Depois:

- De 4 horas, abrir a pinça parcialmente, mas não removê-la.
- De outras 4 horas, remover a pinça completamente.

NOTA: Uma laparotomia pode ser exigida para suturar uma laceração cervical que estendeu-se profundamente além do fundo vaginal.

SUTURA DAS LACERAÇÕES VAGINAIS E PERINEAIS

Existem quatro graus de lacerações que podem ocorrer durante o parto:

- As lacerações de primeiro grau envolvem a mucosa vaginal e o tecido conjuntivo.
- As lacerações de segundo grau envolvem a mucosa vaginal, o tecido conjuntivo e os músculos subjacentes.
- As de terceiro grau, a transecção completa do esfíncter anal.
- As de quarto grau, a mucosa retal.

> **NOTA:** É importante que suturas absorvíveis sejam usadas para o fechamento. As poliglicólicas são preferidas sobre o categute cromado por sua força de tensão, propriedades não-alérgicas e baixa probabilidade de complicações infecciosas. O categute cromado é uma alternativa aceitável, porém não é a ideal.

SUTURA DAS LACERAÇÕES DE PRIMEIRO E SEGUNDO GRAUS

A maioria das lacerações de primeiro grau fecham-se espontaneamente sem suturas.

- Revisar os princípios do atendimento geral (p. B-39).
- Proporcionar apoio emocional e encorajamento. Usar infiltração local com lidocaína (p. B-58). Se necessário, usar um bloqueio pudendo (p. P-245).
- Solicitar que um assistente massageie o útero e proporcione pressão fundal.
- Examinar cuidadosamente a vagina, o períneo e a cérvice (Fig. P-46, p. P-320).
- Se a laceração for longa e profunda através do períneo, inspecionar para confirmar se não existem lacerações de terceiro e quarto graus:
  - Colocar um dedo enluvado no ânus.
  - Levantar delicadamente o dedo e identificar o esfíncter.
  - Sentir o tono ou o aperto do esfíncter.
- Trocar as luvas pelas desinfetadas de alto nível.
- Se o esfíncter estiver seccionado, ver a seção sobre sutura das lacerações de terceiro e quarto graus (p. P-322).

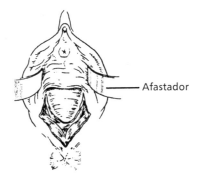

Figura P-46 Exposição de uma laceração perineal.

- Se o esfíncter não estiver seccionado, prosseguir com a sutura.
- Aplicar solução anti-séptica à área em torno da laceração (p. B-44).
- Garantir que não haja alergia conhecida à lidocaína ou aos fármacos relacionados.

NOTA: Se forem necessários mais de 40 mL de solução de lidocaína para a sutura, adicionar adrenalina à solução (p. B-59).

- Infiltrar sob a mucosa vaginal, abaixo da pele do períneo e profundamente no músculo do períneo, usando aproximadamente 10 mL de solução de lidocaína a 0,5% (p. P-277).

NOTA: Aspirar (puxar o êmbolo de volta) para garantir que nenhum vaso tenha sido penetrado. Se houver retorno de sangue na seringa com a aspiração, remover a agulha. Com cuidado verificar novamente a posição e tentar outra vez. Nunca injetar se houver aspiração de sangue. A mulher pode sofrer convulsões e morrer se uma injeção de lidocaína IV ocorrer.

- Na conclusão do conjunto de injeções, esperar 2 minutos e depois beliscar a área com a pinça. Se a mulher sentir o beliscão, esperar mais 2 minutos e testar novamente.

Anestesiar cedo a fim de proporcionar tempo suficiente para o efeito.

- Suturar a mucosa vaginal usando sutura contínua 2-0 (Fig. P-47, p. P-321):

MANEJO DAS COMPLICAÇÕES NA GESTAÇÃO E NO PARTO **321**

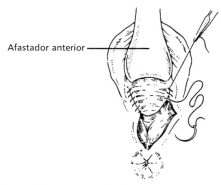

Figura P-47 Sutura da mucosa vaginal.

- Iniciar a suturação aproximadamente 1 cm acima do ápice (topo) da laceração vaginal. Continuar a sutura até o nível da abertura vaginal.
- Na abertura da vagina, juntar as margens laceradas.
- Trazer a agulha para baixo da abertura vaginal e para fora (através da laceração do períneo) e amarrar.
- Suturar os músculos perineais usando sutura intermitente 2-0 (Fig. P-48). Se a laceração for profunda, colocar uma segunda camada do mesmo ponto para fechar o espaço.

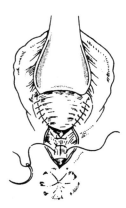

Figura P-48 Sutura dos músculos perineais.

- Suturar a pele usando sutura interrompida (ou intradérmica) 2-0 iniciando na abertura vaginal (Fig. P-49, p. P-322).
- Se a laceração foi profunda, realizar um exame retal. Garantir que não haja pontos no reto.

SUTURA DAS LACERAÇÕES PERINEAIS DE TERCEIRO E QUARTO GRAUS

NOTA: A paciente pode sofrer a perda de controle sobre a continência anal e os gases se o esfíncter anal lacerado não for suturado corretamente. Se uma laceração no reto não for suturada, a mulher pode apresentar infecção e fístula retovaginal (passagem de fezes pela vagina).

Suturar a laceração na sala de operações.

- Revisar os princípios de atendimento geral (p. B-39).
- Proporcionar apoio emocional e encorajamento. Usar um bloqueio pudendo (p. P-245) ou cetamina (p. P-256). Raramente, se todas as margens de uma laceração podem ser vistas, a sutura pode ser feita usando-se infiltração local com lidocaína (ver acima) e petidina e diazepam IV lentamente (não misturar na mesma seringa).
- Solicitar que um assistente massageie o útero e proporcione pressão fundal.
- Examinar a vagina, a cérvice, o períneo e o reto.
- Para ver se o esfíncter anal está lacerado:
  - Colocar um dedo enluvado no ânus e levantá-lo um pouco.
  - Identificar o esfíncter, ou a falta dele.
  - Sentir a superfície do reto e procurar cuidadosamente uma laceração.

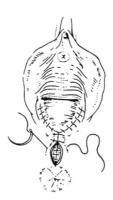

Figura P-49 Sutura da pele.

- Trocar as luvas usadas por outras limpas, preferencialmente pelas desinfetadas de alto nível.
- Aplicar a solução anti-séptica à laceração e remover qualquer material fecal, se presente (p. B-44).
- Garantir que não haja alergias conhecidas à lidocaína ou aos fármacos relacionados.
- Infiltrar sob a mucosa vaginal, abaixo da pele do períneo e profundamente no músculo do períneo, usando aproximadamente 10 mL de solução de lidocaína 0,5% (p. P-277).

NOTA: Aspirar (puxar o êmbolo de volta) para garantir que nenhum vaso tenha sido penetrado. Se houver retorno de sangue na seringa com a aspiração, remover a agulha. Com cuidado, verificar novamente a posição e tentar outra vez. Nunca injetar se houver aspiração de sangue. A paciente pode sofrer convulsões e morrer se uma injeção de lidocaína IV ocorrer.

- Na conclusão do conjunto de injeções, esperar 2 minutos e depois beliscar a área com a pinça. Se a mulher sentir o beliscão, esperar mais 2 minutos e testar novamente.

Anestesiar cedo para proporcionar tempo suficiente para o efeito.

- Suturar o reto usando suturas interrompidas 3-0 ou 4-0 com intervalos de 0,5 cm para aproximar a mucosa (Fig. P-50):

LEMBRAR: Suturar através da musculatura (não através de toda a mucosa).

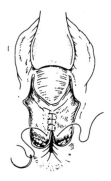

Figura P-50 Fechamento da parede muscular do reto.

- Cobrir a camada muscular juntando a camada fascial com as suturas interrompidas.
- Com freqüência aplicar solução antisséptica à área.

» Se o esfíncter estiver lacerado:
- Segurar cada extremidade do esfíncter com uma pinça de Allis (o esfíncter retrai-se quando rasgado). O esfíncter é forte e não rasgará quando puxado com a pinça (Fig. P-51, p. P-324).
- Suturar o esfíncter com dois ou três pontos interrompidos de sutura 2-0.

» Aplicar solução anti-séptica à área novamente.
» Examinar o ânus com um dedo enluvado, a fim de garantir a sutura correta do reto e do esfíncter. Depois, trocar as luvas por outras limpas, desinfetadas de alto nível.
» Suturar a mucosa vaginal, os músculos perineais e a pele (p. P-320).

ATENDIMENTO PÓS-PROCEDIMENTO

» Se houver uma laceração de quarto grau, dar uma única dose de antibiótico profilático (p. B-55):
- 500 mg de ampicilina, VO;
- MAIS 400 mg de metronidazol, VO.

» Acompanhar cuidadosamente os sinais de infecção da ferida.
» Evitar os enemas ou os exames retais por duas semanas.
» Dar óleo mineral, VO, durante 1 semana, se possível.

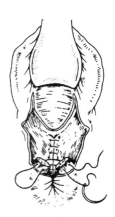

Figura P-51 Sutura do esfíncter anal.

MANEJO DOS CASOS ABANDONADOS SEM ANTENDIMENTO

Uma laceração perineal está sempre contaminada com material fecal. Se o fechamento demorar mais que 12 horas, a infecção é inevitável. O fechamento primário retardado é indicado nesses casos.

- Para as de primeiro e segundo graus, deixar a ferida aberta.
- Para lacerações de terceiro e quarto graus, fechar a mucosa retal com algum tecido de sustentação e aproximar a fáscia do esfíncter anal com 2 ou 3 suturas. Fechar o músculo, a mucosa vaginal e a pele do períneo 6 dias depois.

COMPLICAÇÕES

- Se for observado um hematoma, abrir e drená-lo. Se não houver sinal de infecção e o sangramento parar, a ferida pode ser fechada novamente.
- Se houver sinal de infecção, abrir e drenar a ferida. Remover as suturas infectadas e desbridar a ferida:
  - Se a infecção for pequena, não são exigidos antibióticos.
  - Se for grave, mas não envolver os tecidos profundos, dar uma combinação de antibióticos (p. B-55):
    - 500 mg de ampicilina, VO, quatro vezes por dia, durante 5 dias;
    - MAIS 400 mg de metronidazol, três vezes por dia, durante 5 dias.
  - Se a infecção for profunda, envolver os músculos e estiver causando necrose da fáscia superficial, dar uma combinação de antibióticos até que o tecido necrosado tenha sido removido e a mulher esteja sem febre durante 48 horas (p. B-55):
    - 2 milhões de unidades de penicilina, IV, a cada 6 horas;
    - MAIS 5 mg/kg de peso de gentamicina, IV, a cada 24 horas;
    - MAIS 500 mg de metronidazol, IV, a cada 8 horas;
    - Uma vez que a mulher esteja sem febre durante 48 horas, dar:
    - 500 mg de ampicilina, VO, quatro vezes por dia, durante 5 dias;
    - MAIS 400 mg de metronidazol, VO, três vezes por dia, durante 5 dias.

NOTA: A necrose da fáscia superficial exige desbridamento cirúrgico amplo. Realizar o fechamento secundário em 2 a 4 semanas (dependendo da resolução da infecção).

- A incontinência fecal pode resultar da transecção completa do esfíncter. Muitas mulheres são capazes de manter o controle da defecação com o uso de outros músculos perineais. Quando a incontinência persistir, deve ser realizada uma cirurgia reconstrutiva 3 meses ou mais após o parto.

- A fístula retovaginal exige cirurgia reconstrutiva 3 meses ou mais no pós-parto.

CORREÇÃO DA INVERSÃO UTERINA

- Revisar as indicações.
- Revisar os princípios do atendimento geral (p. B-39) e iniciar uma infusão IV (p. B-43).
- Dar petidina e diazepam, IV, lentamente (não misturar na mesma seringa). Se necessário, usar anestesia geral.
- Limpar minuciosamente o útero invertido, usando solução anti-séptica.
- Aplicar compressão ao útero invertido com uma compressa úmida, quente, esterilizada, até que o órgão esteja pronto para o procedimento.

CORREÇÃO MANUAL

- Usando luvas desinfetadas de alto nível, segurar o útero e empurrá-lo através da cérvice em direção ao umbigo, para a sua posição normal; usando a outra mão para apoiar o órgão (Figura P-52). Se a placenta ainda estiver fixada, realizar a remoção manual, após a correção.

É importante que a parte do útero que tenha vindo para fora em primeiro lugar (a parte mais próxima à cérvice) entre primeiramente.

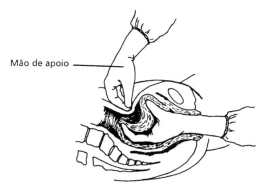

Figura P-52 Reposição manual do útero invertido.

328 Seção 3 **PROCEDIMENTOS**

- Se a correção não for obtida, proceder à correção hidrostática (p. P-328).

CORREÇÃO HIDROSTÁTICA

- Colocar a mulher na posição de Trendelenburg máxima (a cabeça 0,5 metros abaixo do nível do períneo).
- Preparar um sistema de ducha desinfetada de alto nível com esguicho forte e tubos longos (2 metros) e um reservatório de água quente (3 a 5 L).

NOTA: Isto pode também pode ser feito usando soro fisiológico aquecido e um conjunto comum de administração IV.

- Identificar o fundo vaginal posterior. Isso é feito facilmente na inversão parcial, quando o útero invertido ainda está na vagina. Nos outros casos, o fundo vaginal posterior é reconhecido quando a vagina rugosa transforma-se em lisa.
- Colocar o esguicho da ducha no fundo vaginal posterior.
- Ao mesmo tempo, com a outra mão, segurar os lábios vaginais completamente fechados sobre o esguicho e usar o antebraço para apoiá-lo.
- Solicitar que um assistente inicie a ducha com pressão total (levantar o reservatório de água, no mínimo, 2 metros). A água distenderá o fundo vaginal posterior gradualmente, alargando-o. Isso provoca o aumento da circunferência do orifício, alivia a constrição cervical e resulta na correção da inversão.

CORREÇÃO MANUAL SOB ANESTESIA GERAL

- Se a correção hidrostática não tiver sucesso, tentar o reposicionamento manual sob anestesia geral, usando o halotano. O halotano é recomendado porque relaxa o útero.
- Segurar o útero invertido e empurrá-lo através da cérvice, na direção do umbigo, para sua posição anatômica normal (Fig. P-52, p. P-327). Se a placenta ainda estiver fixada, realizar a remoção manual após a correção.

CORREÇÃO ABDOMINAL-VAGINAL COMBINADA

A correção abdominal-vaginal, sob anestesia geral, pode ser exigida se as medidas anteriores falharem.

- Revisar as indicações.
- Revisar os princípios do atendimento operatório (p. B-67).

MANEJO DAS COMPLICAÇÕES NA GESTAÇÃO E NO PARTO **329**

- Abrir o abdome:
  - Fazer uma incisão vertical na linha média abaixo do umbigo até os pêlos pubianos, através da pele e até o nível da fáscia.
  - Fazer uma incisão vertical de 2 a 3 cm na fáscia.
  - Segurar a borda da fáscia com a pinça e aumentar o comprimento da incisão para cima e para baixo, usando tesouras.
  - Usar os dedos ou tesouras para separar os músculos reto-abdominais (músculos da parede abdominal).
  - Usar os dedos ou a tesoura para fazer uma abertura no peritônio, próxima ao umbigo. Usar a tesoura para aumentar a incisão para cima e para baixo. Cuidadosamente, para prevenir a lesão à bexiga, usar a tesoura para separar as camadas e abrir a parte inferior do peritônio.
  - Colocar um afastador de bexiga sobre o osso púbico e colocar afastadores abdominais auto-estáticos.
- Dilatar o anel cervical constritor digitalmente.
- Colocar uma pinça forte através do anel cervical e segurar o fundo invertido.
- Aplicar tração contínua delicada ao fundo enquanto um assistente tenta a correção manual vaginalmente.
- Se a tração falhar, fazer uma incisão posterior no anel cervical constritor (onde a incisão tem menos probabilidade de lesar a bexiga ou os vasos uterinos) e repetir a dilatação vaginal, os passos do pinçamento e da tração.
- Se a correção tiver sucesso, fechar o abdome:
  - Garantir que não haja sangramento. Usar uma compressa para remover qualquer coágulo do interior do abdome.
  - Fechar a fáscia com uma sutura contínua de categute cromado 0 (ou poliglicólico).

    NOTA: Não há necessidade de fechar o peritônio da bexiga ou o abdominal.

  - Se houver sinal de infecção, tamponar o tecido subcutâneo com gaze e colocar suturas frouxas de categute 0 (ou poliglicólico). Fechar a pele com um fechamento retardado após a infecção ter desaparecido.
  - Se não houver sinal de infecção, suturar a pele com pontos de apoio verticais de náilon 3-0 (ou seda) e aplicar um curativo esterilizado.

ATENDIMENTO PÓS-PROCEDIMENTO

- Uma vez que a inversão seja corrigida, infundir 20 unidades de ocitocina em 500 mL de líquidos IV (soro fisiológico ou Ringer lactato), 10 gotas por minuto:

330 Seção 3 **PROCEDIMENTOS**

- Se houver suspeita de hemorragia, aumentar a velocidade da infusão para 60 gotas por minuto.
- Se o útero não se contrair após a ocitocina, dar 0,2 mg de ergometrina ou prostaglandinas (Tabela S-8, p. S-128).

▶ Dar uma única dose de antibióticos profiláticos após a correção do útero invertido (p. B-55):

- 2 g de ampicilina IV MAIS 500 mg de metronidazol IV;
- OU 1 g de cefazolina IV MAIS 500 mg de metronidazol IV.

▶ Se foi usada a correção abdominal-vaginal combinada, ver os princípios do atendimento pós-operatório (p. B-71).

▶ Se houver sinal de infecção ou a mulher tiver febre, dar uma combinação de antibióticos até que ela esteja sem febre durante 48 horas (p. B-55):

- 2 g de ampicilina, IV, a cada 6 horas;
- MAIS 5 mg/kg de peso de gentamicina, IV, a cada 24 horas;
- MAIS 500 mg de metronidazol, IV, a cada 8 horas.

▶ Dar os fármacos analgésicos apropriados (p. B-57).

SUTURA DA RUPTURA UTERINA

- Revisar as indicações.
- Revisar os princípios do atendimento operatório (p. B-67) e iniciar uma infusão IV (p. B-43).
- Dar uma única dose de antibióticos profiláticos (p. B-55):
  - 2 g de ampicilina, IV;
  - OU 1 g de cefazolina, IV.
- Abrir o abdome:
  - Fazer uma incisão vertical na linha média abaixo do umbigo, até os pêlos pubianos, através da pele e até o nível da fáscia.
  - Fazer uma incisão vertical de 2 a 3 cm na fáscia.
  - Segurar a borda da fáscia com a pinça e aumentar o comprimento da incisão para cima e para baixo, usando uma tesoura.
  - Usar os dedos ou a tesoura para separar os músculos reto-abdominais (músculos da parede abdominal).
  - Usar os dedos para fazer uma abertura no peritônio, próximo ao umbigo. Usar uma tesoura para aumentar a incisão para cima e para baixo. Cuidadosamente, para prevenir a lesão à bexiga, usar uma tesoura para separar as camadas e abrir a parte inferior do peritônio.
  - Examinar o abdome e o útero quanto ao local de rompimento e remover os coágulos.
  - Colocar um afastador de bexiga acima do osso púbico e colocar afastadores abdominais auto-estáticos.
- Remover o bebê e a placenta.
- Infundir 20 unidades de ocitocina em 1 L de líquido IV (soro fisiológico ou Ringer lactato), 60 gotas por minuto, até que o útero contraia; e depois reduzir para 20 gotas por minuto.
- Levantar o útero para fora da pelve a fim de observar a extensão da lesão.
- Examinar tanto a parte anterior quanto a posterior do útero.
- Segurar as bordas sangrantes do útero com pinças de anel ou outro instrumento.
- Separar a bexiga do segmento uterino inferior por dissecção cortante ou romba. Se a bexiga estiver presa ao útero, usar uma tesoura delicada.

RUPTURA ATRAVÉS DA CÉRVICE E DA VAGINA

- Se o útero estiver rompido através da cérvice e da vagina, afastar a bexiga ao menos 2 cm abaixo da laceração.

332 Seção 3 **PROCEDIMENTOS**

- Se possível, colocar uma sutura 1 cm abaixo da extremidade superior da laceração cervical e manter tração sobre a sutura para trazer a extremidade inferior da laceração à vista, à medida que a sutura continua.

RUPTURA LATERAL ATRAVÉS DA ARTÉRIA UTERINA

- Se a ruptura estende-se lateralmente danificando uma ou as duas artérias uterinas, ligar a artéria danificada.
- Identificar as artérias e o ureter antes de ligar os vasos uterinos (Fig. P-53, p. P-336).

RUPTURA COM HEMATOMA DO LIGAMENTO LARGO

- Se a ruptura provocou um hematoma do ligamento largo (Fig. S-2, p. S-120), pinçar, cortar e amarrar o redondo.
- Abrir a folha anterior do ligamento largo.
- Drenar o hematoma manualmente, se necessário.
- Inspecionar a área cuidadosamente quanto à lesão da artéria uterina ou suas ramificações. Ligar qualquer vaso que estiver sangrando.

SUTURA DA LACERAÇÃO UTERINA

- Suturar a laceração com pontos contínuos de categute cromado 0 (ou poliglicólico). Se o sangramento não for controlado ou se a ruptura for através de uma incisão prévia clássica ou vertical, colocar uma segunda camada de sutura.

> Garantir que o ureter seja identificado e exposto para evitar incluí-lo em um ponto.

- Se a mulher solicitou ligadura tubária, realizar o procedimento nesta ocasião (p. P-290).
- Se a ruptura for extensa demais para suturar, proceder à histerectomia (p. P-339).
- Controlar o sangramento pinçando com pinça arterial longa e ligando. Se os locais de sangramento forem profundos, usar a sutura formando oitos.
- Colocar um dreno abdominal (p. B-71).
- Garantir que não haja sangramento. Remover os coágulos usando uma compressa.
- Em todos os casos, verificar a lesão à bexiga. Se essa for identificada, suturá-la (ver a seguir).

MANEJO DAS COMPLICAÇÕES NA GESTAÇÃO E NO PARTO **333**

◗ Suturar a fáscia com sutura contínua de categute cromado 0 (ou po-liglicólico).

NOTA: Não há necessidade de suturar o peritônio da bexiga ou o abdo-minal.

◗ Se houver sinal de infecção, tamponar o tecido subcutâneo com gaze e colocar suturas frouxas de categute 0 (ou poliglicólico). Suturar a pele em um fechamento tardio após o desaparecimento da infecção.
◗ Se não houver sinal de infecção, suturar a pele com pontos de apoio verticais de náilon 3-0 (ou seda) e aplicar um curativo esterilizado.

SUTURA DA LESÃO À BEXIGA

◗ Identificar a extensão da lesão segurando cada borda da laceração com uma pinça e esticando delicadamente. Determinar se a lesão é próxima ao trígono da bexiga (ureteres e uretra).
◗ Dissecar a bexiga separando-a do segmento inferior uterino com uma tesoura delicada ou com uma gaze em uma pinça.
◗ Deixar livre um círculo de 2 cm de tecido da bexiga em torno da lace-ração.
◗ Suturar a laceração em duas camadas, com sutura contínua de cate-gute cromado 3-0 (ou poligilicólico):
  – Suturar a mucosa da bexiga (camada interna fina) e o músculo da bexiga (camada externa).
  – Inverter (dobrar) a camada externa sobre a primeira camada de sutura e colocar outra camada de sutura.
  – Garantir que as suturas não entrem na área do trígono.
◗ Testar o reparo dos vazamentos:
  – Encher a bexiga com soro fisiológico ou água através de um cateter.
  – Se houver a presença de vazamento, remover a sutura, suturar e testar novamente.
◗ Se não houver certeza de que a sutura está bem afastada dos ureteres e da uretra, completá-la e encaminhar a paciente para uma instituição terciária a fim de realizar uma pielografia IV.
◗ Manter o cateter urinário no lugar durante, ao menos, 7 dias e até que a urina esteja clara. Continuar os líquidos IV para garantir a la-vagem da bexiga.

ATENDIMENTO PÓS-PROCEDIMENTO

◗ Revisar os princípios do atendimento pós-operatório (p. B-71).

334   Seção 3   **PROCEDIMENTOS**

- ▸ Se houver sinais de infecção ou a mulher tiver febre, dar uma combinação de antibióticos até que ela esteja sem febre durante 48 horas (p. B-55):
  - – 2 g de ampicilina, IV, a cada 6 horas;
  - – MAIS 5 mg/kg de peso de gentamicina, IV, a cada 24 horas;
  - – MAIS 500 mg de metronidazol, IV, a cada 8 horas.
- ▸ Dar fármacos analgésicos apropriados (p. B-57).
- ▸ Se não houver sinais de infecção, remover o dreno abdominal depois de 48 horas.
- ▸ Oferecer outros serviços de saúde, se possível (p. S-112).
- ▸ Se não foi realizada uma ligadura tubária, oferecer planejamento familiar (Tabela S-3, p. S-112). Se a mulher desejar ter mais filhos, recomendar que ela submeta-se à cesariana eletiva nas futuras gestações.

> Como existe um risco aumentado de ruptura nas gestações subseqüentes, a opção de contracepção permanente necessita ser discutida com a mulher após o término da emergência.

LIGADURA DA ARTÉRIA UTERINA E ÚTERO-OVARIANA

- Revisar as indicações.
- Revisar os princípios do atendimento operatório (p. B-67) e iniciar uma infusão IV (p. B-43).
- Dar uma única dose de antibióticos profiláticos (p. B-55):
  - 2 g de ampicilina IV;
  - OU 1 g de cefazolina IV.
- Abrir o abdome:
  - Fazer uma incisão vertical na linha média abaixo do umbigo, até os pêlos pubianos, através da pele e até o nível da fáscia.
  - Fazer uma incisão vertical de 2 a 3 cm na fáscia.
  - Segurar a borda da fáscia com a pinça e aumentar o comprimento da incisão para cima e para baixo, usando uma tesoura.
  - Usar os dedos ou a tesoura para separar os músculos reto-abdominais (músculos da parede abdominal).
  - Usar os dedos ou a tesoura para fazer uma abertura no peritônio, próxima ao umbigo. Usar uma tesoura para aumentar a incisão para cima e para baixo. Cuidadosamente, para prevenir lesão à bexiga, usar uma tesoura para separar as camadas e abrir a parte inferior do peritônio.
  - Colocar um afastador de bexiga sobre o osso púbico e colocar afastadores abdominais auto-estáticos.
- Puxar o útero para expor a parte inferior do ligamento largo.
- Sentir as pulsações da artéria uterina próximo à junção do útero e da cérvice.
- Usando uma sutura de categute cromado 0 (ou poliglicólico) em uma agulha grande, passar a agulha em torno da artéria e através de 2 a 3 cm do miométrio (músculo uterino) no nível onde uma incisão transversa no segmento inferior uterino seria feita. Amarrar firmemente a sutura.
- Colocar as suturas tão perto do útero quanto possível, pois o ureter está geralmente apenas a 1 cm lateralmente à artéria uterina.
- Repetir o procedimento do outro lado.
- Se a artéria foi lesionada, pinçar e suturar as extremidades que sangram.
- Ligar a artéria útero-ovariana imediatamente abaixo do ponto onde o ligamento suspensório do ovário junta-se ao útero (Fig. P-53).

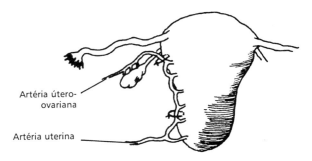

Figura P-53 Locais para a ligadura das artérias uterina e útero-ovariana.

- Repetir do outro lado.
- Observar o sangramento continuado ou a formação de hematoma.
- Fechar o abdome:
  - Garantir que não haja sangramento. Remover os coágulos usando uma compressa.
  - Examinar cuidadosamente a presença de lesões na bexiga e repará-las quando encontradas (p. P-333).
  - Fechar a fáscia com sutura contínua de categute cromado 0 (ou poliglicólico).

  NOTA: Não há necessidade de suturar o peritônio da bexiga ou o abdominal.

  - Se houver sinais de infecção, tamponar o tecido subcutâneo com gaze e colocar suturas com um categute 0 frouxo (ou poliglicólico). Suturar a pele com fechamento retardado após a infecção ter desaparecido.
  - Se não houver sinais de infecção, suturar a pele com pontos de apoio verticais de náilon 3-0 (ou seda) e aplicar um curativo esterilizado.

ATENDIMENTO PÓS-PROCEDIMENTO
- Revisar os princípios do atendimento pós-operatório (p. B-71).
- Se houver sinais de infecção ou a mulher tiver febre, dar uma combinação de antibióticos até que ela não apresente febre durante 48 horas (p. C-35):
  - 2 g de ampicilina, IV, a cada 6 horas;
  - MAIS 5 mg/kg de peso de gentamicina, IV, a cada 24 horas;
  - MAIS 500 mg de metronidazol, IV, a cada 8 horas.

MANEJO DAS COMPLICAÇÕES NA GESTAÇÃO E NO PARTO **337**

- Dar os fármacos analgésicos apropriados (p. B-57).
- Se não houver sinais de infecção, remover o dreno abdominal após 48 horas.
- Oferecer outros serviços de saúde, se possível (p. S-112).

HISTERECTOMIA PÓS-PARTO

A histerectomia pós-parto pode ser subtotal, a não ser que a cérvice e o segmento inferior uterino estejam comprometidos. A histerectomia total pode ser necessária no caso de uma laceração do segmento inferior que estenda-se à cérvice ou de um sangramento pós-placenta prévia.

- Revisar as indicações.
- Revisar os princípios do atendimento operatório (p. B-67) e iniciar uma infusão IV (p. B-43).
- Dar uma única dose de antibióticos profiláticos (p. B-55):
  - 2 g de ampicilina IV;
  - OU 1 g de cefazolina IV.
- Se houver hemorragia incontrolável após o parto vaginal, ter em mente que a velocidade no atendimento é essencial. Para abrir o abdome:
  - Fazer uma incisão vertical na linha média abaixo do umbigo, até os pêlos pubianos, através da pele e até o nível da fáscia.
  - Fazer uma incisão vertical de 2 a 3 cm na fáscia.
  - Segurar a borda da fáscia com a pinça e aumentar o comprimento da incisão para cima e para baixo usando uma tesoura.
  - Usar os dedos ou a tesoura para separar os músculos reto-abdominais (músculos da parede abdominal).
  - Usar os dedos ou a tesoura para fazer uma abertura no peritônio, próxima ao umbigo. Usar uma tesoura para aumentar a incisão para cima e para baixo. Cuidadosamente, para prevenir lesão à bexiga, usar uma tesoura para separar as camadas e abrir a parte inferior do peritônio.
  - Colocar um afastador de bexiga sobre o osso púbico e colocar afastadores abdominais auto-estáticos.
- Se o parto foi uma cesariana, pinçar os locais de sangramento ao longo da incisão uterina:
  - No caso de sangramento incoercível, solicitar que um assistente pressione a aorta com os dedos no abdome inferior. Isso reduzirá o sangramento intraperitoneal.
  - Estender a incisão da pele, se necessário.

HISTERECTOMIA SUBTOTAL (SUPRACERVICAL)

- Mobilizar o útero para fora do abdome e puxá-lo delicadamente para manter a tração.

- Pinçar duplamente e seccionar os ligamentos redondos com uma tesoura (Fig. P-54). Pinçar e seccionar os pedículos, mas ligar após as artérias uterinas estarem adequadamente livres para poupar tempo.
- A partir da borda do ligamento redondo seccionado, abrir a folha anterior do ligamento largo. Fazer a incisão até:
  - O ponto onde o peritônio da bexiga é refletido na superfície uterina inferior na linha média; ou
  - O peritônio incisado na cesariana.
- Usar dois dedos para empurrar a folha posterior do ligamento redondo para a frente, imediatamente sob a tuba uterina e o ovário, próximo à borda uterina. Fazer um furo do tamanho de um dedo no ligamento largo, usando uma tesoura. Pinçar duplamente e cortar a tuba, o ligamento ovariano e o ligamento largo através do furo no ligamento largo (Fig. P-55, p. P-341).

> Os ureteres estão próximos dos vasos uterinos. O ureter deve ser identificado e exposto para evitar lesões durante a cirurgia ou incluí-lo em um ponto.

- Seccionar a folha posterior do ligamento largo para baixo em direção ao ligamento útero-sacro, usando uma tesoura.

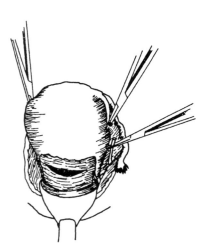

Figura P-54 Pinçamento e secção dos ligamentos redondos.

MANEJO DAS COMPLICAÇÕES NA GESTAÇÃO E NO PARTO **341**

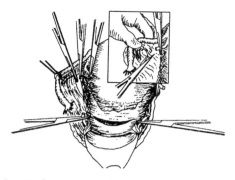

Figura P-55 Secção da tuba e dos ligamentos ovarianos.

- Tracionar o peritônio vesical com a pinça ou outro instrumento. Usando os dedos ou a tesoura, dissecar a bexiga para baixo e para fora do segmento inferior uterino. Dirigir a pressão para baixo, mas internamente em direção à cérvice e ao segmento inferior uterino.
- Localizar a artéria e a veia uterina em cada lado do útero. Sentir a junção do útero e da cérvice.
- Pinçar duplamente através dos vasos uterinos em um ângulo de 90° em cada lado da cérvice. Seccionar e ligar duplamente com sutura de categute cromado 0 (ou poliglicólico) (Fig. P-56).
- Observar cuidadosamente qualquer sangramento posterior. Se as artérias uterinas forem ligadas corretamente, o sangramento deve parar e o útero ter a aparência pálida.

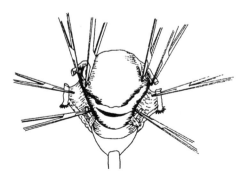

Figura P-56 Secção dos vasos uterinos.

- Voltar aos pedículos pinçados dos ligamentos redondos e dos ligamentos tubo-ovarianos e ligá-los com sutura de categute cromado 0 (ou poliglicólico).
- Seccionar o útero acima do nível no qual as artérias uterinas estão ligadas, usando uma tesoura (Fig. P-57).
- Fechar o coto cervical com suturas interrompidas de categute cromado 2-0 a 3-0 (ou poliglicólico).
- Inspecionar cuidadosamente o coto cervical, as folhas do ligamento largo e outras estruturas do assoalho pélvico quanto a qualquer sangramento.
- Se persistir um ligeiro sangramento ou houver suspeita de um distúrbio circulatório, colocar um dreno através da parede abdominal (p. B-71). Não colocar um dreno através do coto cervical, pois isso pode provocar uma infecção pós-operatória.
- Garantir que não haja nenhum sangramento. Remover os coágulos usando uma compressa.
- Em todos os casos, verificar a presença de lesão à bexiga. Se for identificada, suturá-la (p. P-333).
- Fechar a fáscia com sutura contínua de categute cromado 0 (ou poliglicólico).

NOTA: Não há necessidade de suturar o peritônio da bexiga ou o abdominal.

- Se houver sinais de infecção, tamponar o tecido subcutâneo com gaze e colocar suturas frouxas de categute 0 (ou poliglicólico). Suturar a pele com fechamento retardado após a infecção ter desaparecido.

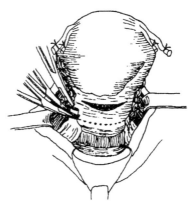

Figura P-57 Linha de secção.

MANEJO DAS COMPLICAÇÕES NA GESTAÇÃO E NO PARTO **343**

▶ Se não houver sinais de infecção, suturar a pele com pontos de apoio verticais de náilon 3-0 (ou seda) e aplicar um curativo esterilizado.

HISTERECTOMIA TOTAL

Os passos adicionais seguintes são exigidos para a histerectomia total:

▶ Empurrar a bexiga para baixo para liberar os 2 cm superiores da vagina.
▶ Abrir a folha posterior do ligamento largo.
▶ Pinçar, ligar e cortar os ligamentos cardinais, que contêm os ramos descendentes dos vasos uterinos. Este é o passo crucial na operação:

 – Segurar o ligamento verticalmente com uma pinça denteada grande (p. ex., Kocher).
 – Colocar a pinça a 5 mm lateralmente à cérvice e cortar o ligamento próximo à ela, deixando um coto mediano à pinça para segurança.
 – Se a cérvice for longa, repetir o passo duas ou três vezes, como necessário. Os 2 cm superiores da vagina devem, agora, estar livres de fixação.

▶ Seccionar a vagina tão próximo à cérvice quanto possível, pinçando os pontos de sangramento à medida que aparecerem.
▶ Colocar suturas em ângulo hemostático, que incluam os ligamentos redondo, cardinal e útero-sacro.
▶ Colocar suturas contínuas no manguito vaginal a fim de parar a hemorragia.
▶ Suturar o abdome (como acima) depois de colocar um dreno no espaço extraperitoneal próximo ao coto da cérvice (p. B-71).

ATENDIMENTO PÓS-OPERATÓRIO

▶ Revisar os princípios do atendimento pós-operatório (p. B-71).
▶ Se houver sinais de infecção ou a mulher apresentar febre, dar uma combinação de antibióticos até que ela esteja sem febre durante 48 horas (p. B-55):

 – 2 g de ampicilina, IV, a cada 6 horas;
 – MAIS 5 mg/kg de peso de gentamicina, IV, a cada 24 horas;
 – MAIS 500 mg de metronidazol, IV, a cada 8 horas.

▶ Dar os fármacos analgésicos apropriados (p. B-57).
▶ Se não houver sinais de infecção, remover o dreno abdominal após 48 horas.
▶ Oferecer outros serviços de saúde, se possível (p. S-112).

SALPINGECTOMIA PARA A GESTAÇÃO ECTÓPICA

- Revisar as indicações
- Revisar os princípios do atendimento operatório (p. B-67) e iniciar uma infusão IV (p. B-43).
- Dar uma única dose de antibióticos profiláticos (p. B-55):
  - 2 g de ampicilina IV;
  - OU 1 g de cefazolina IV.
- Abrir o abdome:
  - Fazer uma incisão vertical na linha média abaixo do umbigo, até os pêlos pubianos, através da pele e até o nível da fáscia.
  - Fazer uma incisão vertical de 2 a 3 cm na fáscia.
  - Segurar a borda da fáscia com a pinça e aumentar o comprimento da incisão para cima e para baixo usando uma tesoura.
  - Usar os dedos ou a tesoura para separar os músculos reto-abdominais (músculos da parede abdominal).
  - Usar os dedos ou a tesoura para fazer uma abertura no peritônio próxima ao umbigo. Usar uma tesoura para aumentar a incisão para cima e para baixo. Cuidadosamente, para prevenir lesão à bexiga, usar uma tesoura para separar as camadas e abrir a parte inferior do peritônio.
  - Colocar um afastador de bexiga sobre o osso púbico e colocar afastadores abdominais auto-estáticos.
- Identificar e colocar à vista a tuba uterina com a gestação ectópica e seu ovário.
- Aplicar a pinça de tração (p. ex., Babcock) para aumentar a exposição e pinçar o mesossalpinge a fim de interromper a hemorragia.
- Aspirar o sangue do abdome inferior e remover os coágulos de sangue.
- Aplicar compressa úmida com soro morno para tamponar o intestino e o omento, afastando-os do campo operatório.
- Dividir o mesossalpinge usando uma série de pinças (Fig. P-58 A a C, p. P-346). Aplicar cada pinça próxima às tubas a fim de preservar a vascularização ovariana.
- Transfixar e amarrar o mesossalpinge dividido com sutura de categute cromado 2-0 (ou poliglicólico) antes de soltar as pinças.
- Colocar uma sutura proximal em torno da tuba, na sua extremidade ístmica, e seccioná-la.
- Fechar o abdome:

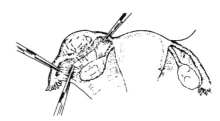

A. Pinçamento do mesossalpinge

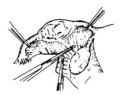

B. Secção do mesossalpinge

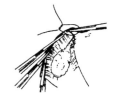

C. Colocação da sutura proximal em torno da tuba

Figura P-58 Pinçar, seccionar e ligar o mesossalpinge.

- Garantir que não haja sangramento. Remover os coágulos usando uma compressa.
- Em todos os casos, verificar a presença de lesão na bexiga. Se for identificada, repará-la (p. P-333).
- Fechar a fáscia com sutura contínua de categute cromado 0 (ou poliglicólico).

  NOTA: Não há necessidade de suturar o peritôneo da bexiga ou o abdominal.

- Se houver sinais de infecção, tamponar o tecido subcutâneo com gaze e colocar suturas frouxas de categute 0 (ou poliglicólico). Suturar a pele com fechamento retardado após o desaparecimento da infecção.
- Se não houver sinais de infecção, suturar a pele com pontos de apoio verticais com náilon 3-0 (ou seda) e aplicar um curativo esterilizado.

SALPINGOSTOMIA

Raramente, quando há pouco dano à tuba, o saco gestacional pode ser removido, e a tuba, conservada. Isso deve ser feito apenas nos casos onde a conservação da fertilidade é muito importante para a mulher, pois ela está em risco para outra gestação ectópica.

- Abrir o abdome e expor o ovário apropriado e a tuba uterina (p. P-109).
- Aplicar a pinça de tração (p. ex., Babcock) em cada lado da gestação tubária não-rompida e levantar para visualizar.
- Usar o bisturi para fazer uma incisão linear através da serosa no lado oposto ao mesentério, e ao longo do eixo da tuba, mas não cortar o saco gestacional.
- Usar o cabo do bisturi para mobilizar o saco gestacional para fora da tuba.
- Ligar os pontos de sangramento.
- Retornar o ovário e a tuba para a cavidade pélvica.
- Fechar o abdome (p. P-346).

ATENDIMENTO PÓS-PROCEDIMENTO

- Revisar os princípios do atendimento pós-operatório (p. B-71).
- Se houver sinais de infecção ou a mulher apresentar febre, dar uma combinação de antibióticos até que ela esteja sem febre durante 48 horas (p. B-55):
  - 2 g de ampicilina, IV, a cada 6 horas;
  - MAIS 5 mg/kg de peso de gentamicina, IV, a cada 24 horas;
  - MAIS 500 mg de metronidazol, IV, a cada 8 horas.
- Dar os fármacos analgésicos apropriados (p. B-57).
- Oferecer outros serviços de saúde, se possível (p. S-112).
- Se a salpingostomia for realizada, avisar a mulher sobre o risco de outra gestação ectópica e oferecer planejamento familiar (Tabela. S-3, p. S-112).

SEÇÃO 4

APÊNDICE

FÁRMACOS ESSENCIAIS PARA O MANEJO DE COMPLICAÇÕES NA GESTAÇÃO E NO PARTO

ANTIBIÓTICOS

Amoxicilina
Ampicilina
Penicilina benzatina
Benzil penicilina
Cefazolina
Ceftriaxona
Cloxacilina
Eritromicina
Gentamicina
Kanamicina
Metronidazol
Nitrofurantoína
Penicilina G
Penicilina procaína G
Trimetoprima/sulfametoxazol

ESTERÓIDES

Betametasona
Dexametasona
Hidrocortisona

FÁRMACOS USADOS NAS EMERGÊNCIAS

Adrenalina
Aminofilina
Sulfato de atropina
Gluconato de cálcio
Digoxina
Difenidramina
Efedrina

Furosemida
Naloxona
Nitroglicerina
Prednisona
Prednisolona
Prometazina

LÍQUIDOS INTRAVENOSOS

Dextrose 10%
Glicose (5%, 10%, 50%)
Soro fisiológico
Ringer lactato

ANTICONVULSIVANTES

Diazepam
Sulfato de magnésio
Fenitoína

ANTI-HIPERTENSIVOS

Hidralazina
Labetolol
Nifedipina

OCITÓCICOS

15 metil prostaglandina F2a
Ergometrina
Metilergometrina
Misoprostol
Ocitocina
Prostaglandina E2

ANESTÉSICOS

Halotano
Cetamina
Lidocaína 2% ou 1%

ANALGÉSICOS

Indometacina
Morfina
Paracetamol
Petidina

SEDATIVOS

Diazepam
Fenobarbital

ANTIMALÁRIA

Artemeter
Artesunato
Cloroquina
Clindamicina
Mefloquina
Quinidina
Dicloridrato de quinina
Sulfato de quinina
Sulfadiazina/pirimetamina

TOCOLÍTICOS

Indometacina
Nifedipina
Ritodrina
Salbutamol
Terbutalina

OUTROS

Soro antitetânico
Fumarato ferroso
Sulfato ferroso
Ácido fólico
Heparina
Trissilicato de magnésio
Citrato de sódio
Anatoxina tetânica
Toxóide tetânico
Vitamina K

ÍNDICE

A

Abdominal, distensão
diagnóstico
final da gestação, S-118
início da gestação, S-109, S-113
Abdominal, dor
diagnóstico
final da gestação e pós-parto, S-214
início da gestação, S-210
manejo geral, S-209, S-213
Abdominal, ferida, S-207
Abdominal, palpação
investigação da descida, B-79
Aborto. *Ver também* Aspiração manual a
vácuo; dilatação e curetagem
aborto séptico e tétano, S-149
acompanhamento, S-112
complicações, S-109
diagnóstico, S-108
manejo
ameaça, S-110
completo, S-112
incompleto, S-111
inevitável, S-111
planejamento familiar posterior, S-112
tipos de aborto, S-110
Abscesso
diagnóstico, S-202
manejo
ferida, S-207
mama, S-207
pélvico, S-204
Afiados, objetos
bloqueio pudendo e lesão pela picada
da agulha, P-247
contagem cirúrgica, B-71
manuseio, B-42, B-71
Aguda, pielonefrite
diagnóstico diferencial com apendicite,
S-209
diagnóstico, S-194
manejo, S-196
AIDS. *Ver* Infecção, prevenção
Alergias
lidocaína, B-61

Amamentação
atraso na alimentação inicial, B-96
complicações
abscesso de mama, S-207
ingurgitamento da mama, S-205
mastite, S-206
drogas antidepressivas, B-35
início, B-93
Amnionite
diagnóstico, S-228
manejo, S-230
ruptura de membranas antes do
trabalho de parto, S-228
Amniótico, líquido. *Ver também* Ruptura
de membranas antes do trabalho de
parto
teste, S-229
Amniotomia. *Ver também* Ruptura
artificial de membranas
Anal, laceração do esfíncter. *Ver* Laceração
vaginal ou perineal
Analgesia. *Ver* Anestesia e analgesia
Anciléstomo duodenal
manejo da falência cardíaca, S-221
sangramento, S-126
Anemia
diagnóstico, S-220
evitar raquianestesia, P-253
falência cardíaca, S-221
hemoglobina e hematócrito
determinação, S-126
malária, S-154, S-197
manejo
malária, S-154
pós-parto, S-126
grave, S-221
Anestesia e analgesia. *Ver também* Manejo
da dor
anestesia local
adrenalina, B-59
discussão geral, B-58
parada cardíaca, B-63
parada respiratória, B-62
reação alérgica, B-61
toxicidade, B-61, B-62, B-63

354 ÍNDICE

uso durante a cesariana, P-249
vômito, B-61, B-65
apoio emocional, B-63
bloqueio paracervical, P-243
bloqueio pudendo, P-245
cetamina, P-256
cronometragem da administração, B-43, B-58
narcóticos
depressão respiratória no recém-nascido, B-58
durante o trabalho de parto, B-77
pós-operatório, B-65
opções para cesarianas, P-249, P-281
opções, B-64
pós-operatório, B-65
pré-medicação, B-43, B-58
princípios gerais, B-63
raquianestesia, P-253
técnicas de injeção, B-61, P-243
Anormalidade do feto
considerações emocionais, B-34
investigação, S-235
Ansiedade
choque e ansiedade, S-101
lidar com a, B-27
Antibiótico, B-55
Antidepressivo
amamentação, B-35
Anti-séptico
clorexidina, B-44, B-69
solução iodada, B-44, B-69
Apendicite
diagnóstico diferencial, S-209, S-213
diagnóstico, S-210
manejo, S-211
útero gravídico, S-213
Apoio, companheiro de. *Ver* Membros da família
Apresentação. *Ver* também Má apresentação ou mau posicionamento
apresentação normal, B-80
Asma. *Ver* Asma brônquica
Atelectasia
diagnóstico, S-203
Ativo, **manejo**
morte fetal, S-225
terceiro estágio do trabalho de parto, B-91, P-279

Atonia, uterina
diagnóstico, S-127
manejo, S-128
Aumento da dinâmica uterina. *Ver* Indução e aumento da dinâmica de trabalho de parto
Ausência de respiração. *Ver* Cianose; Respiração, dificuldade

B
Bexiga
atendimento pós-operatório, B-73
cateterização, B-68
infecção, S-195
sutura da lesão, P-333
Bolsa, rompimento. *Ver* Ruptura de membranas antes do trabalho de parto
Broncospasmo
asma brônquica, S-222
causado pela transfusão, B-50
Brônquica, asma
diagnóstico, S-220
manejo, S-222
Bronquite, S-222

C
Cardíaca, doença
falência cardíaca, S-222
perigo do uso da cetamina, P-256
Cardíaca, falência
anemia, S-221
cesariana, S-222, P-281
diagnóstico, S-220
doença cardíaca, S-222
evitar a raquianestesia, P-253
manejo durante o trabalho de parto, S-222
manejo, S-221
Cardíaca, parada
reação à anestesia, B-63
Cardíaco, ataque. *Ver* Parada cardíaca
Cateter venoso
dissecção venosa, S-103
inserção para infusão, B-43
Cateterização. *Ver* Bexiga
Cefaléia, **diagnóstico**, S-138
Cefaloematoma
extração a vácuo, P-270

MANEJO DAS COMPLICAÇÕES NA GESTAÇÃO E NO PARTO **355**

Cefalopélvica, desproporção
diagnóstico, S-156
manejo, S-162
Celulite
celulite na ferida, S-207
Cerebral, hemorragia
hipertensão, S-147
Cervical, laceração
extração a vácuo, P-270
opções de anestesia, B-64
parto com fórceps, P-273
sangramento causado por, S-131
sutura, P-317
Cérvice. *Ver também* Laceração
amadurecimento, P-265
bloqueio paracervical, P-243
indução do trabalho de parto e
investigação da cérvice, P-260
sutura envolvendo a ruptura do útero,
P-332
Cervicite
diagnóstico, S-228
perigos do uso do cateter de Foley, P-266
Cesariana
antibiótico, B-55
apresentação pélvica, P-287
atendimento pós-operatório, P-288, S-191
controle do sangramento, P-286
pós-operatório, P-288
falência cardíaca, P-281, S-222
histerectomia pós-parto, P-339
incisão clássica, P-288
incisão vertical alta, P-288
ligadura tubária, P-290
opções anestésicas, B-64, P-249, P-253,
P-281
placenta prévia, P-287
posição transversa, P-287
procedimento, P-281
remoção da placenta, P-283
sutura do abdome, P-286
sutura do útero, P-285
uso de ocitocina em gestação
subseqüente, P-262
Cetamina
procedimento, P-256
Choque
causado pela transfusão, B-50
causas, S-104
choque anafilático, B-50
diagnóstico, S-101

exigências da transfusão, B-45
infusão IV, B-43, B-52
líquidos de reposição, B-52
manejo, S-101
resposta emergencial, B-38
Cianose. *Ver também* Respiração,
dificuldade
diagnóstico, S-220
recém-nascidos, S-231, S-237
Cirurgia. *Ver* Operações
Cistite
diagnóstico, S-194
manejo, S-195
Coagulação, distúrbio de. *Ver*
Coagulopatia
diagnóstico
teste de coagulação à cabeceira,
S-102
eclâmpsia e cesariana, S-146
evitar raquianestesia, P-253
manejo, S-119
Colóides, solução
uso como reposição de líquido, B-53
Colpotomia
opções anestésicas, B-64
procedimento, P-308
Coma
diagnóstico, S-138, S-139
Companheiro, apoio do. *Ver* Membros da
família
Composta, apresentação
diagnóstico, S-170
manejo, S-174
Comunicação, técnicas de
princípios gerais, B-28
trabalho de parto e parto, B-75
Comunidade, vínculos, B-97
Confusão
choque, S-101
Congênita, sífilis
manejo nos recém-nascidos, S-239
Congênito, defeito
considerações emocionais, B-34
malformação, S-235
tratamento e epilepsia, S-149
Consciência. *Ver* Perda de consciência
Contrações
parada e falso trabalho de parto, S-161
inadequadas e trabalho de parto
prolongado, S-160, S-163
registro do partograma, B-83

356 ÍNDICE

Controle da natalidade. *Ver* Planejamento
    familiar
Convulsões
    diagnóstico, S-138, S-139
    recém-nascido, S-231, S-239
    toxicidade da lidocaína, B-62
Cordão *ver também* Prolapso de cordão
    batimentos e prolapso de cordão, S-191
    tração na liberação da placenta, B-91,
      S-131
    verificação durante o parto, B-90
Corpos cetônicos
    presença na urina, B-89
Craniocentese
    atendimento pós-procedimento, P-298
    considerações emocionais, B-33
    procedimento
      apresentação pélvica, P-298
      cesariana, P-298
      cérvice fechada, P-297
      cérvice dilatada, P-297
Craniotomia
    atendimento pós-procedimento, P-298
    considerações emocionais, B-33
    opções de anestesia, B-64, P-245
    procedimento
      apresentação cefálica, P-295
      apresentação pélvica, P-296
Culdocentese
    opções de anestesia, B-64
    procedimento, P-307
Curativo
    procedimentos cirúrgicos, B-72
Curetagem. *Ver* Dilatação e curetagem

D

Depressão
    considerações emocionais pós-parto,
      B-35
    drogas antidepressivas e
      amamentação, B-35
Descida
    diagnóstico, B-79
Descolamento prematuro de placenta
    diagnóstico, S-118
    manejo, S-118
    ruptura de membranas antes do
      trabalho de parto, S-228
Dextram
    choque e perigo da administração, S-102

Dextrose, solução
    perigo da administração subcutânea,
      B-53
    usada para corpos cetônicos na urina,
      B-89
    uso como líquido de manutenção,
      B-53, B-53
    uso como líquido de reposição, B-52
Dilatação cervical
    trabalho de parto, diagnóstico e
      confirmação, B-78
Dilatação e curetagem
    atendimento pós-procedimento, P-301
    complicações, P-301
    opções de anestesia, B-64, P-243, P-253
    procedimento, P-299. *Ver também*
      Vácuo, aspiração manual a
Dilatação. *Ver* Cervical, dilatação
Direitos das mulheres, B-27
Dispareunia
    diagnóstico, S-228
Disúria
    diagnóstico, S-194, S-228
Diuréticos
    pré-eclâmpsia leve e perigo de
      administração, S-142
Dor. *Ver* Abdominal, dor
Dor, **manejo**. *Ver também* Anestesia e
    analgesia
    alívio da dor e cura, B-65
    apoio emocional e manejo da dor, B-63
    pós-operatória, B-65
    procedimentos cirúrgicos, B-70
    trabalho de parto, B-76
Drenagem
    procedimentos cirúrgicos, B-71

E

Eclâmpsia e pré-eclâmpsia
    conduta no parto, S-146
    convulsões, S-140, S-143, S-143
    diagnóstico, S-137, S-138
    drogas anticonvulsivantes, S-143
    drogas anti-hipertensivas, S-145
    edema e pré-eclâmpsia, S-139, S-220
    edema pulmonar e pré-eclâmpsia, S-220
    evitar raquianestesia, P-253
    graus de pré-eclâmpsia, S-138
    manejo geral, S-135, S-139
    pré-eclâmpsia leve, S-142

MANEJO DAS COMPLICAÇÕES NA GESTAÇÃO E NO PARTO 357

pré-eclâmpsia grave e eclâmpsia, S-143
proteinúria e pré-eclâmpsia, S-137, S-139
Ectópica, gestação
   diagnóstico diferencial com apendicite,
     S-209
   diagnóstico, S-108, S-112, S-113
     culdocentese, P-307
   manejo, S-113
   salpingectomia ou salpingostomia, P-345
   sangramento vaginal no início da
     gestação, S-107
Edema. *Ver também* Edema pulmonar
   diagnóstico, S-220
   perigo da administração de diuréticos,
     S-142
   pré-eclâmpsia, S-137, S-139
Elevada, pressão sangüínea. *Ver* Pressão
   sangüínea
Emergência, procedimentos de resposta
   investigação inicial rápida, B-25
   planejamento, B-37
Emocional, apoio
   ansiedade durante o trabalho de parto,
     B-76
   manejo da dor, B-63
   princípios gerais, B-29
Encaminhamento, padrões de, B-98
Encefalite
   diagnóstico, S-139
Enemas
   evitar o uso durante o trabalho de
     parto, B-76
Enxaqueca, diagnóstico, S-139
Epilepsia
   diagnóstico, S-139
   manejo, S-149
Episiotomia
   complicações
     hematoma, P-312
     infecções, P-312
   opções de anestesia, B-64, P-245
   procedimento, P-309
   sutura, P-311
Estertor
   diagnóstico, S-220
   edema pulmonar e pré-eclâmpsia, S-143
Externa, versão
   freqüência cardíaca fetal, P-257
   procedimento, P-257

F
Face, apresentação de
   diagnóstico, S-169
   manejo, S-173
Falso trabalho de parto
   diagnóstico, S-158
   manejo, S-162
Família, membros da
   apoio durante o trabalho de parto e o
     parto, B-75
   falar, B-27
   lidar com a mortalidade, B-31
   reações emocionais, B-29
Familiar, planejamento
   aborto, S-112, S-112
   aconselhamento pós-procedimento de
     salpingostomia, P-347
   aconselhamento pós-sutura do útero
     rompido, P-334
   gestação molar, S-115
   ligadura tubária durante a cesariana,
     P-290
   métodos, S-101
Febre
   diagnóstico
     gestação e trabalho de parto, S-194
     pós-parto, S-202
   manejo geral, S-193, S-201
   pós-operatório, B-74
Femoral, pulso
   palpação, S-130
Feridas
   infecção, S-207
   atendimento da ferida cirúrgica, B-73
Fetal, marcas no crânio, B-80
Fetal, saúde e sofrimento
   freqüência cardíaca
     administração de sedativo, S-223
     descolamento prematuro de
       placenta, S-119
     exigência de monitoramento da
       versão externa, P-257
     má apresentação ou mau
       posicionamento, S-165
     não-auscultada, S-223
     perda de movimento, S-223
     ruptura artificial de membranas, P-260
     sofrimento fetal, S-189
     tinto de mecônio, S-190

358 ÍNDICE

trabalho de parto normal, B-75
trabalho de parto prolongado, S-156
morte do feto, S-224
Foley, cateter de
indução do trabalho de parto, P-266
Fórceps, parto com
apresentação pélvica com cabeça
derradeira, P-280
complicações
laceração, P-273
ruptura do útero, P-273
episiotomia para auxiliar, P-273
evitar na apresentação de fronte, S-172
falha, P-273
fórceps Piper, P-280
opções de anestesia, B-63, P-245
procedimento, P-271
Fronte, apresentação de
diagnóstico, S-169
manejo, S-172

G

Gastrintestinal, função
pós-operatório, B-72
Glicose, solução
uso para reposição de líquidos, B-52

H

Halotano
correção do útero invertido, P-328
Hematócrito
anemia, S-126
Hematoma
cefaloematoma, P-270
episiotomia, P-312
ferida, S-207
laceração vaginal ou perineal, P-325
ligamento largo, S-120, P-332
sutura envolvendo a ruptura uterina, P-332
Hemoglobina
anemia, S-126
princípios da transfusão, B-48
Hemorragia. *Ver também* Hipertensão
induzida pela gestação, S-147
coagulopatia, S-119
definição, S-125
diagnóstico
anteparto, S-117
pós-parto, S-125
evitar raquianestesia, P-253

infusões IV, B-52
líquidos de reposição, B-52
manejo geral
anteparto, S-117
pós-parto, S-126
pós-parto (24 horas), S-125
pós-parto tardio, S-132
prevenção no pós-parto, S-125, B-91
Hemostasia, B-71
Hepatite
diagnóstico, S-195
ver também Infecção, prevenção no
recém-nascido, S-235
Higiene das mãos
preparação cirúrgica, B-68
procedimentos gerais, B-39
Hipertensão; *ver também* Pressão
Sangüínea
complicações, S-147
diagnóstico, S-136, S-138
drogas anti-hipertensivas, S-145
manejo
hipertensão crônica, S-148
eclâmpsia, S-143
pré-eclâmpsia, S-142, S-143
hipertensão induzida pela gestação,
S-141
perigo do uso de diuréticos, S-142
Hipodérmica, agulha
procedimento do manuseio de objetos
afiados, B-42
Hipotermia
recém-nascido, S-238
Hipovolemia. *Ver também* Choque
evitar raquianestesia, P-253
líquidos de reposição, B-53
Histerectomia
atendimento pós-operatório, P-343
procedimento, P-339
subtotal, P-340
total, P-343
HIV. *Ver* Prevenção da Infecção
ruptura de membranas e perigo de
transmissão perinatal, P-259
Hormônios
ameaça de aborto, S-111

I

Imunização
tétano, S-149

MANEJO DAS COMPLICAÇÕES NA GESTAÇÃO E NO PARTO **359**

Inconsciência. *Ver* Perda de consciência
Indução e aumento da dinâmica de
  trabalho de parto
  aumento, P-266
  cateter de Foley, P-266
  cérvice (investigação, P-260 –
    amadurecimento, P-265)
  ocitocina e ruptura uterina, P-261
  procedimento, P-259
  ruptura artificial de membranas, P-259
Infecção
  ferida, S-207
  mama, S-206
  sepse após aborto, S-109
  sepse do recém-nascido, S-230
  trato urinário, S-195
  útero, S-204, S-230
Infecção, prevenção
  complicações da hipertensão, S-148
  discussão geral, B-39
  limpeza durante o trabalho de parto,
    B-76
  procedimentos cirúrgicos gerais, B-67
  profilaxia antibiótica, B-55
  sangue e hmoderivados, B-46
  transmissão do HIV perinatal, P-259
Inflamação da fáscia superficial
  necrose e inflamação da fáscia
    superficial, S-207
Informação, direito de, B-27
Informado, consentimento, B-67
Infusão
  administração subcutânea dos líquidos
    de reposição, B-53
  alternativas à transfusão, B-52
  choque
    manejo, B-52, S-102
    perigo dos substitutos do plasma, B-43
  comparada com transfusão de sangue,
    B-45
  equilíbrio hídrico, S-153
  falência cardíaca, S-222
  fenitoína, S-150
  inserção de cânula, B-43, S-103
  inserção de cateter para dissecção
    venosa, S-103
  manutenção da terapia hídrica, B-53
  procedimento, B-43
  reposição de líquidos, B-52
    Ringer lactato, B-43
    solução colóide, B-53

  solução cristalóide, B-52
  solução de dextrose, B-52, B-53, B-
    53, B-53
  solução de glicose, B-52
  soro fisiológico normal, B-43, B-52
Injeção
  técnicas de injeção, B-61, P-243
  tétano, S-149
Insatisfatório, progresso do trabalho de
    parto. *Ver* Trabalho de parto
    prolongado
Instrumentos
  contagem cirúrgica, B-71
Investigação inicial, B-23

L

Lacerações. *Ver também* Cervicais,
    lacerações; Vaginais ou perineais,
    lacerações
  bexiga, P-333
  exame da placenta, B-92
  sangramento causado, S-131
Laparotomia
  opções de anestesia, B-64
Letargia
  diagnóstico, S-220
  recém-nascidos, S-231, S-238
Líquidos. *Ver também* Infusão
  administração de enema, B-53
  administração subcutânea, B-53
  malária e manejo de líquidos, S-153
Litotomia, posição de, B-44
Local, anestesia. *Ver* Anestesia e analgesia
Lovset, manobra de, P-276, P-277
Luto, B-32
Luva e avental, exigências, B-40

M

Má apresentação ou mau
    posicionamento. *Ver também*
    Apresentação pélvica e parto
  diagnóstico, S-168, S-169, S-170, S-171
  manejo geral, S-165
  apresentação pélvica, S-170, S-175
  apresentação de fronte, S-169, S-172
  cesariana, P-287
  posição mento anterior, S-173
  posição mento posterior, S-173, S-174
  apresentação composta, S-170, S-174
  correção por versão externa, P-257

360 ÍNDICE

apresentação de face, S-169, S-173
gestação múltipla, S-185
posições occipitais, S-166, S-167, S-168, S-171
apresentação de ombro, S-171, S-177
posição transversa, S-171, S-177
Malária
diagnóstico, S-139, S-197
discussão geral, S-150, S-197
anemia, S-154, S-221
convulsões, S-152
equilíbrio hídrico, S-153
hipoglicemia, S-153
resistente à droga, S-198, S-199
grave/complicada, S-150
sem complicação, S-197
Malformações
considerações emocionais, B-34
geral, S-235
Mama, abscesso
amamentação, S-207
diagnóstico, S-202
manejo, S-207
Mama, infecção. *Ver* Mama, abscesso, Mastite
Mama, ingurgitamento
diagnóstico, S-202
manejo, S-205
Manual, aspiração a vácuo
procedimento, P-303
opções de anestesia, B-64
complicações, P-306
comparada com dilatação e curetagem, P-299
atendimento pós-procedimento, P-306
Manutenção, terapia de líquidos, B-53
Mastite
diagnóstico, S-202
manejo, S-206
Mauriceau Smellie Veit, manobra de, P-278, P-280
Mecônio
apresentação pélvica, S-190
espesso, B-75, S-190
prevenção da aspiração, S-233
sofrimento fetal, S-190
Membranas *ver também* Ruptura de membranas
ruptura artificial, P-259
Meningite
diagnóstico, S-139

Metrite
diagnóstico, S-202
manejo, S-204
Molar, gestação
diagnóstico, S-108
manejo, S-114
planejamento familiar posterior, S-115
Monitoramento do trabalho de parto e do parto. *Ver* Monitoramento do partograma
Morbidade
materna, B-31
neonatal, B-32
Múltipla, gestação
diagnóstico, S-183
manejo, S-185

N

Natimorto
considerações emocionais, B-32
Necrose, da fáscia superficial, S-207
Nutrição
administração durante o trabalho de parto, B-76
corpor cetônicos na urina, B-89
dextrose, B-89

O

Occipitais, posições
diagnóstico, S-166, S-167, S-168
manejo da occipital posterior, S-171
Ombro, apresentação de
diagnóstico, S-171
manejo, S-177
Ombro, distocia de
diagnóstico, S-179
lesão no plexo braquial, S-180
manejo, S-179
Operações
atendimento intra-operatório, B-68
atendimento pré-operatório, B-67
princípios gerais, B-67
ver também Atendimento pós-operatório
Ovariano, cisto
diagnóstico diferencial com apendicite, S-209
diagnóstico, S-210
manejo, S-211
ultra-sonografia, S-113

MANEJO DAS COMPLICAÇÕES NA GESTAÇÃO E NO PARTO **361**

Oxigênio
   dificuldade respiratória do
     recém-nascido, S-237, S-235

P

Palidez
   anemia, S-220
   choque, S-101
Paracervical, bloqueio
   procedimento, P-243
Parto. *Ver* Trabalho de parto e parto
Partograma
   exemplos
     apresentação pélvica, S-175
     contrações inadequadas, S-160
     trabalho de parto e parto normais,
       B-83
     trabalho de parto obstruído, S-159
     trabalho de parto prolongado, S-157
     uso geral, B-83
Pelve inadequada, determinação da, S-162
Pélvica, apresentação e parto. *Ver também*
   Má apresentação ou mau
   posicionamento
   atendimento pós-parto, P-279
   cabeça derradeira, P-280
   cesariana, S-176, P-287
   complicações, S-176
   correção por versão externa, S-175, P-257
   craniotomia, P-296
   diagnóstico, S-170
   extração, P-279
   gestação múltipla, S-185
   manejo, S-175
   manobra de Loveset, P-276, P-277
   manobra de Mauriceau Smellie Veit, P-
     278, P-280
   opções de anestesia, B-64, P-245
   pélvica franca, S-170, S-175, P-275
   pélvica completa, P-280
   pélvica incompleta, S-170, S-175, P-275
   procedimento de parto, P-275
   tinto de mecônio, S-190
Pélvica, doença inflamatória
   confusão com gestação ectópica, S-107
Pélvico, abscesso
   colpotomia, P-308
   culdocentese, P-307
   diagnóstico, S-202
   manejo, S-204

Perda da consciência
   choque, S-101
   diagnóstico, S-138, S-139
   manejo geral, S-135
Perineal, laceração. *Ver* Vaginal ou
    perineal, laceração
Peritonite
   apendicite, S-211
   diagnóstico, S-202
   manejo, S-205
Pielonefrite. *Ver* Aguda, pielonefrite
Placenta prévia
   cesariana, P-287
   diagnóstico, S-118
   manejo, S-121
Placenta. *Ver também* Retenção placentária
   acreta, S-132
   controle da tração do cordão no parto,
     B-91
   exame, B-92
   parto, B-91
   remoção manual
     atendimento pós-procedimento, P-315
     complicações, P-315
     inversão uterina, P-327
     procedimento, P-313
     opções de anestesia, B-64, P-245, P-253
   remoção na cesariana, P-283
   restos placentários, S-132
   retenção, S-127, S-131
   rompimento das membranas na
     dequitação, B-92
Plasma, transfusão de
   coagulopatia, S-120
   riscos de infecção, B-46
   uso de líquido de reposição, B-53
Pneumonia
   diagnóstico, S-220
   manejo, S-222
Posição *ver* Má apresentação ou mau
    posicionamento
Pós-operatório, atendimento
   alívio da dor e cura, B-65
   bexiga, B-73
   febre, B-74
   ferida, B-73
   funções gastrintestinais, B-72
   inicial, B-71
   monitoramento do sangramento
     interno, B-72
   remoção da sutura, B-74

362 ÍNDICE

Pós-parto, atendimento
atendimento após a cesariana, P-288
atendimento após a sinfisiotomia, P-294
depressão, B-34
febre, S-201
hemorragia, S-125
infecções das mamas, S-206
ingurgitamento das mamas, S-205
psicose, B-35
sangramento, S-125
Pós-parto, hemorragia. *Ver também*
Sangramento; Hemorragia
manejo geral, S-125
Pré-eclâmpsia. *Ver* Eclâmpsia e pré-
eclâmpsia
Prematura, ruptura de membranas, S-228
atendimento do recém-nascido, S-239
diagnóstico, S-228
manejo, S-228
Prematuro, trabalho de parto
diagnóstico, S-214
manejo, S-216
recém-nascido
atendimento ao prematuro, S-235,
S-239
baixo peso ao nascer, S-235, S-239
doença da membrana hialina, S-235
infecções bacterianas, S-235
ruptura prematura de membranas, S-227
Pressão sangüínea. *Ver também*
Hipertensão
choque e pressão sangüínea baixa, S-101
medida da diastólica, S-136
proteinúria e pré-eclâmpsia, S-137, S-139
Privacidade, direitos de, B-27
Prolapso de cordão
apresentação composta, S-174
apresentação pélvica, S-176
manejo, S-191
útero superdistendido, S-184
verificação durante o parto, B-90
Prolongado, trabalho de parto. *Ver também*
Indução e aumento da dinâmica de
trabalho de parto
atividade uterina inadequada, S-163
amostras de partograma, S-157, S-159,
S-160
desproporção cefalopélvica, S-162
diagnóstico, S-156
manejo
fase ativa, S-162

fase expulsiva, S-164
fase latente, S-161
obstrução, S-163
Proteinúria
diagnóstico, S-137, S-138
medida, S-137
pré-eclâmpsia, S-137, S-139
Psicose
considerações emocionais pós-parto,
B-35
perigos do uso da cetamina, P-256
Pubianos, remoção dos pêlos, B-68
Pudendo, bloqueio
procedimento, P-245
Pulmonar, edema
diagnóstico, S-138
pré-eclâmpsia, S-143
Pulso
choque e freqüência diminuída do
pulso, S-101

R

Rápida, investigação inicial, B-23
Raquianestesia
procedimento, P-253
Recém-nascidos
administração de oxigênio, S-237, S-235
amamentação, B-93, B-96
asfixia, S-235
atendimento após parto pélvico, P-279
atendimento inicial, S-239
cianose, S-237
convulsões, S-239
doença da membrana hialina, S-235
hipotermia, S-238
infecções bacterianas, S-235, S-238, S-239
letargia, S-238
malformações, S-235
manejo da sífilis congênita, S-239
manejo da sífilis, S-239
peso baixo ao nascer, S-235, S-239
prematuro
dificuldades respiratórias, S-235
preparação, S-217
princípios gerais do atendimento, B-95
ressuscitação, S-232
ruptura prematura de membranas, S-228
manejo após o parto, S-239
ruptura artificial de membranas, P-259
manejo após o parto, S-239

separação da mãe, B-93, B-96
sepse do recém-nascido, S-230
transferência, B-96
ventilação, S-233
verificação da respiração, B-91
Resíduo, remoção do, B-42
Respiração
técnicas durante o trabalho de parto,
B-76
Respiração, dificuldade. *Ver também*
Cianose
bebês prematuros, S-235
choque e respiração rápida, S-101
diagnóstico, S-220
manejo geral, S-219
recém-nascidos, S-231
administração de oxigênio, S-237,
S-235
planejamento da ressuscitação, B-91
Respiratória, parada. *Ver também*
Respiração e dificuldade respiratória
reações à anestesia, B-62
Responsável, vínculos com, B-97
Ressuscitação, recém-nascido, S-232
Retida, placenta
diagnóstico, S-127
fragmentos retidos, S-132
manejo, S-131
perigo do uso da ergometrina, S-131
tração do cordão no parto, S-131
Ruptura artificial de membranas. *Ver*
também Ruptura de membranas
procedimento, P-259
Ruptura de membranas
antes do trabalho de parto, S-227
prevalência do HIV, P-259
ruptura artificial, P-259
trabalho de parto normal, B-75
Ruptura uterina
cesariana posterior, S-188
cicatrizes causadoras, S-187
diagnóstico, S-118
distocia de ombro, S-180
manejo, S-120
parto com fórceps, P-273
parto vaginal posterior, S-187
perigo na administração de ocitocina,
P-261
perigo na indução do trabalho de
parto, P-261
riscos da gestação posterior, P-334

ruptura iminente, S-188
sinfisiotomia para evitar, P-291
sutura, P-331

S

Salpingectomia ou salpingostomia
aconselhamento sobre planejamento
familiar posterior, P-347
procedimento, P-345
riscos da gestação posterior, P-347
Sangramento. *Ver também* Hemorragia;
Coagulopatia
diagnóstico (início da gestação, S-108
– trabalho de parto, S-117, S-118 –
final da gestação, S-117, S-118 –
pós-parto, S-127)
anteparto, S-107, S-117
causa de choque, S-104
compressão bimanual do útero, S-129
compressão da aorta, S-130
controle durante cesariana, P-286
manejo geral
início da gestação, S-107
trabalho de parto, S-117
final da gestação, S-117
pós-parto, S-126
medida da perda, S-125
pequeno ou profuso, S-108
pós-parto, S-125
tamponamento do útero, S-130
Sangue e hemoderivados. *Ver também*
Transfusão
choque séptico, B-51
manejo da coagulopatia, S-119
prescrição, B-49
prevenção da infecção, B-46
princípios gerais, B-45
testes de compatibilidade, B-47
transfusão de plasma, B-46
transfusão de sangue total ou de
hemácias, B-46
triagem de agentes infecciosos, B-47
uso desnecessário, B-45
Sífilis
congênita, S-231
manejo dos recém-nascidos, S-239
morte do feto, S-224
Sinfisiotomia
atendimento pós-procedimento, P-294
complicações, P-294

364 ÍNDICE

evitar na apresentação de fronte, S-172
evitar na ruptura uterina, P-291
extração a vácuo, P-270, P-291
opções de anestesia, B-64
procedimento, P-291
riscos, P-291
Superdistendido, útero
diagnóstico, S-183
excesso de líquido amniótico, S-184
feto grande, S-184
gestação múltipla, S-185
Supina, síndrome da hipotensão, B-68
Sutura
remoção, B-74
seleção, B-71

T

Tétano
diagnóstico, S-138
manejo, S-148, S-149
Tifóide, febre
diagnóstico, S-203
Tocólise e agentes tocolíticos
ameaça de aborto, S-111
condições de uso, S-216
precauções para o uso, S-217
Tosse
diagnóstico, S-220
Trabalho de parto e parto. *Ver também*
Trabalho de parto prolongado; Má
apresentação ou mau
posicionamento
apresentação e posicionamento, B-80
atendimento inicial do recém-nascido,
B-92
aumento da dinâmica de trabalho de
parto, P-266
cérvice
apagamento, B-77, B-78
dilatação, B-78
cesariana anterior
parto vaginal posterior, S-187
uso posterior da ocitocina, P-262
cesariana anterior
parto vaginal posterior, S-187
uso posterior da ocitocina, P-262
condição materna, B-89
corpos cetônicos na urina, B-89
diagnóstico, B-77
eclâmpsia e término da gestação, S-146

estágios, B-78, B-88
evolução insatisfatória, S-156
falência cardíaca, S-222
fases, B-78
forças, S-164
gestação múltipla, S-185
indução do parto, P-259
investigação da descida, B-79
investigação do progresso, B-82
manejo ativo no terceiro estágio, B-91
manejo do cordão umbilical, B-90
manejo geral, B-75
nascimento da cabeça, B-90
parto do ombro, B-90
partograma
amostras, B-86, S-157, S-159, S-160
investigação, B-83
placenta prévia e manejo do parto, S-123
placenta, B-91
posição no parto, B-89
posições no trabalho de parto, B-77
pressão sangüínea, B-89
pulso, B-57
sangramento, S-117
sinal, S-117
terceiro estágio, B-78, B-91
Trabalho de parto obstruído
diagnóstico, S-156
manejo, S-163
partograma, S-159
Transfusão. *Ver também* Sangue e
hemoderivados
alternativas para reposição de líquidos,
B-52
autotransfusão, B-48, S-113
manejo da coagulopatia, S-119
monitoramento, B-49
princípios gerais, B-47
reações
broncoespasmo, B-50
choque anafilático, B-50
monitoramento, B-49
riscos de infecção, B-46
valor da hemoglobina, B-48
Transversa, posição
diagnóstico, S-171
manejo, S-177
cesariana, P-287
versão externa, P-257
versão podálica interna, S-185

MANEJO DAS COMPLICAÇÕES NA GESTAÇÃO E NO PARTO **365**

Trauma
manejo do choque, S-104
Treinamento, B-98
Trombose venosa profunda, S-203
Trombose. *Ver* Trombose venosa profunda
Tubária, ligadura
cesariana, P-290
sutura da ruptura uterina, P-332
Tuberculose
pneumonia, S-222

U

Ultra-sonografia
confirmação do diagnóstico
cisto ovariano, S-113
gestação ectópica, S-113
morte fetal, S-224
placenta prévia, S-122
útero superdistendido, S-183
Umbilical. *Ver* Cordão, prolapso de
Ureter
proteção durante os procedimentos
cirúrgicos, P-332, P-335, P-340
Urina
eliminação escassa
administração de sulfato de
magnésio, S-144
choque, S-101
malária, S-153
proteinúria e pré-eclâmpsia, S-137, S-139
testes
infecção do trato urinário, S-195
proteinúria, S-137
Urinário, infecção do trato
diagnóstico, S-194, S-195
falso trabalho de parto, S-162
manejo
cistite, S-195
pielonefrite aguda, S-196
Uterina e útero-ovariana, ligadura da
artéria
procedimento, P-335
Uterina, atonia *ver* Atônico, útero
Uterina, inversão *ver* Invertido, útero
Útero invertido
diagnóstico, S-127
manejo, S-132
correção, P-327
atendimento pós-procedimento, P-330
cirúrgica, P-328

complicações, P-330
hidrostática, P-328
manual, P-327
opções de anestesia, B-64
Útero. *Ver também* Atônico, útero;
Invertido, útero, rutura uterina
apendicite e útero gravídico, S-213
aspiração manual a vácuo, P-303
atividade uterina inadequada e
trabalho de parto prolongado, S-163
compressão bimanual, S-129
dilatação e curetagem, P-299
ligadura da artéria, P-335
massagem após a expulsão da
placenta, B-92
superdistendido, S-183
sutura da cesariana, P-285
tamponamento, S-130
útero com cicatriz e parto vaginal,
S-187

V

Vácuo, extração a
complicações (cefaloematoma, P-270 –
laceração, P-270)
episiotomia para auxiliar, P-268
evitar o uso na apresentação de face,
S-174
evitar o uso na apresentação de fronte,
S-172
evitar o uso no trabalho de parto
prematuro, S-217
insucesso, P-270
opções de anestesia, B-64
procedimento, P-267
sinfisiotomia, P-270, P-291
Vaginal ou perineal, laceração
atendimento pós-procedimento, P-324
causada por parto com fórceps, P-273
complicações, P-325
graus de laceração, P-319
hematoma, P-325
laceração do esfíncter anal
casos abandonados sem
atendimento, P-325
detecção, P-319
reparação, P-322
opções de anestesia, B-64, P-253
sangramento causado por, S-131
sutura, P-319

366 ÍNDICE

sutura envolvendo a ruptura uterina,
P-332
Vaginal, exame
investigação da descida, B-79
investigação do progresso do trabalho
de parto, B-82
perigo de hemorragia, B-23, S-117, S-121
placenta prévia, S-121
Vaginal, sangramento. *Ver* Sangramento
Vaginite
diagnóstico, S-228
perigos do uso do cateter de Foley, P-266

Ventilação
recém-nascidos, S-233
Visão borrada
diagnóstico, B-61, S-138
Visão. *Ver* Visão borrada
Vômito
administração de anestesia, B-65
diagnóstico, S-108, S-109, S-139,
S-194, S-202, S-210
manejo do choque, S-102

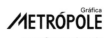

www.graficametropole.com.br
comercial@graficametropole.com.br
tel./fax + 55 (51) 3318.6355